praxis 57plus
kompetenzzentrum für gesundes altern

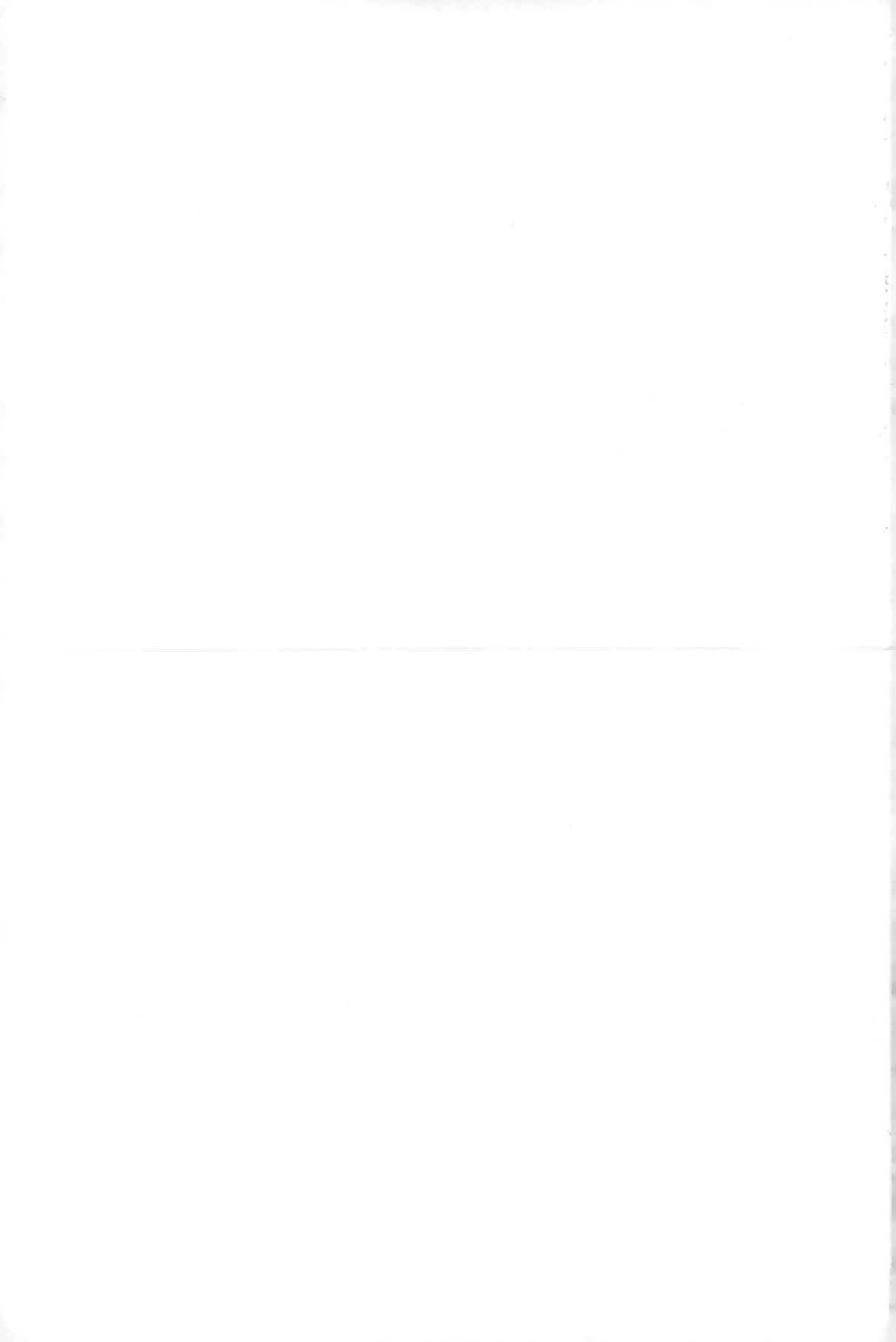

Hans Bernhard • Josef Wermuth

Stressprävention und Stressabbau

Hans Bernhard • Josef Wermuth

Stressprävention und Stressabbau

Praxisbuch für Beratung, Coaching und Psychotherapie

Mit Online-Materialien

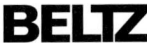

Anschriften der Autoren:

Dr. Hans Bernhard
BGA Beratungsgruppe AG
Sackstrasse 19
CH-8342 Wernetshausen
E-Mail: hans.bernhard@bga.ch

Dr. Josef Wermuth
JW-Consulting GmbH
Thürliacker 20
CH-3033 Wohlen b. Bern
E-Mail: josef.wermuth@jwconsult.ch

1. Auflage 2011

© Beltz Verlag, Weinheim, Basel 2011
http://www.beltz.de

Lektorat: Andrea Schrameyer, Katharina Arnold
Herstellung: Uta Euler
Reihengestaltung: Federico Luci, Odenthal
Umschlagbild: Eric Giriat, Corbis, Düsseldorf
Satz und Bindung: Druckhaus »Thomas Müntzer«, Bad Langensalza
Druck: Beltz Druckpartner, Hemsbach

Printed in Germany

ISBN 978-3-621-27772-3

Inhaltsübersicht

Inhalt

Exkurs und Ausblick   163

Teil III   Materialien und Fragebogen   169

Verzeichnis der Arbeitsblätter   170

Literatur   200

Hinweise zu den Online-Materialien   203

Sachwortverzeichnis   204

Vorwort

Dieses Buch richtet sich an Personen, die professionell mit Stressbetroffenen umgehen. Wenn wir in diesem Zusammenhang von Therapeuten und Therapeutinnen reden, meinen wir nicht ausschließlich Vertreter der Psychotherapie, sondern auch psychologisch ausgebildete und erfahrene Berater, Coaches, Trainer oder Pädagogen. In diesem Sinne verstehen wir als Klienten auch Patienten oder Coachees.

Das vorliegende Buch soll Therapeuten nicht nur unterstützen, Stress- und Burnout-Prozesse besser zu verstehen, sondern auch zu diagnostizieren und zusammen mit den Klienten geeignete Strategien und Maßnahmen zu planen, zu realisieren und zu überprüfen.

Teil I enthält einen Überblick über mögliche Stressphänomene und Stresssignale. Ausgewählte Stressmodelle, Definitionen und Kategorisierungen helfen, Entstehung und Verlauf von Stressprozessen zu verstehen. Dieser erste Teil des Buches ist nicht modular angelegt, das heißt, die vorgestellten Modelle bauen nicht aufeinander auf und beziehen sich nicht zwangsläufig aufeinander. Vielmehr ist uns daran gelegen, dem Leser bzw. der Leserin »Werkzeug« für die therapeutische und beratende Tätigkeit zu liefern. Je nach Kontext und Wesen des Klienten kann jenes Modell ausgewählt und angewendet werden, das den Behandelnden sinnvoll und erfolgversprechend erscheint.

Die Bedeutung von Stress in unserer Gesellschaft wird unter den Stichworten Epidemiologie und Komorbidität aufgezeigt, und grundsätzliche Präventions- und Abbaustrategien werden skizziert.

In Teil II geht es um die praktische Therapiearbeit. Ausgewählte Vorgehensweisen und Instrumente der Stressanalyse, der Zielsetzung und Umsetzung von Strategien und Maßnahmen sind Schritt für Schritt beschrieben.

Teil III beinhaltet Hilfsmittel wie Checklisten und Fragebogen zum Einsatz in der therapeutischen Praxis.

Wir hoffen, dass therapeutisch tätige Personen hier zusätzliche Anregungen für ihre Arbeit gegen Stress erhalten. Rückmeldungen helfen uns, unser Wissen über und unser Verständnis von Stress laufend zu erweitern.

Wernetshausen/Wohlen b. Bern im August 2010

Hans Bernhard
Josef Wermuth

**Teil I
Störungsbild**

1 Entstehung und Verlauf von Stressprozessen

1.1 Dynamik und Komplexität

Leben bedeutet, in einem permanenten dynamischen Akt die Balance zwischen Anforderungen und deren Bewältigung zu finden. Das Individuum erlebt die Beanspruchung seiner Ressourcen als subjektive Belastung. Das Ausmaß und die Qualität dieser Beanspruchung hängen davon ab, wie gut sich Anforderung und Ressourcen decken. D. h., dass es entweder zu einer sinnvollen Herausforderung oder zu einer Überlastung kommt.

Stress entsteht aus einer Gefahrensituation heraus, die in der Wahrnehmung und Beurteilung des Menschen bedrohlich und mit den verfügbaren Ressourcen nicht zu bewältigen erscheint. Stress ist also verbunden mit einem Gefühl der Hilflosigkeit, der Ohnmacht; es sind keine Lösungen für die sich stellenden Probleme in Sicht.

Das erlebte Defizit an verfügbaren Bewältigungsmöglichkeiten für die aktuellen Anforderungen löst spontan ablaufende physische, psychische und geistige Prozesse aus, die durch Mobilisierung von zusätzlicher Energie Kampf- oder Fluchtverhalten unterstützen. Der Aufbau von Abwehr und Verteidigungssystemen geschieht beim einzelnen Menschen, aber auch in Gruppen (die ursprünglichste Form der Gruppenbildung ist das Zusammenrotten bei gemeinsam erlebter Bedrohung oder Gefahr). Was aber als Muster in den alten, zuerst reagierenden Hirnteilen als Hilfestellung für schnelles Überleben angelegt ist, erweist sich in unserem mehrheitlich kontrollierten, aufgaben- und problemlösungsorientierten Alltagsleben zunehmend als Belastung und meistens als stressverstärkend und kontraproduktiv. Die bereitgestellten Reaktionen eignen sich lediglich für eindeutige, »einfache« und rasch zu lösende Probleme. So richtet sich die unbrauchbar gewordene Stressreaktion mehr gegen den Menschen selbst als gegen eine feindliche Umwelt. Die Balance zwischen Beanspruchung und Ressourcen ist in Abbildung 1.1 dargestellt.

Grundlage dieses Buches bzw. der dargestellten Strategien zur Stressprävention ist ein systemisches und dynamisches Lebensverständnis, wie es James E. Lovelock bereits in den Sechzigerjahren für die NASA definierte. Danach zeichne sich Leben dadurch aus, dass es Energie aus der Umgebung aufnehme, umwandle und in abgeänderter Form wieder an die Umwelt abgebe (Lovelock, 1982). Spannung ist im Lebendigen also insofern grundsätzlich angelegt, als ein System gerne im Gleichgewicht der Kräfte verharren möchte, zugleich Leben aber bedeutet, dieses Gleichgewicht aufgeben zu müssen, um vorwärts zu kommen.

Die angesprochene Balance eines lebendigen Systems ist demnach immer wieder mindestens temporär gestört und muss durch den Einsatz von verfügbaren

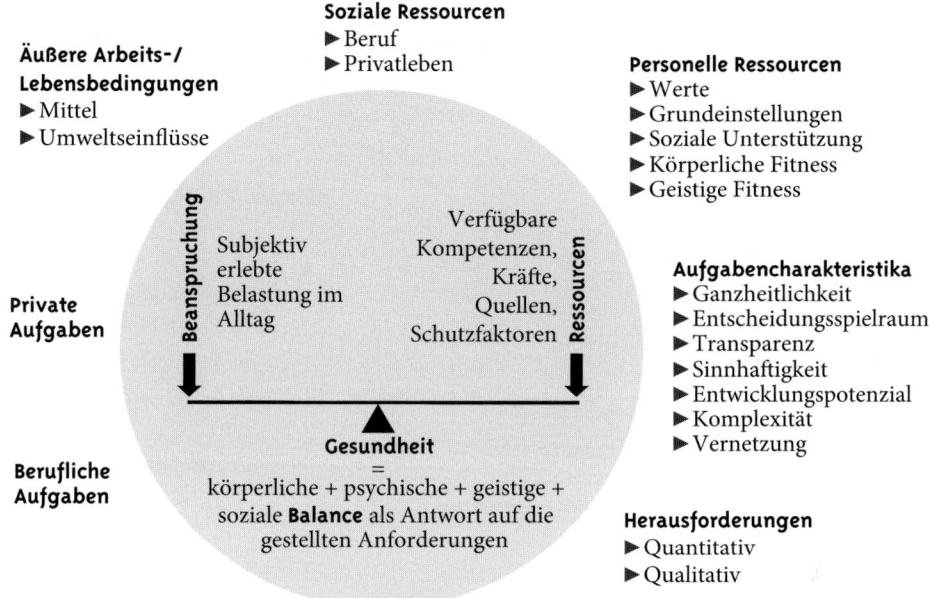

Äußere Arbeits-/
Lebensbedingungen
▶ Mittel
▶ Umweltseinflüsse

Soziale Ressourcen
▶ Beruf
▶ Privatleben

Personelle Ressourcen
▶ Werte
▶ Grundeinstellungen
▶ Soziale Unterstützung
▶ Körperliche Fitness
▶ Geistige Fitness

Private
Aufgaben

Beanspruchung

Subjektiv
erlebte
Belastung im
Alltag

Verfügbare
Kompetenzen,
Kräfte,
Quellen,
Schutzfaktoren

Ressourcen

Aufgabencharakteristika
▶ Ganzheitlichkeit
▶ Entscheidungsspielraum
▶ Transparenz
▶ Sinnhaftigkeit
▶ Entwicklungspotenzial
▶ Komplexität
▶ Vernetzung

Berufliche
Aufgaben

Gesundheit
=
körperliche + psychische + geistige +
soziale **Balance** als Antwort auf die
gestellten Anforderungen

Herausforderungen
▶ Quantitativ
▶ Qualitativ

Abbildung 1.1 Die Balance zwischen Beanspruchung und Ressourcen

Ressourcen erneut hergestellt werden. Die Schwierigkeit besteht darin, dass sich innere und äußere Qualitäten eines Menschen und des ihn umgebenden Systems je nach Situation sowohl als problemlösende Ressource als auch als problemverursachende Faktoren zeigen können.

Tabelle 1.1 Problemlösende Ressourcen und problemverursachende Faktoren

Problemlösende Ressourcen	Problemverursachende Faktoren
▶ klare persönliche Zielsetzung	▶ vage bis keine Zielsetzung
▶ innere Ruhe, Gelassenheit	▶ innere Hektik, Unruhe
▶ starkes stützendes Team	▶ konfliktbeladenes Team
▶ fähigkeitsgerechte Aufgabe	▶ Über-/Unterforderung
▶ adäquater Entscheidungs-spielraum	▶ unangepasster Entscheidungs-spielraum
▶ aufgabengerechte Mittel	▶ unangepasste Mittel

Die tägliche Dynamik des Balanceprozesses ist hoch. Ein einmal gefundenes Gleichgewicht ist im nächsten Moment schon wieder verloren und muss neu erarbeitet werden.

Im Folgenden wird Stress als Verlust dieser Balance verstanden. Wo Stress und Gesundheit auf einer Gesundheit – Krankheit-Skala anzusiedeln sind, ist schwierig zu definieren (s. Abb. 1.2).

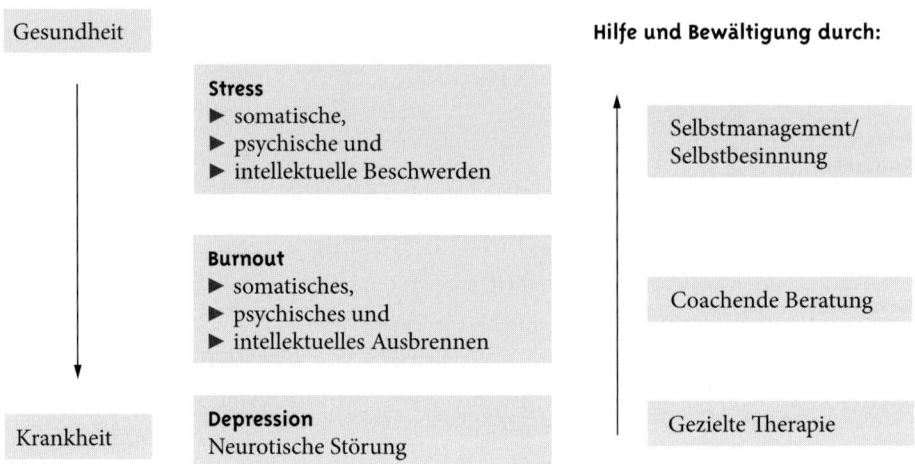

Abbildung 1.2 Gesundheits- und Krankheitskontinuum und Interventionsformen

Im Sinne der Abbildung 1.2 bezeichnen Gesundheit und Stressresistenz die Fähigkeit des Menschen, immer wieder neu körperliche, psychische, geistige und soziale Balance zu finden und zugleich die Herausforderungen durch neue Belastungen anzunehmen und zu bestehen. Krankmachender Stress hingegen entsteht, wenn die erlebten Belastungen im Verhältnis zu den verfügbaren Ressourcen permanent unangemessen hoch sind und subjektiv als Überlastung erlebt werden. Die Gründe hierfür können sein:
► Die Belastungen übersteigen die einsetzbaren Ressourcen.
► Es werden keine gezielten Erholungs-/Regenerationsprozesse realisiert.
► Die verfügbaren Ressourcen werden nicht angemessen genutzt.
Wird dieses Ungleichgewicht zum Dauerzustand, kann Stress zum krankmachenden Phänomen werden.

Wenn wir Beckers Kriterien und die Darstellung der psychischen Stadien im Umgang mit Veränderungen nach Lynch und Kordis (vgl. Abb. 1.3) hinzuziehen, könnte man annehmen, der gestresste Mensch habe eine diffuse Wahrnehmung von Überlastung, welche sich in somatischen, emotionalen oder intellektuellen Symptomen ausdrückt. Der Burnout-Patient beispielsweise ist dabei, der Überlastung zu unterliegen, und der Depressive hat für den Moment den Kampf gegen die Überlast verloren.

Becker (nach Schlieper-Damrich & Kipfelsberger, 2008) hat einige Merkmale eines psychisch Gesunden sinngemäß wie folgt definiert:

- Es gelingt ihm, seinem Leben einen Sinn zu verleihen.
- Er ist schöpferisch und aktiv, soweit es seine gesundheitliche Verfassung und die äußeren Umstände zulassen.
- Er geht liebevolle Beziehungen zu anderen Menschen ein.
- Er verfügt über einen starken Willen.
- Er erkennt den Aufgabencharakter des Lebens an und resigniert nicht.
- Er kann Spannungen, Leiden und schwere Schicksalsschläge ertragen, gestalten und daran reifen.
- Er fühlt sich nicht als Opfer bestimmter Erbanlagen, Charakterzüge und Umweltbedingungen, sondern frei, eigene Entscheidungen zu treffen.
- Er ist bereit, für sein Leben sowie für andere Menschen Verantwortung zu übernehmen.

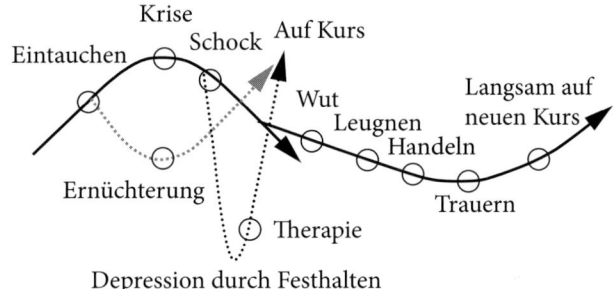

Abbildung 1.3 Das Wellenmodell der Veränderung nach Lynch und Kordis (1992)

Der gesunde Mensch lässt sich frühzeitig auf Veränderungen ein. Wer zu lange wartet oder von Veränderungen überrascht wird, durchläuft emotional die Etappen Schock – Wut … etc. (vgl. Abb. 1.3), bis er nach dem Trauern wieder auf den eigenen Kurs gelangt. Wer geschockt und passiv verharrt, ist im »depressiven Wirbel« gefangen und benötigt therapeutische Hilfe. Die einzelnen Elemente auf der Belastungs- oder Ressourcenseite wirken nicht isoliert, sondern beeinflussen sich gegenseitig. An einem Beispiel kann dies demonstriert werden.

Beispiel

Führungskraft Herr P. zeigt deutliche physische und geistige Stresssymptome. Er wirkt übermüdet und häufig unkonzentriert. Als Hauptursache gibt er ein zu hohes Arbeitsvolumen an. Im Gespräch mit seinem Berater zeigt sich, dass sein hohes Arbeitspensum zusätzlich Schwierigkeiten mit seiner Familie provoziert. Er befürchtet, die Beziehung zu seiner Frau und seinen Kindern zu gefährden. Als Maßnahme sucht Herr P. das Gespräch mit seiner Frau, in dem sie festlegen, dass er mehr Zeit mit seiner Familie verbringt (einen Abend pro Woche ab 17 Uhr sowie Samstag- und Sonntagnachmittag). Seine Situation verbessert sich relativ rasch, allerdings nur kurzfristig. Nach wenigen Wochen zeigen sich die Stresssymptome erneut, und zwar deutlicher als zuvor.

An diesem Fall wird deutlich, dass nicht die Maßnahme falsch war, sondern die zu geringe Beachtung der Balance-Dynamik und der Komplexität des Stressprozesses. Die hohe Arbeitslast war in diesem Fall mehr die auslösende, nicht die eigentliche Ursache für den Stress von Herrn P. In einer komplexen, nicht linearen Betrachtungsweise ist aber der Einbezug anderer Stressfaktoren nötig, wie beispielsweise

▶ die Grundhaltungen von Herrn P. gegenüber seiner Arbeit (Welchen Wert schreibt er der Arbeit zu?) sowie
▶ die Grundhaltungen gegenüber der Familie (Was bedeutet die Familie für ihn? Ist sie Lebensmittelpunkt oder mehr Erholungsort?).

Herr P. hatte diese Fragen nicht geklärt und darauf gebaut, dass die Familie ihm Ausgleich und Erholung bieten werde. Als Resultat erntete er Spannungen und Konflikte.

Dynamik und Komplexität werden von Stressklienten und von Therapeuten oft nicht genügend beachtet. Eine präzise Stressanalyse, wie sie in Kapitel 6 beschrieben ist, soll Hinweise auf die Komplexität und die Dynamik von Stressprozessen liefern.

1.2 Stressursachen

Stress ist eine völlig subjektive Erfahrung. So steht hinter jeder Stressgeschichte ein ganz spezifisches Bündel von inneren (verhaltens- und wertorientierten) und/ oder äußeren (verhältnisorientierten) Stressursachen, die sich durchaus gegenseitig beeinflussen können.

Tabelle 1.2 Personelle und umweltbedingte Stressursachen

Psychosoziale Stress-ursachen	Belastende Aufgaben-charakteristika	Äußere Bedingungen
▶ schwach ausgebildetes Selbstwertgefühl ▶ starke Wirkung von inneren Antreibern ▶ Ängste (z. B. vor Arbeitsplatz- oder Anerkennungsverlust) ▶ Verlust wichtiger Rollen ▶ mangelndes Feedback ▶ fehlende Anerkennung und Unterstützung	▶ (fehlende, unangemessene) Organisation ▶ zu hohe Arbeitsteilung ▶ ungenaue/zu viele/ sinnlose Regelungen ▶ wenig Kontrolle über Arbeitsprozesse ▶ unklare Zuständigkeiten	▶ Arbeitsbedingungen ▶ Lärm, Licht, Temperatur ▶ Sicherheitsprobleme ▶ permanente Störungen ▶ unangepasste Arbeitsinstrumente (z. B. Informatik)

Tabelle 1.2 (Fortsetzung)

Psychosoziale Stress-ursachen	Belastende Aufgaben-charakteristika	Äußere Bedingungen

▶ ungelöste Konflikte
▶ Konkurrenzdruck
▶ Diskriminierung
▶ Isolation
▶ Mobbing
▶ blockierte Entwicklung
▶ belastende Lebens-ereignisse (Verlust von Bezugspersonen, Tren-nungen …)
▶ Leistungsdruck:
  – quantitative Über-forderung: zu hohe geforderte Arbeits-menge, Zeitdruck
  – qualitative Überfor-derung: Arbeitsin-halt entspricht nicht der Qualifikation, Informationsflut, zu hohe Komplexität der Aufgabe, unklare Zielvorgaben
▶ geringe systematische Problemlösungsfähig-keiten
	▶ unangepasstes Verhältnis zwischen Verantwortungen und Kompetenzen
	▶ Information/Kom-munikation
	▶ unvollständige Information
	▶ widersprüchliche Arbeitsanweisungen	

1.3 Exkurs: Unser Menschenbild und die Rolle des Leidens

Diverse therapeutische Ansätze und Modelle sind heute für eine pragmatische und integrative Arbeit mit Klienten nötig und möglich. Im Hinblick auf Verän-derungen eigener Verhaltensweisen und Einstellungen im Zusammenhang mit Stress scheint uns der logotherapeutische und logopädagogische Ansatz nach Frankl (1995) sehr hilfreich zu sein.

Im Ansatz der sinnzentrierten Arbeit mit Menschen nach Frankl wird der Mensch als Wesen verstanden, das (immer wieder) nach dem Sinn im eigenen Le-ben und deshalb nach dem Sinn im fokussierten Augenblick fragt. Die Antworten darauf richten den persönlichen Kompass aus, um den Sinn eigenverantwortlich und frei zu finden und entsprechende Verhaltensweisen zu lernen oder gemäß der existentiellen Antworten zu handeln.

Die Werte eines Menschen sind das Fundamentale, sie bestimmen letztlich seine Einstellungen und Haltungen, sein Verhalten und seine Kommunikation (vgl. Kaspar, in Schlieper-Damrich & Kipfelsberger, 2008). Das aus dem Aufsatz von Kaspar entliehene Bojen-Modell (vgl. Abb. 1.4) veranschaulicht den Aufbau und die Verbundenheit bzw. Abhängigkeiten dieser Kategorien sehr gut.

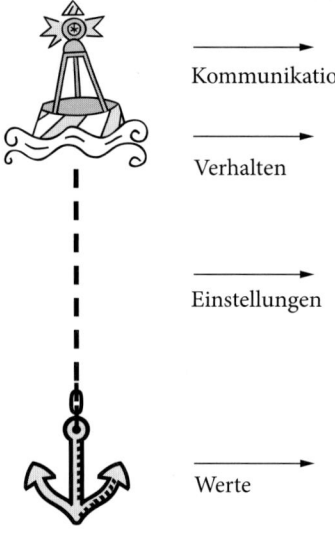

Kommunikation

Verhalten

Einstellungen

Werte

Abbildung 1.4 Das Bojen-Modell

Die positive Grundhypothese hinter diesen Vorstellungen lautet: Jeder Mensch kann sich entwickeln, ist nicht einfach (fertig) terminiert. Der Ansatzpunkt zur Entwicklung liegt in der Erkenntnis und Wahrnehmung des Hier und Jetzt (Gestaltansatz nach Perls, 2007, und Wahrnehmungsansatz nach Kabat-Zinn, 2009). Gemäß Frankl ist »der Mensch ein Wesen, das immer entscheidet, wer es im nächsten Augenblick sein wird« (Schlieper-Damrich & Kipfelsberger, 2008, S. 26). Gemeint ist, dass der Mensch immer frei ist, zu seinen biologischen, psychologischen, soziologischen, ökonomischen und systemischen Determinationen Stellung zu beziehen (existentieller Ansatz).

Nach diesem Verständnis ist das Leiden (des gestressten Menschen) oft der entscheidende Ausgangspunkt zur tatsächlichen Besserung.

Beispiel

A. M. war 32 Jahre alt, als er zur Therapie kam. Er hatte sich als Mechaniker auf eine spezielle metallbearbeitende Drehmaschine umschulen lassen und erlebte diese Arbeit als äußerst befriedigend. Eines Tages musste er ein Metallstück nach einer Nachkontrolle zur Qualitätsverbesserung nochmals nachschleifen. Da er wusste, dass die vorgesehene Korrektur schnell erledigt sein würde, verzichtete er auf das Aufsetzen einer Schutzbrille. So »geschah, was geschehen musste«: Ein Metallsplitter flog A. M. in das Auge und zerstörte dessen Sehkraft zu 100 Prozent.

Aufgrund dieses Unglücks musste sich A. M. nochmals umschulen lassen und seinen geliebten Beruf aufgeben. Nachdem er seinen Schmerz und seinen Verlust verarbeitet hatte, sagte er zum Abschluss der Therapie: »Ich bin heute dem Schicksal dankbar, dass mir das Unglück mit den Augen passierte. Ich habe dadurch so viel über mich, meine Möglichkeiten und den Sinn meines Lebens erfahren, dass ich heute innerlich reicher und stärker bin als je zuvor!«

Der Mensch entwickelt sich oft erst im Leiden. Viele bleiben im Stress gefangen, brennen aus, weil sie den Sinn ihres Leidens nicht erkennen (wollen), weder im veränderbaren, noch im unveränderbaren Leiden. Der »Homo patiens« ist nicht als Opfer gedacht, sondern als einer, der bewusst und eigenverantwortlich mit seinem Hier-und-Jetzt-Sein umgeht. Reifen geschieht als Prozess. Der Leidende steht oft vor der langwierigen Aufgabe, neue Einstellungen, vielleicht sogar neue Werte zu finden. Da greifen »Think-Positive«-Slogans und Checklisten meist zu kurz und »verhelfen« letztlich nur dem sinnlosen Leiden zu längerer Lebensdauer.

Das trifft insbesondere dort zu, wo der leidende Mensch der notwendigen Veränderung mit Aktionismus zu begegnen versucht. Ohne neues sinnvolles Ziel verschleudert er Kräfte und Energie, bis er, über die Phase des Leugnens, unter Umständen vollends in den Teufelkreis der Depression gerät, sich leer fühlt und das Gefühl hat, nicht mehr atmen zu können. Leiden können heißt vor allem trauern zu können, loszulassen, was war, sich zu verabschieden von der Vergangenheit. Erfahrungen aus dem Leiden werden so als Fundament für die nächste Entwicklungsstufe genutzt.

Es ist offensichtlich, dass die therapeutische Intervention die auslösenden Stressoren berücksichtigen muss. Im Laufe des Therapieprozesses kann sich die ursprüngliche Grundannahme darüber, was die innere Balance des Klienten gefährdet, verändern.

Bereits an dieser Stelle wird darauf hingewiesen, dass es nicht darum gehen kann, auf der phänomenologischen Ebene zu verharren. Signale sind sehr oft erste Hinweise und Ansätze, um den Problemen eine fassbare Gestalt zu geben. Kommunikation über das Leiden und die Analyse von Verhaltensweisen sind »Handhabungen« über das zugrunde Liegende. Das Modell der Boje (Abb. 1.4) bietet eine anschauliche Darstellung möglicher Verständnis- und Arbeitstiefen beim Verändern menschlicher Handlungen.

Die Werte sind das Grundlegende, auf denen die Einstellungen aufbauen. Diese wiederum tragen die Verhaltensweisen, welche sich durch jede Form der Information (Kommunikation) realisieren.

Dieses Verständnis von Aufbau und Abhängigkeiten innerer Strukturen der Welt entspricht in etwa auch dem neurolinguistischen Verständnis von Dilts (2006) und anderen.

»Menschliches Verhalten wird nicht von Bedingungen diktiert, die der Mensch antrifft, sondern von Entscheidungen, die er selbst trifft« (Frankl, zitiert nach Schlieper-Damrich & Kipfelsberger, 2008, S. 37). Aber bis wir in der therapeutischen und coachenden Arbeit so weit kommen, müssen wir oft quasi an der ersten Schicht der Zwiebel ansetzen: den sichtbaren Zeichen.

1.4 Stresssignale

Stress zeigt sich meistens in Form von unproduktiven und auf Dauer krank-machenden körperlichen, psychischen und geistigen Phänomenen wie in der folgenden Tabelle dargestellt.

Tabelle 1.3 Häufige Stresssignale

Körperliche Signale	Psychische Signale	Geistige Signale
► unbegründetes Schwitzen ► Nacken-, Schulter- oder Rückenschmerzen ► Magen- oder Verdauungsprobleme ► Kopfschmerzen ► Atemprobleme ► Kreislaufprobleme (erhöhter Blutdruck, Puls) ► rasche Ermüdung, Erschöpfung ► sexuelle Störungen ► Schlafstörungen	► Aggressivität ► Niedergeschlagenheit ► Depression ► Selbstzweifel ► Nervosität ► Überempfindlichkeit ► Gefühl von Nutzlosigkeit ► Pessimismus ► Probleme damit, »abzuschalten« ► Lustlosigkeit	► Mangel an Konzentration ► abschweifende Gedanken ► Einschränkung der Wahrnehmung ► Vergesslichkeit ► Mühe mit Neuem ► Entscheidungsschwierigkeiten

In der Praxis führen die aufgelisteten Stresssignale und die dahinter stehenden Ursachen selbst wiederum zu Verhaltensproblemen wie
► Störung von Kommunikation,
► Beeinträchtigung von Beziehungen,
► Abbau von Teambereitschaft,
► Spannungen, Streit, Mobbing,
► Neid, Eifersucht,
► generelles Misstrauen,
► erhöhter Drogenkonsum (Alkohol, Nikotin, weiche und harte Drogen),
► Häufung von Missgeschicken,
► Häufung von Unfällen,
► Vandalismus,
► erhöhte Krankheitsraten sowie
► Ausstiegsszenarien, innere Kündigung.
Stress zieht häufig eine ganze Reihe voneinander abhängiger Belastungssignale nach sich. Das folgende Beispiel zeigt die Kombination von physischen und psychischen Stresssymptomen und den resultierenden Verhaltensweisen einer Stressklientin.

Beispiel

Eine Hausfrau mit zwei kleinen Kindern und einem Teilzeit-Arbeitspensum zieht sich immer mehr zurück. Es gibt kaum mehr Kontakte zu Freunden und Bekannten, obschon das früher wichtig für sie und die Familie war. Sie vernachlässigt den Beruf, fühlt sich häufig müde, hat Kopfweh, resigniert und zieht sich zurück auf den Standpunkt, dass Überlastung das Schicksal berufstätiger Mütter sei und dass alles besser werde, wenn nur einmal die Kinder älter sind. Ihr Ausblenden der Realität verstärkt ihre Überlastung und damit auch ihre Stresssymptome in Privatleben und Beruf.

Es ist sowohl für den Stressbetroffenen selbst als auch für Außenstehende teilweise schwierig, Signale als Folge von Stress wahrzunehmen und als bedrohlich und behandlungswürdig zu gewichten. Die wichtigsten Gründe dafür sind:

► Wahrgenommene physische, psychische oder geistige Signale können andere Ursachen als Stress haben.
► Betroffene wehren sich dagegen, ihre Ohnmachtserfahrungen zu akzeptieren.
► »Schwächen« werden nicht kommuniziert (»Tabuisierung«).
► Häufig reagiert auch die Umwelt mit Unverständnis auf das Ausbleiben des gewohnten »Funktionierens«. Der Teufelskreis der Überforderung beschleunigt sich.
► Stresssignale werden von vielen Betroffenen negativ mit »psychischer Gestörtheit« assoziiert (»Ich bin doch nicht psychisch krank!«).
► Stresssignale verlangen ein Handeln, möglicherweise auch gegen Widerstand.

Der Therapeut hat häufig kaum Möglichkeiten zur direkten Beobachtung. Er ist angewiesen auf die Informationen, die er im Gespräch durch den Klienten bekommt. Hier können persönliche Abwehrreaktionen (s. Abschn. 1.1) auftreten und das Vorgehen gegen den Stress erschweren. Dem kann der Therapeut nur begegnen, wenn es ihm gelingt, ein Vertrauensverhältnis zum Klienten aufzubauen. Meichenbaum spricht hier von einem »therapeutischen Arbeitsbündnis« (2003, S. 45 ff.).

Auch wenn der Therapeut Stresssignale erkennen kann, ist noch nicht gesichert, dass auch der Klient diese so wahrnimmt und sich damit auseinandersetzt, wie das folgende Beispiel eines überlasteten Managers zeigt.

Beispiel

Die Leistungen eines Managers mit einem Arbeitspensum von 70 und mehr Wochenstunden werden zunehmend schlechter. Fehler häufen sich, er hält Termine nicht mehr ein, Mitarbeiter sind frustriert. In einem Gespräch führt er kurzfristige Überlastung durch zwei dringende Projekte an. Eine mögliche generelle Überlastung lehnt er als Zugehöriger der Gruppe der sogenannten »Verschanzten« (s. Abschn. 1.5) kategorisch ab. Er ist überzeugt, dass er sein Pensum bald wieder ohne fremde Hilfe in den Griff bekommt. Sein Vorgesetzter und der hinzugezogene Coach befürchten, dass die Überforderung weiter zunimmt und dass der Vorgesetzte auf einen Burnout-Prozess zusteuert. Je länger sein »Kampf« dauert, desto konsequenter lehnt er alle Unterstützungsangebote ab.

1.5 Stressreaktionen

Stress ist als Thema in unserem Alltag omnipräsent. Menschen beklagen sich berechtigt oder unberechtigt über ihren Stress. Die Print- und elektronischen Medien publizieren Mengen von Artikeln und Beiträgen mit Erklärungen und Tipps zu Stressentstehung, Stressprävention und Stressabbau. Durch die Flut von meistens gut gemeinten, aber wenig nützlichen Informationen wird Stress zu einem Schlagwort, einem gängigen Begriff, der oft unkritisch und unangemessen verwendet wird. Die wirkliche gesundheitliche Bedrohung wird oft nicht erkannt. Auszumachen sind unangemessene Einstellungen zur echten Stressbedrohung an Aussagen wie:

▶ »Stress hat noch niemandem geschadet.«
▶ »Ohne Stress kommt keine hohe Leistung zustande.«
▶ »Stress gehört einfach zum Leben.«
▶ »Etwas Stress ist gesund.«

Hier dagegen wird (gesundheitsgefährdender) Stress verstanden als eine vom Individuum negativ erfahrene Störung des Gleichgewichts zwischen subjektiv erlebten Belastungen und den zum Ausgleich verfügbaren inneren und äußeren Ressourcen, die verbunden ist mit einem Gefühl der Ohnmacht. Stressbetroffene fühlen sich bedroht und sehen keine adäquate Problemlösungsmöglichkeit (vgl. Kap. 3).

Der durch das Erleben des Problems ausgelöste Mechanismus führt zu individuell unterschiedlichen Reaktionen, was das Wahrnehmen und Akzeptieren von Stress betrifft sowie die Veränderungsbereitschaft und die (Lern-)Fähigkeit, konstruktiv mit Stress umzugehen. Sowohl Tendenzen zu Passivität als auch zu sinnlosem Aktionismus sind dabei zu beobachten.

Nach dem Modell des R-Faktors von David Noer (1998) können vier Gruppen von Menschen unterschieden werden, deren Repräsentanten jeweils unterschiedlich auf Lern- bzw. Veränderungsanforderungen reagieren (s. Abb. 1.5).

Die Überwältigten

Überwältigte haben nur geringe Fähigkeiten und zeigen kaum Bereitschaft, ihre belastende Situation zu erkennen, ernst zu nehmen und nach Lösungen zu suchen. Diese Reaktionstypen sind überwältigt vom Stress und scheinen nicht in der Lage, sich zu verändern. Überwältigte sind so sehr in alten Verhaltens- und Denkmustern gefangen, dass sie vergessen haben, wie man neuen Situationen begegnet und aus Erfahrung lernt.

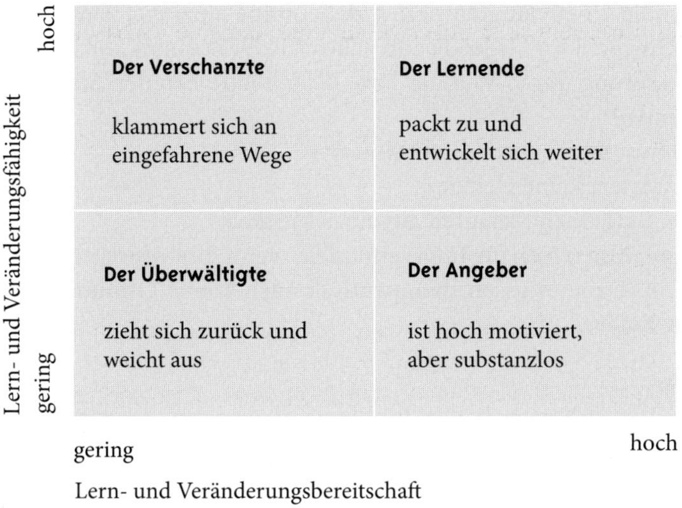

	Der Verschanzte	Der Lernende
	klammert sich an eingefahrene Wege	packt zu und entwickelt sich weiter
	Der Überwältigte	Der Angeber
	zieht sich zurück und weicht aus	ist hoch motiviert, aber substanzlos

(vertikale Achse: Lern- und Veränderungsfähigkeit — hoch / gering)
(horizontale Achse: Lern- und Veränderungsbereitschaft — gering / hoch)

Abbildung 1.5 Das Modell des Reaktions-Faktors nach Noer

Sie selbst identifizieren sich meist mit der Opferrolle. Diese gibt ihnen Bedeutung (Krankheitsgewinn), und entsprechend werden ihre Wahrnehmung und ihr Verhalten gesteuert.

Beispiel

K. L. ist grundsätzlich sehr hilfsbereit und genau. Ihm macht es (scheinbar) nichts aus, sogar an Wochenenden geschäftliche Arbeiten zu erledigen oder unter der Woche Überstunden zu leisten, wenn er Kollegen aus der Not helfen kann. Nicht zuletzt deshalb ist die Beziehung zu seiner Partnerin gescheitert. In seiner Eigenwahrnehmung ist er manchmal zu nett und zu akribisch. Zugleich aber bietet er ständig seine Präsenz und seine Hilfe an. Im Team wachsen die Spannungen, weil er die anderen immer wieder spüren lässt, wie überarbeitet und zusehends energieärmer er ist. Aber er sei ja selbst schuld, meint er dann jeweils lachend. Zum Eklat kommt es, als er auf eine offene, einfache Frage eines Teamkollegen völlig ausrastet und anschließend jedem Versuch eines Gesprächs ausweicht, weil die anderen gar nicht wüssten, was ehrliche und gute Arbeit sei.

Überwältigte fühlen sich ständig wie »unter Wasser« und weiter sinkend. Diese Metapher trifft die Empfindungen dieses Typs sehr genau. Einerseits verharren sie in einer erstickenden Opferhaltung, andererseits findet man selbstzerstörerisches Verhalten, das durch angeschlagenes Selbstbewusstsein und lang anhaltende Depressionen hervorgerufen wird, typisch für spätere Burnout-Phasen.

Die bevorzugten Reaktionstaktiken der Überwältigten sind Rückzug und Vermeidung, der Verstand setzt aus. Es wird vermieden, Neues zu lernen und sich zu verändern. Die Überwältigten hoffen dabei ohne allzu viel Zuversicht, dass der Stress verschwindet und irgendwann »alles wieder normal« wird. Oder sie erhoffen sich Besserung durch Wunder bzw. heldenhafte Erretter. Sie sind erkennbar an Aussagen wie:

► »Das kommt schon wieder in Ordnung.«
► »Nur abwarten, keine Hektik.«
► »Machen Sie keinen Elefanten aus einer Mücke.«

Überwältigte öffnen sich für Interventionen, wenn ihre Abwehrhaltung aufgelöst werden kann. Dabei müssen therapeutisch auch kleine Öffnungen genutzt und ausgebaut werden.

Die Angeber

Angeber zeigen sich zwar bereit, Probleme anzupacken, in der Umsetzung fehlen ihnen aber die Fähigkeiten und die Lernmotivation. Angeber sind interessante, aber auch unangenehme Klienten. Sie fühlen sich in echten oder scheinbaren Stresssituationen wohl, wofür sie von anderen oft Bewunderung einheimsen. Was Außenstehende nicht erkennen und was auch von den Angebern selbst nicht registriert wird, ist ihre Unfähigkeit, relevante und angemessene neue Verhaltensweisen zu erlernen. Angeber verspüren kaum Lust, sich zu verändern oder Zeit zu investieren, sich oder die Situation zu hinterfragen. Ihre inneren Antreiber lauten »Mach schnell!« oder »Sei stark!« Sie können sich nur »gut« finden, wenn sie keine Schwächen zeigen, alles können und Antworten noch vor den Fragen zur Verfügung haben.

Angeber sind in der Therapie immer zum Angriff bereit, sie schießen quasi aus der Hüfte. Sie wollen handeln, egal wie. Theoretisches Wissen und gezieltes Vorgehen halten sie nicht für erforderlich. Feedbacks, Daten und Resultate von Analysen beeindrucken sie kaum.

Angeber geben vor, an ihrer Stressproblematik zu arbeiten, und stellen mit ihrer scheinbaren Kooperation dem Therapeuten und sich selbst eine Falle. Erkennbar sind sie an vorschnellen und oberflächlichen Aussagen wie:

► »Natürlich, das packen wir an.«
► »Das schaffe ich ohne Probleme.«
► »In einigen Wochen habe ich das alles gelöst.«

Beispiel

Für P. W. war schon in der ersten Sitzung alles klar. Er kannte sein Problem, die Ursachen, die notwendigen Maßnahmen und den Verlauf der Therapie. Seine Hausaufgaben für die nächste Sitzung nahm er ohne Widerspruch entgegen. Die Überprüfung ergab allerdings, dass er keine der vereinbarten Aktivitäten ausgeführt hatte. Eloquent argumentierte er, dass er beim Handeln eingesehen hätte, dass ihn das nicht weiterbringen würde. Er konnte allerdings nicht konkret sagen, was er denn als Alternative sehen würde. Es stellte sich heraus, dass dies bereits die dritte Therapie innerhalb eines Jahres war, die er begann.

Angeber brauchen einfache Vorgehenspläne, intensive Kontrollen und müssen Vertrauen in die Kraft der Ruhe und des Wachsens gewinnen.

Die Verschanzten

Verschanzte Stresspatienten könnten sich zwar verändern, wollen dies aber nicht. Sie leben wie in einem Schützengraben mitten in einem tobenden Krieg. Sie haben zwar die Fähigkeit zu lernen und sich zu verändern, dies fällt ihnen aber sehr schwer. Sie haben gut gelernt, sich mit den bekannten Zuständen zu arrangieren, und sie weigern sich, andere, offene und produktive Methoden anzuwenden. Sie arbeiten hart, brauchen aber mehr Energie als andere. Aus diesem Umstand leiten sie eine innere Aufgabe ab: die anderen zu zwingen, die eigene Leistung und Anstrengung zu honorieren.

Ihre Frustration wächst ständig, weil sie kaum positives Feedback auf ihre enormen Anstrengungen erhalten. Was sie leisten, wird oft nicht mehr gebraucht.

Verschanzte sind erkennbar an Aussagen wie:

▶ »Da muss ich allein durch, da hilft nichts.«
▶ »So etwas passiert mir nicht zum ersten Mal.«
▶ »Lasst mich in Ruhe, ich melde mich schon, wenn ich Hilfe brauche.«

Verschanzte beziehen Energie aus ihrer defensiven Haltung und wehren sich gegen therapeutische Hilfe. Erst wenn der Leidensdruck groß genug ist, besteht eine Chance zur erfolgreichen Intervention. Dazu muss der Verschanzte zuerst auf irgendeine Art zusammenbrechen, oder das Geleistete muss zerstört werden. Deshalb ist sein Lernweg besonders lang und mühsam. Die Kraft, die hinter dem Widerstand steckt, muss umgeformt werden in Energie zugunsten des Lernens und Entwickelns.

> **Beispiel**
>
> R. F. war im Betrieb bekannt und geschätzt als hervorragende Fachkraft. Allerdings sperrte er sich gegen jede Änderung, mit Argumenten, aber auch mit Drohungen und Aggressivität. Als Kollege und Mitarbeiter wurde er immer weniger tragbar. Eine therapeutische Unterstützung betrachtete er als unnötig. Er sei schließlich nicht krank, sondern seine Kollegen würden ihn nicht verstehen. Er weigerte sich vehement, Änderungen auszutesten, und brach eine begonnene Therapie schließlich ab.

Die Lernenden

Lernende können und wollen Probleme konstruktiv anpacken und arbeiten hart daran, positive Resultate zu erreichen. Lernende akzeptieren auch in Stresssituationen die Notwendigkeit, sich von Gewohnheiten zu trennen und Wagnisse der Zukunft anzunehmen. Sie sind aus sich selbst heraus motiviert und fähig, Rückschläge und Kritik auszuhalten. Sie sehen das positive Endergebnis. Lernende machen Aussagen wie:

- »Ich packe mein Problem an.«
- »Ich habe ein klares Ziel und muss einen ersten Schritt tun.«
- »Es liegt an mir, etwas zu ändern.«

Lernende nehmen ihre Stresssituation an und akzeptieren therapeutische Hilfe gerne, sofern ihnen Nutzen und Sinn einleuchten und ihnen Wege zur Selbstbestätigung ermöglicht werden. Die Gefahr für Lernende ist die des Ausbrennens durch übermäßigen Einsatz. Manchmal ist die Sehnsucht nach der großen Harmonie der innere Antrieb (»Ich schaffe es, dass alles gut wird.«). Lernende haben oft zu akzeptieren, dass die Lösung eines Problems im nächsten Schritt zwei neue Probleme hervorruft.

Beispiel

K. R. erlebte immer wieder Phasen, in denen er daran zweifelte, ob er den Anforderungen wirklich gewachsen war. Im Gespräch mit dem Therapeuten legte er seine Zweifel dar und suchte nach noch besseren Lösungen, die Balance zwischen Beanspruchungen und verfügbaren Ressourcen herzustellen. K. R. war auch bereit zu experimentieren. Dadurch gelang es ihm immer wieder, neue Zuversicht und eine positive Einstellung zu entwickeln.

Die Dynamik der Stressreaktion

Menschen erfahren und reagieren auf Stress nicht nur individuell, sondern auch in einer sozialen Umgebung. Die Reaktionsweisen der Menschen im sozialen Umfeld des Klienten tragen viel zur konstruktiven oder negativen Stressbewältigung bei. Die Analyse des Umfeldes des Klienten ist für den Therapeuten daher ausgesprochen wichtig, um Stressentstehung und -verlauf zu verstehen. Dazu ändern Menschen im Laufe einer Problembewältigung auch ihren Stil.

Beispiel

Ein hochqualifizierter und engagierter Mitarbeiter erlebt als Lernender im Veränderungsprozess seinen Vorgesetzten als Überwältigten mit Tendenz zum Typ des Verschanzten: Sobald der Mitarbeiter Ideen und Beiträge zur Neugestaltung vorlegt, bremst ihn sein Chef mit Aufforderungen zum Abwarten. Da sich der Mitarbeiter so nicht stoppen lassen will, kommt es zum Konflikt, nach dem der Mitarbeiter keine andere Möglichkeit sieht als die Kündigung. Sein eigener Lernstil ändert sich vom Lernenden zum Verschanzten, während der Vorgesetzte zum Angeber wird und allen aufzeigt, dass er selbstverständlich sinnvolle Veränderungsmaßnahmen unterstützt. Der in dieser Phase herangezogene Berater muss die Dynamik der Konflikt- und Stressentstehung erfassen, um angemessen reagieren zu können.

Kein Stressbetroffener ist vollständig in einer Abwehrhaltung gefangen. Jeder Reaktionstypus hat Ansatzpunkte für echte Veränderung. Alle Typen haben eigene Stärken und Sensorien entwickelt:

▶ Die Überwältigten können ertragen, was weh tut.
▶ Die Angeber sind fähig, Probleme positiv anzugehen.
▶ Die Verschanzten können mit Ausdauer an einer Herausforderung dranbleiben.
▶ Die Lernenden sind in der Lage, Widersprüchlichkeiten in einer Synthese zusammenzuführen.

Die Kunst des Therapeuten besteht darin, in der Analyse, bei den Bewältigungsstrategien und den abgeleiteten Maßnahmen den Teil an echter Lernfähigkeit und Lernbereitschaft, der bei den meisten stressbetroffenen Personen vorhanden ist, zu treffen, zu fördern und darauf aufzubauen. Dazu muss aber zuerst eine Akzeptanz der Stresssignale und ihrer Bedeutung erreicht werden.

1.6 Umgang mit Stress

Obwohl die verfügbaren Informationen über Stress kaum mehr zu überschauen sind, wird dem Abbau von Stress und Burnout in Therapie und Beratung immer noch zu wenig Beachtung geschenkt. Die Gründe dafür sind vielfältig:

▶ Ganz generell wird Stress immer noch häufig als Modebegriff interpretiert. Sicher ist diese Wahrnehmung mindestens teilweise korrekt. Hinter vielen mit dem Begriff »Stress« belegten Prozessen steckt einfach eine quantitativ und/oder qualitativ hohe Herausforderung, die aber in keiner Art krankmachend, sondern eher herausfordernd ist. Werden solche Herausforderungen als Stress definiert, wird der Blick für echten Stress verstellt.
▶ Stresssignale als Krankheitszeichen werden oft nicht wahrgenommen und somit auch nicht als Gefahr interpretiert. Dadurch wird der richtige Zeitpunkt zur Intervention verpasst.
▶ Deutlich auftretende Stresssignale werden verdrängt in der irrealen Hoffnung, dass sich dahinter verborgene Probleme von selbst lösen.
▶ Die mit Stress verbundene Hilflosigkeit löst nicht nur beim Klienten, sondern auch beim Therapeuten Versagensgefühle und Ängste aus. Das in unserer Gesellschaft hoch bewertete Bild des aktiven Problemlösers ist gefährdet.
▶ Stress und Burnout werden verdrängt, mindestens aus dem eigenen Umfeld (»Das mag es ja geben, aber nicht bei uns!«).
▶ Beobachter und Stressbetroffene selbst zögern häufig, zu den eigentlichen und komplexen Ursachen der Stressentstehung vorzudringen. Es scheint einfacher, in einer eindimensionalen Sicht quantitative Überlastung als »Ursache« zu diagnostizieren und zu behandeln (»zu viel zu tun«, »momentane zeitliche Überlastung«), auch wenn die eigentlichen Stressursachen qualitativer Natur sind. Zum Abbau von quantitativ begründetem Stress sind auch relativ einfach

zu definierende und zu realisierende Behandlungsformen wie Auszeiten oder Entlastungen verfügbar, die aber allein eingesetzt wenig hilfreich oder sogar kontraproduktiv sind.

▶ Therapeuten arbeiten häufig lieber mit ihren eigenen Begriffen wie z. B. »reaktive Depression«, »neurasthenische Störungen« etc.

▶ Die Komorbidität von Stressstörungen ist hoch. Stress zeigt sich nicht homogen, sondern in vielen Ausformungen und verbunden mit Begleiterscheinungen, was für therapeutische Ansätze viele Interventionsmöglichkeiten offen lässt.

2 Stressmodelle

In Übereinstimmung mit modernen Gesundheitsmodellen beinhaltet Stress immer auch den Aspekt der Dynamik und Komplexität (vgl. Abschn. 1.1). Stress ist eine Reaktion des Menschen auf subjektiv nicht zu bewältigende Belastungen, für die es unterschiedliche Gründe geben kann.

In einer reizorientierten Stressdefinition wird der Reiz selbst als Stressauslöser betrachtet. Gegen diese Sichtweise spricht, dass verschiedene Menschen auf denselben Reiz völlig unterschiedlich reagieren können. Der eine empfindet beispielsweise das Verhalten eines anderen Menschen als sehr störend, während dasselbe Verhalten einem anderen völlig normal erscheint. Ebenso kann ein Mensch zu verschiedenen Zeitpunkten unterschiedlich reagieren, entweder mit einem aktiven »Kampf/Flucht«-Muster oder einem passiven Depressions-Muster. Welches dieser Reaktionsmuster gezeigt wird, ist dabei nicht nur von situativen Faktoren oder Eigenschaften des betreffenden Reizes (Stressors) abhängig, sondern auch bzw. vor allem von der Verarbeitung, d. h. von mehr oder minder bewussten psychischen Bewertungsprozessen. Dieses transaktionale Stressmodell, wie es auch Lazarus verwendet, stellt den Bewertungsprozess in den Mittelpunkt. Vom Ergebnis dieses Bewertungsprozesses hängt es ab, ob und in welcher Weise ein Individuum in einer fraglichen Situation eine Stressreaktion zeigt und welche Bewältigungs- bzw. Abwehrformen im Umgang mit dem Stressor ausgebildet werden (Coping, s. Abb. 2.1).

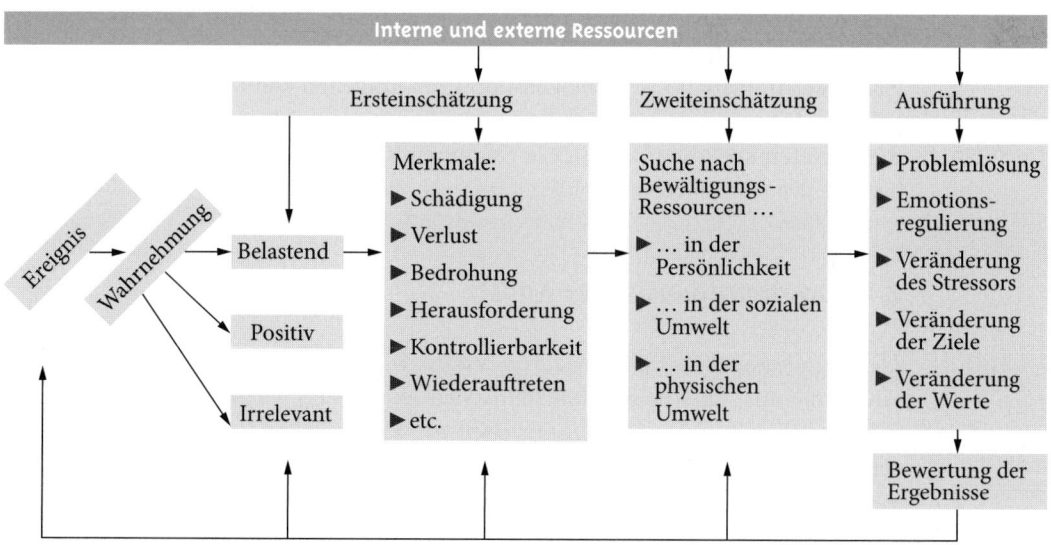

Abbildung 2.1 Generelle Darstellung eines Copingprozesses

Im Folgenden sind einige wesentliche Ansätze skizziert, auf deren Grundlage Stress als dynamischer und komplexer Prozess verstanden und angemessen angegangen werden kann. Die Auflistung ist keineswegs vollständig, vermittelt aber ein adäquates Verständnis für Stressprozesse.

Einige der Modelle sind nicht spezifisch stressorientiert entstanden, eignen sich aber dennoch, um den Ablauf von Stressprozessen zu veranschaulichen.

Keines der Erklärungsmodelle beansprucht besondere Priorität für die praktische Arbeit. Um die spezielle Stresssituation des Klienten zu verstehen, setzt der Therapeut das Modell ein, das ihm situativ die meiste Klärung verspricht.

Die genannten Modelle sind systemische Ansätze, die im System (gemeint sind Familie, Organisation, Organisationseinheit, aber auch die Person mit ihren eigenen Unter-Persönlichkeiten) eine Ressource für den einzelnen Menschen sehen. Die Qualität des Zusammenspiels der einzelnen Systemelemente entscheidet demnach, ob es zu einer ökonomischen Balance der Kräfte oder zu einer schädigenden Störung kommt. Zeigt z. B. ein Mitglied einer Gruppe solche Störungen, kann es als Symptomträger für das Gesamtsystem betrachtet werden. Im systemischen Ansatz ist eine Stressreaktion also mehr als nur die individuelle Reaktion eines Menschen auf einen stressauslösenden Reiz.

Für den Therapeuten ist es wichtig, eine souveräne Klienten-Persönlichkeit zu fördern, die

▶ ihre Systemzugehörigkeiten erkennt,
▶ die eigene Identität als Ausgangspunkt der eigenen Steuerung und des verantwortungsvollen Handelns definieren kann,
▶ auf die vier Komponenten Integrität, Ziel-Souveränität, Kompetenz und bewusster Umgang mit Zeit und Energie fokussiert ist,
▶ innere Blockaden und Selbstsabotage erkennen und in den »Griff« bekommen kann (Fähigkeit zur Selbstreflektion, Selbsterkenntnis und zum alternativen Denken) und
▶ mit der Informationsflut bewusst und frei umgehen kann.

Der Klient muss angeleitet werden, sich aktiv und gezielt mit den ihn umgebenden privaten und/oder beruflichen Systemen auseinanderzusetzen und damit, wie weit sie ihn stützen oder blockieren und sabotieren.

2.1 Logotherapeutischer Ansatz

Der logotherapeutische Ansatz von Viktor E. Frankl (1951, 1995) geht von der Annahme aus, dass es für den Menschen existentiell wichtig ist, einen Sinn in seinem Leben zu erkennen. Das Erleben von Sinnlosigkeit kann einerseits psychische Krankheiten zur Folge haben, andererseits können psychische Erkrankungen von einem eingeschränkten individuellen Sinnbezug begleitet werden.

Stress entsteht dann, wenn der Klient sich die Frage nach dem Sinn seines Lebens nicht (immer wieder) stellt, nicht aktiv nach Antworten sucht und somit

Werte nicht ausleben kann. So entstehen stressproduzierende Sinnlosigkeits- und Wertlosigkeitsgefühle. Der Therapeut hilft dem Klienten, Hemmungen und Blockaden, die ihn im Prozess seiner Sinnsuche behindern, zu erkennen, aufzuheben oder zu bewältigen. Er sensibilisiert ihn für die Wahrnehmung von Sinnmöglichkeiten, macht ihm aber keine konkreten Sinnangebote. Er unterstützt ihn vielmehr bei der Verwirklichung der von ihm selbst entdeckten Sinnmöglichkeiten.

> **Beispiel**
>
> Die häufige Einmischung eines Elternteils in ihre Paarbeziehung und die Kindererziehung wird von einer jungen Mutter als belastend und stressverursachend erlebt. Sie lernt in der Beratung, dass diese Einmischung auch als Fürsorge und nicht nur als Misstrauen verstanden werden kann (»Reframing«). Erst auf der Grundlage dieser Erkenntnis ist eine Klärung durch konstruktive Konfrontation und eine Entwicklung produktiverer fürsorglicher Prozesse möglich. Allerdings muss dieser Prozess von außen unterstützt werden.

Sinn ist also nicht etwas, was vorgegeben ist, sondern das Resultat eines aktiven und kreativen Prozesses.

Die positive Grundhypothese lautet (wie bei den meisten therapeutischen Ansätzen): Jeder Mensch ist prinzipiell fähig, sich weiterzuentwickeln. Die Ausgangslage bei diesem Prozess ist zunächst das »Hier und Jetzt« (vgl. auch die Gestaltansätze nach Petzold, 2002 oder die Achtsamkeits-Fokussierung von John Kabat-Zinn, 2009).

Das vorliegende Manual bietet im praktischen Teil auch Checklisten und Fragebögen an, die in der Therapie oder Beratung eingesetzt werden können. Es folgt damit ein Stück weit dem Prinzip des sokratischen Dialogs, sowohl von Frankl (vgl. Schlieper-Damrich & Kipfelsberger, 2008) als auch von Rogers (2007) in eigenen Varianten wieder aufgenommen. Das Wesentliche an diesen Ansätzen ist die fragende Tätigkeit des Coaches oder des Therapeuten. Diese Tätigkeit ist vergleichbar mit der Bedienung von Scheinwerfern, die auf die innere Bühne des Klienten und dessen (improvisierte) Stücke gerichtet werden. Im sokratischen Sinne übt der Therapeut die Hebammenkunst (Mäeutik) aus. Dem Probanden wird geholfen, die in ihm reifenden Erkenntnisse zu ermöglichen und zu »entbinden«. Deshalb ist es nicht sinnvoll, mit standardisierten Fragebogen zu arbeiten oder valide Antworten zu verwenden. Es geht hier nicht um das Finden wissenschaftlich objektiver Antworten, sondern um Hilfe für den Therapeuten, die Scheinwerfer auf die relevanten Aspekte im Innenleben des Probanden zu richten. Das heißt, die »provozierte« Antwort wird zum wesentlichen Inhalt des notwendigen Dialogs. Dieser wichtige Teil der Arbeit beginnt erst nach dem Einsatz dieses Manuals. Die Antworten des Klienten geben das Wahrgenommene zunächst ungefiltert wieder. Erst in einem zweiten Schritt stößt der Klient über die angeleitete Reflexion auf die Subjektivität seiner Wahrnehmung. Er beginnt, sich nicht allein mit seinem Verhalten, sondern auch mit den dahinter oder darunter liegenden Annahmen, Einstellungen und Werten auseinanderzusetzen.

Besonders für den gestressten Menschen ist es wichtig, über das »Nach-Denken« zu den gegenwärtigen Möglichkeiten und schließlich zum proaktiven Handeln zu kommen.

2.2 Salutogenese

Der israelisch-amerikanische Medizinsoziologe Aaron Antonovsky (1923–1994) prägte den Ausdruck »Salutogenese« in den 1970er Jahren als komplementären Begriff zu Pathogenese. Nach dem Salutogenese-Modell ist Gesundheit kein Zustand, sondern ein Prozess, der in erster Linie durch das Kohärenzgefühl eines Menschen beeinflusst wird. Das Kohärenzgefühl ist eine globale Orientierung und drückt aus, in welchem Ausmaß ein Mensch ein durchdringendes, existentielles Grundvertrauen in sein Dasein hat. Es besteht aus drei Faktoren:

▶ Gefühl von Verstehbarkeit (sense of comprehensibility): die Fähigkeit des Menschen, bekannte und auch unbekannte Reize und Wahrnehmungen als geordnete, konsistente, strukturierte Informationen verarbeiten zu können
▶ Gefühl von Handhabbarkeit bzw. Bewältigbarkeit (sense of manageability): Das Vertrauen des Menschen, dass ihm die Ressourcen zur Verfügung stehen, um den Anforderungen, die diese Reize und Wahrnehmungen stellen, zu begegnen
▶ Gefühl von Sinnhaftigkeit bzw. Bedeutsamkeit (sense of meaningfulness): die Überzeugung, dass diese Anforderungen Herausforderungen sind, für die sich die Anstrengung und das Engagement lohnen

Ein stark ausgeprägtes Kohärenzgefühl lässt Menschen flexibel auf Anforderungen reagieren. Es aktiviert die für die spezifische Situation angemessenen Ressourcen und wirkt damit als flexibles Steuerungsprinzip, das den Einsatz verschiedener Verarbeitungsmuster (Copingstrategien) in Abhängigkeit von den Anforderungen anregt.

Ein Klient mit einem ausgeprägten Gefühl von Kohärenz bewertet einen Reiz als neutral, den eine andere Person mit schwachem Kohärenzgefühl als spannungserzeugend erfahren würde. Aber auch dann, wenn eine Person mit hohem Kohärenzgefühl einen Reiz als Stressor bewertet, kann sie noch unterscheiden, ob der Reiz tatsächlich bedrohlich, günstig oder irrelevant ist. Wird der Stressor als günstig oder irrelevant bewertet, nimmt die Person zwar die Anspannung wahr, ist aber auch davon überzeugt, dass sie ohne das Aktivieren von Ressourcen wieder abnimmt. Der Stressor, der die Anspannung auslöste, wird zum Nicht-Stressor umdefiniert. Der spannungserzeugende Stressor wird nicht als bedrohend erlebt. Das grundlegende Vertrauen, dass sich die Situation in jedem Fall bewältigen lassen wird, schützt diese Menschen. Personen mit einem gut entwickelten Kohärenzgefühl reagieren daher mit situationsangemessenen und zielgerichteten Gefühlen (z. B. mit Ärger über einen bestimmten Sachverhalt), wohingegen Personen mit einem niedrigen Kohärenzgefühl eher mit diffusen, schwer zu regulierenden Emotionen (z. B. mit blinder Wut) antworten und handlungsunfähig werden. Ihnen fehlt das Vertrauen in die eigene Fähigkeit, das Problem bewältigen zu können.

Nach dem salutogenetischen Modell besteht die Therapiearbeit darin, die entsprechend schwach ausgebildete Fähigkeit eines Klienten, selbst gesund zu werden, zu stärken und ihn so zu befähigen, seinen Stressoren selbstfürsorglich zu begegnen.

2.3 Flow-Konzept

Ein ausgewogenes Verhältnis zwischen den Anforderungen, die eine Aufgabe mit sich bringt, und den Fähigkeiten des Menschen, diesen Anforderungen gerecht zu werden, ist für den Psychologen Mihaly Csikszentmihalyi (2010) die zentrale Voraussetzung für Glücksgefühle. Zu hohe Anforderungen schaffen Überforderung und Versagensangst (auf die Dauer Burnout-Symptomatik), zu geringe Anforderungen Unterforderung und Langeweile (Boreout-Symptomatik).

Flow als »Königsweg« zwischen Über- und Unterforderung (s. Abb. 2.2) ist danach ein wesentlicher Bestandteil von Stressprävention und Stressabbau. Fähig-

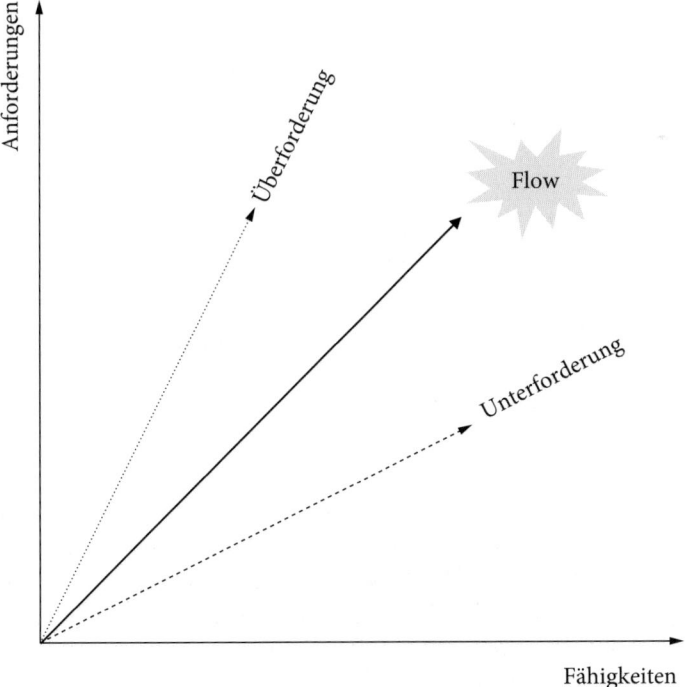

Abbildung 2.2 Flow als Weg zwischen Über- und Unterforderung

keitsgerechte Anforderungen führen zu einem völligen Aufgehen in einer Aufgabe, die als positive und sogar lustvolle Herausforderung empfunden wird.

Das Erreichen eines Flow-Zustandes setzt Folgendes voraus:

- ▶ klare autotelische (»innere«) Ziele
- ▶ Sicherstellung von Rückmeldungen
- ▶ Konzentration auf die Aufgabe (keine »Nebenaktivitäten«)
- ▶ ausgewogenes Verhältnis zwischen Anforderung und Fähigkeit (keine Langeweile oder Überforderung)

Mögliche subjektive Erlebnisse, an denen ein Flow-Zustand erkennbar ist:

- ▶ Gefühl von Kontrolle über die Aktivitäten
- ▶ Gefühl der Mühelosigkeit
- ▶ Veränderung des Gefühls für Zeitabläufe (die Zeit geht subjektiv extrem rasch vorbei)
- ▶ Verschmelzen von Handlung und Bewusstsein (es geht von selbst)

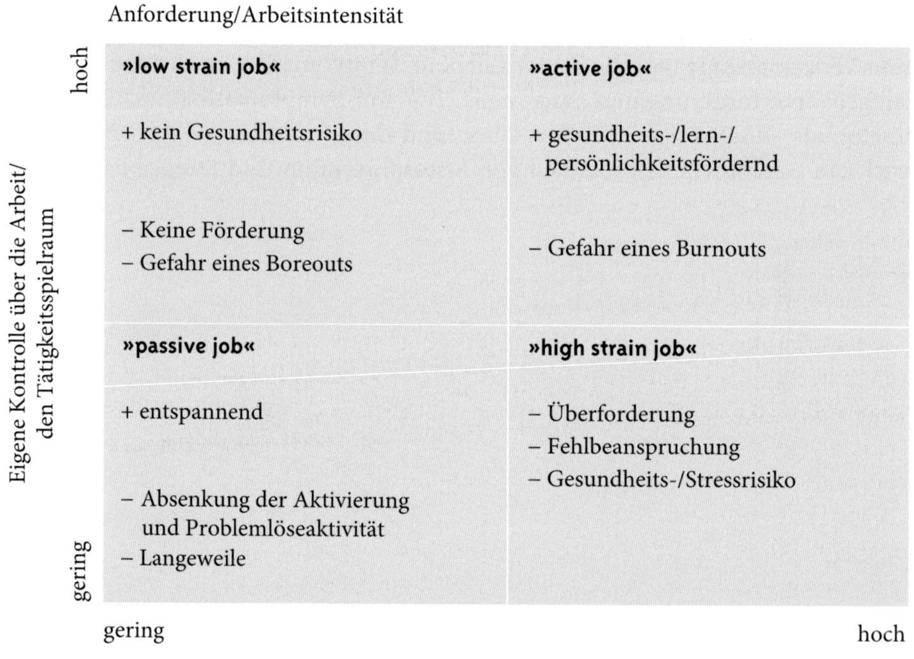

Abbildung 2.3 Job Demand/Control Model nach Karasek (1979)

Es ist aber nicht nur das quantitative Missverhältnis von Anforderungen und Fähigkeiten, das Stress verursacht. Gestützt auf die Typologie von C. G. Jung haben Taylor und Benziger (1995) nachgewiesen, dass Menschen, die Aufgaben außerhalb der Präferenzen ihres Typs bewältigen müssen, deutlich beobachtbare physische und psychische Störungen zeigen, wie

- ▶ schnellere Ermüdung verbunden mit mangelnder Regenerationsfähigkeit,
- ▶ vermehrter Gebrauch von Medikamenten,

- Überempfindlichkeit gegenüber äußeren Reizen,
- Erhöhung der Krankheitsanfälligkeit,
- Zunahme von Gedächtnisproblemen,
- Erschwerung von logischen und kreativen Denkprozessen,
- Entmutigung und Depression sowie
- Abbau von Selbstvertrauen.

Eine ähnliche Aussage wie die von Csikszentmihalyi findet sich auch im Job Demand/Control-Model von Karasek (1979). Der Vergleich der Intensität einer Aufgabe mit dem Grad der Kontrollmöglichkeiten über die Aufgabe und dem zur Verfügung stehenden Arbeitsspielraum ergibt verschiedene Aufgabentypen, die auch verschiedene Stress- und Gesundheitsaspekte beinhalten (vgl. Abb. 2.3).

2.4 Stressmodell von Lazarus

Das transaktionale Stressmodell von Richard Lazarus (1991) sieht Stresssituationen als komplexe Wechselwirkungsprozesse zwischen den Anforderungen der Situation und der handelnden Person. Lazarus geht davon aus, dass nicht die Beschaffenheit der Reize oder Situationen für die Stressreaktion von Bedeutung sind, sondern die individuelle kognitive Verarbeitung des Betroffenen. Stress entsteht also weniger durch die Ereignisse selbst als vielmehr durch die Art, wie wir diese bewerten. Menschen können so für einen bestimmten Stressor höchst unterschiedlich anfällig sein, d. h., was für einen Betroffenen Stress bedeutet, wird von einem anderen noch nicht als Stress empfunden.

Jeder Mensch bewertet die Belastung und damit die Bedrohlichkeit von Situationen unterschiedlich. Lazarus unterscheidet dabei drei Bewertungsstufen:

Primäre Bewertung. Situationen können nach Lazarus als positiv, irrelevant oder potenziell gefährlich (stressend) bewertet werden. Wenn eine Situation als stressend erlebt wird, kann diese Bewertung in drei verschiedenen Abstufungen erfolgen: als Herausforderung, als Bedrohung oder als Schädigung/Verlust.

Sekundäre Bewertung. In der Sekundärbewertung wird überprüft, ob die Situation mit den verfügbaren Ressourcen bewältigt werden kann. Nur wenn die Ressourcen nicht ausreichend sind, wird eine Stressreaktion ausgelöst. Es wird eine Bewältigungsstrategie entworfen, die abhängig von der Situation, von der Persönlichkeit und den kognitiven Strukturen der Person ist. Dieser Umgang mit einer Bedrohung wird Coping genannt. Mögliche Verhaltensweisen sind z. B. Angriff oder Flucht, Verhaltensalternativen, Änderung der Bedingung oder Verleugnung der Situation. Über Erfolgs- oder Misserfolgsrückmeldungen lernt die Person mit der Zeit, Bewältigungsstrategien selektiv einzusetzen.

Neubewertung. Je nach Erfolg oder Misserfolg der gewählten Bewältigungsstrategie führt ein Mensch eine Neubewertung der Situation durch. Im positiven Fall lernt er, Bedrohungen als Herausforderungen zu erleben und damit Probleme adäquat zu lösen.

2.5 Innere Antreiber

Das von Taibi Kahler (2008) konzipierte Bild von den sogenannten inneren Antreibern kann eine Erklärung für die verschiedenen Bewertungsmuster der Menschen liefern: Antreiber sind gemäß der Transaktionsanalyse durch konkrete Gebote der Eltern vermittelte Vorstellungen darüber, wie Kinder sein sollten, um den Eltern zu gefallen und/oder im späteren Leben zurechtzukommen. Dementsprechend fühlen sich Kinder nur dann »okay«, wenn sie eine bestimmte Bedingung immer und unter allen Umständen erfüllen, d. h. einem bestimmten Antreiber folgen.

Antreiber lassen sich in insgesamt fünf Kategorien ordnen:
Ich bin dann okay, wenn …
… ich perfekt bzw. der Beste bin,
… ich mich beeile,
… ich mich anstrenge,
… ich es anderen recht mache,
… ich stark bin und keine Gefühle zeige.

Das Antreiber-Modell geht wie viele andere Persönlichkeitsmodelle davon aus, dass Menschen schon sehr früh in ihrem Leben eine Annahme über sich und die Welt treffen. Aus diesen Annahmen heraus strukturiert der Mensch seine Persönlichkeit mit und entwirft, zunächst unbewusst, sein eigenes Lebenskonzept.

An sich sind Antreiber wesentliche Motivatoren für das Erbringen positiver Leistungen. Stress entsteht aber dann, wenn der erwachsene Mensch eines oder mehrere der Gebote, die hinter dem Antreiber stehen, als oberste Handlungsmaxime erlebt und immer zu erfüllen versucht. Die verinnerlichte Handlungsmaxime wird zum absoluten Zwang; es kommt zu Fehleinschätzungen der Realität und das sinnvolle Ziel wird verfehlt. Aufgabe der therapeutischen Intervention muss es sein, aufzuzeigen, dass es jedem Menschen freisteht, dem inneren Antreiber zu folgen (ich kann mich z. B. frei entscheiden, eine Aufgabe perfekt zu erledigen), dass es aber kein zwingend vorgegebenes Gesetz ist (Lazarus, 1996).

Unter Stress kann der Mensch regressiv in die alten, in der frühen Kindheit ausgewählten Verhaltensmuster zurückfallen. Er handelt psychologisch gesehen wieder als Kind, was ihn daran hindert, effektiv und autonom mit der Stresssituation umzugehen.

Die folgende Liste (Tab. 2.1) zeigt neben möglichen Gefahren der Stressauslösung durch Antreiber auch Chancen, den Klienten bei seinen Stärken »abzuholen« und darauf aufzubauen.

Tabelle 2.1 Mögliche Chancen und Gefahren der Stressauslösung durch Antreiber

Antreiber	Chancen/Stärken	(Stress-)Gefahren
»Sei perfekt!«	Genauigkeit Verlässlichkeit Präzision Transparenz Klarheit Sicherheit Vertrauen Kompetenz Pünktlichkeit	Realitätsverlust Pedanterie Kleinlichkeit Verlust von Maßstäben Unflexibilität
»Mach schnell!«	Dynamik Flexibilität Leistungsstärke Effizienz Entschlusskraft Zeitbewusstsein Kreativität Lernfähigkeit	Unruhe Ungeduld Unüberlegtes Vorgehen Hektik Liederlichkeit Selbst- und Fremdüber- forderung Mangelndes Zuhören
»Streng dich an!«	Willensstärke Leistungskonstanz Fleiß Einsatz Disziplin Ausdauer Durchhaltevermögen	Selbst- und Fremdüber- forderung Schuldgefühl Psychische Ermüdung Egoismus Unbeliebtheit
»Mach es allen recht!«	Loyalität Beliebtheit Gerechtigkeit Freundlichkeit Sensibilität Geduld Anpassungsfähigkeit	»Chamäleon« Mitläufertum Ja-Sager Unterwürfigkeit Meinungslosigkeit Hörigkeit
»Sei stark!«	Durchsetzungskraft Wettbewerbs- orientierung Kraft Mut Unerschrockenheit Konfrontations- bereitschaft Risikobereitschaft Ehrlichkeit Willensstärke	Rücksichtslosigkeit Herzlosigkeit Selbstüberschätzung Unbeliebtheit Sorglosigkeit Leichtsinn Überheblichkeit Dominanz

2.6 Drama-Dreieck

Persönliche Stressmuster zeigen sich besonders ausgeprägt in Konfliktsituationen. Wird der Konflikt nicht kooperativ ausgetragen und gelöst (Win-win-Lösungen), verfallen die beteiligten Protagonisten oft in Spielmuster. Spiele werden zu Ersatzinszenierungen. Die eigentlichen Handlungsziele werden dabei nicht mehr anvisiert, sondern dem Wettkampf untergeordnet und der Absicht »zu siegen«. Vom Sieg im Spiel versprechen sich die Spieler jene Befriedigung und Anerkennung, welche sie sich von der ursprünglichen Zielerreichung erhofft haben. Das Stressende an Spielen in Beziehungssituationen ist aber, dass sich am Schluss des Spieles alle Beteiligten als Opfer fühlen. (Berne, 2002)

Das Drama-Dreieck von Stephen Karpmann (nach Lumma, 1994) fand zur Darstellung dieser Spielmuster Eingang in die Transaktionsanalyse (Schlegel, 2002).

Karpmann fand in seiner tiefenpsychologischen Untersuchung von Märchen drei stets wiederkehrende Rollen: Opfer, Retter und Verfolger. Nach Meinung der Autoren ist in diesem »System« eine vierte Rolle versteckt: Der Täter (vgl. Abb. 2.4). Vordergründig beginnt jedes Drama mit der Handlung eines Täters; dabei wird eine Schuld oder ein Opfer »produziert«. Der Täter muss verfolgt werden. Dieser möchte sich aber selbst gern als Opfer (der Situation) darstellen und den Verfolger zum Retter umfunktionieren. Gelingt ihm dies nicht, beginnt er seinerseits den Verfolger zu verfolgen, wird also erneut zum Täter. Nun benötigt der Verfolgte (Opfer) einen Retter. Der Retter verfolgt den Täter, wird also zum Verfolger und (aus Sicht des jeweiligen Verfolgten) zum Täter etc. Das ganze System gerät in einen stressenden Teufelskreis, welcher am Schluss nur Opfer hinterlässt.

Die Akteure besetzen wie in einem Drama eine der drei bzw. vier Rollen, wechseln zwischen diesen aber während des Spielverlaufs dauernd und unberechenbar. Das Opfer kann zum Retter des vermeintlichen Retters oder auch zu dessen Verfolger werden. Häufig ist bei diesem Rollenwechsel nicht mehr klar, wer eigentlich für was verantwortlich ist und womit er angefangen hat. Sachlichkeit, Ziel und Aufgabe – alles verschwindet in diesem dramatisch-dynamischen Dreieck. Zurück bleibt das verwirrende Hin- und Herschieben von Verantwortung, Schuld, Ärger, Wut, Enttäuschung und Ohnmacht.

Nach dem Karpmann-Dreieck entsteht Stress aus der Unfähigkeit einer Person, aus einer einmal gewählten

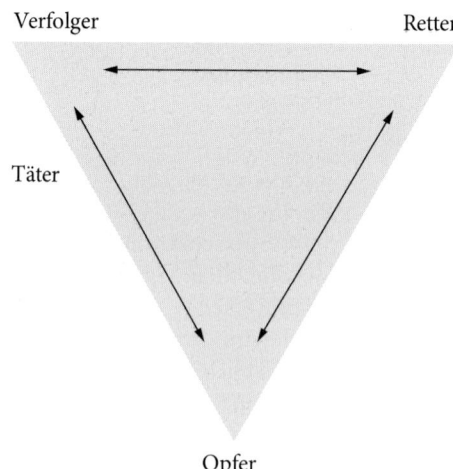

Abbildung 2.4 Das Karpmann-Dreieck

Rollendynamik auszusteigen. Unproduktive, destruktive »Verfolger-Retter-Opfer-Spiele« müssen in produktive und hilfreiche Interpretationen auf einer Meta-Ebene überführt werden:

- **Konfrontieren statt verfolgen:** Grenzen setzen, bewerten, Meinung vertreten, Maßstäbe vorgeben
- **Helfen statt retten:** Bedürfnisse und Bedarf erfassen und Hilfeangebot darauf ausrichten, Hilfe anbieten und nicht aufzwingen
- **Hilfe anfordern anstatt Opferrolle übernehmen:** um Hilfe bitten, konkreten Bedarf definieren, Bedingungen regeln

Die Aufgabe des Therapeuten ist es, notwendige Verhaltensänderungen mit dem Klienten zu erarbeiten und deren Realisierung einzuüben.

Besonders in Konfliktsituationen wird es für den Probanden darum gehen, sich ein flexibles Handlungsrepertoire anzueignen, ohne dabei in eine frustrierend starre und destruktive Spieldynamik einzutauchen.

Wir können grundsätzlich von fünf Konflikt-Verhaltensstilen ausgehen (vgl. Abb. 2.5).

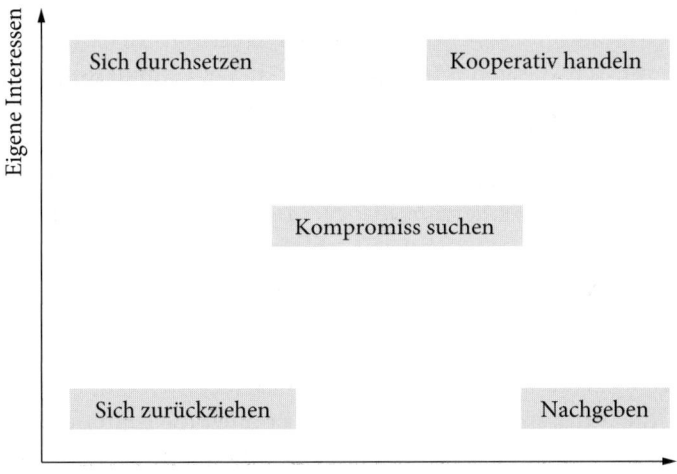

Abbildung 2.5 Konfliktstile 1

Die kooperative Konfliktbearbeitung ist das grundsätzliche Ziel, das möglichst immer angestrebt werden sollte. Oft ist aber kooperatives Handeln erst möglich, nachdem konflikthervorrufendes Verhalten eingesetzt worden ist, um »die Fronten zu klären«. Diese Flexibilität im Verhalten bedeutet,

- sich abzugrenzen oder etwas verlangen zu können, wenn es notwendig ist,
- nachgeben oder sich entschuldigen zu können, wenn man den eigenen Fehler eingesehen hat,
- auf dem Weg zur Kooperation zunächst einen Kompromiss eingehen zu können und

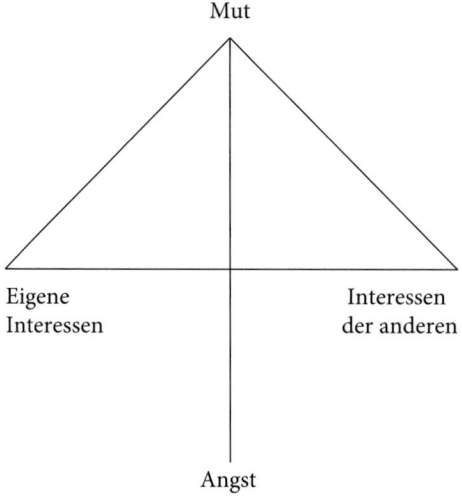

Mut

Eigene
Interessen

Interessen
der anderen

Angst

Abbildung 2.6 Konfliktstile 2

▶ sich zurückziehen zu können, wenn auf längere Sicht keine Kooperation möglich scheint (d. h. »Spiele« verweigern gemäß dem Grundsatz: »Win/win oder kein Geschäft!«).

Gerade am Beispiel der Konfliktaustragung zeigen sich die Reife und Freiheit eines Menschen, sich mit Anforderungen sinnvoll auseinanderzusetzen. Die grundlegende Voraussetzung dafür ist Mut, sich dem Augenblick zu stellen und sich für eine situationsgerechte Strategie zu entscheiden.

Die Fähigkeit, mutig und kraftvoll zu handeln, beschreiben Lynch und Kordis in ihrer Delfin-Metapher. Der »Delfin« steht für eine Art Archetyp, eine psychische Grundeigenschaft von reifen und kreativen Menschen, welche sich im Umgang mit schwierigen Situationen, vor allem Veränderungen, durch ihre Lösungsorientierung und emotionale Intelligenz auszeichnen. Die Autoren charakterisieren «Delfin-Fähigkeiten» wie folgt (nach Lynch & Kordis, 1992):

▶ Er beobachtet die Zukunft ständig.
▶ Er lernt ständig aus der Vergangenheit.
▶ Er sucht nach der angemessenen Reaktion.
▶ Er versteht die Dynamik von Risiko und Stress.
▶ Er kennt die Verdrängung und berechnet die Verzögerung mit ein.
▶ Er lässt frühzeitig los.
▶ Er ist offen für das Ziel, sowohl als Kompass als auch als Barometer.
▶ Er artikuliert seine Vision klar.
▶ Er korrigiert sich selbst.
▶ Er bestimmt sich selbst.
▶ Er setzt sich konstruktiv mit Störungen auseinander.
▶ Er lernt frühzeitig.
▶ Er lernt schnell.
▶ Er lernt dauerhaft.

▶ Er sagt sich selbst und anderen mutig die Wahrheit.
▶ Er nutzt Fehler, um zu lernen.
▶ Er weiß, wo er steht.
▶ Er kennt sein Ziel.
▶ Er weiß, wo er sich auf der Welle befindet.
▶ Er nutzt die Kraft des Flusses.
▶ Er nutzt die Kraft des Neuen.
▶ Er nutzt die Kraft der Ordnung.
▶ Er koppelt das Ego von Fehlern und Erfolg ab.
▶ Er vermeidet Schuldzuweisung.
▶ Er vermeidet Scham.
▶ Er vermeidet das Bedürfnis, sich selbst zu rechtfertigen.
▶ Er vermeidet Drama.
▶ Er übernimmt Verantwortung.
▶ Er schafft Wahlmöglichkeiten.

- Er handelt, um den Teich zu erweitern.
- Er interpretiert die Bedeutung von Ereignissen.
- Er sucht Alternativen.
- Er tut viel mit wenig Aufwand.
- Er geht neue Wege.
- Er bevorzugt elegante Lösungen.
- Er hält den Kopf hin, wenn es wichtig ist.
- Er steigt aus, wenn es nicht wichtig ist.
- Er weiß, dass nicht jeder ein Delfin sein kann.
- Er weiß, dass nicht jeder ein Delfin sein will.
- Er schätzt die guten Eigenschaften eines Karpfens.
- Er weiß, wann es sinnvoll ist, wie ein Hai zu denken.
- Er glaubt an angemessene Vergeltung.
- Er glaubt an sofortiges Vergeben.
- Er glaubt, dass wir alle meistens gewinnen können.
- Er weiß die Kraft der einzelnen Bereiche des Gehirns einzusetzen.
- Er weiß das ganze Gehirn einzusetzen.
- Er akzeptiert, dass es Dinge gibt, über die er keine Kontrolle hat.
- Er ist für Überraschungen offen.
- Er akzeptiert die Verantwortung für seine Handlungen und seine Gefühle.
- Er kann Fehler zugeben.
- Er vermeidet Dummheit.
- Er strebt den Durchbruch an.
- Er versteht, dass Bewusstsein mehr umfassen kann, als die Tätigkeit seines eigenen Bewusstseins.
- Er schätzt Raupen.
- Er bewundert Schmetterlinge.
- Er erweitert die Grenzen.

Ein interessantes Modell zur Bearbeitung innerer Konflikte bietet zudem Schulz von Thun mit dem »Inneren Team« an. Hier wird in kreativer Weise allen in einer Situation auftauchenden inneren Persönlichkeitsaspekten eine Figur und Mitspracherecht eingeräumt. Unter der Leitung des inneren Teamoberhauptes diskutieren diese Teilpersonen relevante Themen des Probanden und erarbeiten Lösungsvorschläge.

2.7 Psychographie-Modell

Analog zum Drama-Dreieck, in dem nach Karpmanns Auffassung jeder Mensch aus den möglichen Rollen – Verfolger, Retter, Opfer, (Täter) – eine »Lieblingsrolle« übernimmt, hat auch im psychographischen Modell jeder Mensch einen bevorzugten Lebensbereich. Allerdings nimmt die Psychographie zunächst keine negative Wertung dieser Wahl vor. Nach Friedmann und Fritz (2008) hat sich jeder Mensch von Kindheit an entweder auf die Bereiche des Fühlens, des Denkens oder des Handelns spezialisiert (s. Abb. 2.7). Einen dieser drei Bereiche (Beziehungsgefühl beim Beziehungstyp, Verstand beim Sachtyp oder Willenskraft beim Handlungstyp) hat jeder unbewusst zu seinem ganz persönlichen, dominanten Lebenskonzept gemacht.

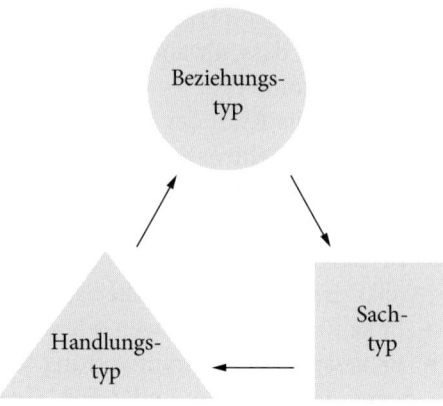

Abbildung 2.7 Grundmodell der Psychographie (nach Friedmann & Fritz)

Die gestresste Persönlichkeit beharrt auf ihre erste psychologische Wahl und verstärkt in dieser Position ihre Anstrengungen, was zu einer entwertenden Übertreibung (vgl. Erläuterungen zum Werte-Entwicklungs-Quadrat in Abschn. 2.10) führt.

Die sich entwickelnde Persönlichkeit holt ihre Kraft und Ausstrahlung aus der nächsten Wahrnehmungs- und Verhaltensposition. Dann werden aus Schwächen Stärken: Der *Beziehungstyp* fängt an, konzentriert und klar zu denken, der *Sachtyp* weiß, was er will, und packt es an, der *Hand-*lungstyp wird einfühlend und lebt seine Bedürfnisse – wenn auch die sich entwickelnde Persönlichkeit immer wieder mit Rückfällen zu rechnen hat.

Stressabbau geschieht also, wenn ein Mensch sich von seinem bevorzugten Lebensbereich hin zu seinem Ressourcenbereich entwickelt, indem er Verhaltens- bzw. Lösungsmuster des vernachlässigten (Ressourcen-)Bereichs aufgreift und ausagiert. Dazu muss der Therapeut allerdings die verfügbaren Ressourcen des Klienten gut abklären und aktivieren.

2.8 Themenzentrierte Interaktion (TZI)

Eine ähnliche Dynamik wie im Psychographie-Modell prägt das Modell der themenzentrierten Interaktion von Ruth Cohn (2009). Danach entsteht die angestrebte Lebensbalance, indem die folgenden vier Faktoren berücksichtigt werden (vgl. Abb. 2.8):

▶ Ich: Die einzelne Person mit ihren Anliegen und Befindlichkeiten
▶ Wir: Die Gruppe, das Miteinander
▶ Es: Die Aufgabe, das Ziel
▶ Globe: Das bestimmende engere und weitere Umfeld (organisatorisch, strukturell, sozial, politisch, ökologisch, kulturell)

Jede Lebenssituation verlangt eine Respektierung aller Faktoren. Eine Überbetonung, verbunden mit einer Ausblendung einzelner Faktoren, führt mittel- und langfristig zu Balancestörungen mit den entsprechenden Stressprozessen. So zeigen beispielsweise Manager durch ausschließliche Fo-

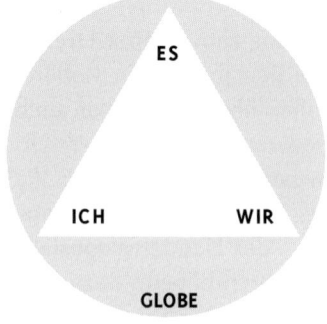

Abbildung 2.8 Faktoren der Balance nach dem TZI-Modell

kussierung auf Sachziele und auf ihre eigenen Bedürfnisse in der Arbeit häufig eine Unfähigkeit, die Bedürfnisse und Sichtweisen des Gegenübers zu respektieren, was sich früher oder später auch auf ihre privaten Beziehungen auswirkt.

Therapeutisch geht es darum, das Bewusstsein des Klienten für seine einseitige Sichtweise zu schärfen und mit ihm Verhaltensweisen zur Korrektur zu entwickeln.

2.9 Stressbewältigung nach Covey

Nach Stephen Covey (2005) lassen sich Aufgaben in den Dimensionen *Wichtig* und *Dringend* in die vier Kategorien einordnen, die in Abbildung 2.9 dargestellt sind.

Entscheidende Gewinne sind durch die Betonung und Aufwertung der Tätigkeiten im Quadranten 2 möglich. Überall, wo Aktivitäten aus den Quadranten 1, 3 und 4 im Alltag dominieren, braucht es Rückzug in die aktive Auseinandersetzung mit den Grundlagen. Durch das scheinbare Paradoxon des Fokussierens in einer hektischen Zeit wird ein neuer Arbeits- und Lebensstil möglich. Das Beispiel auf Seite 44 soll dies veranschaulichen.

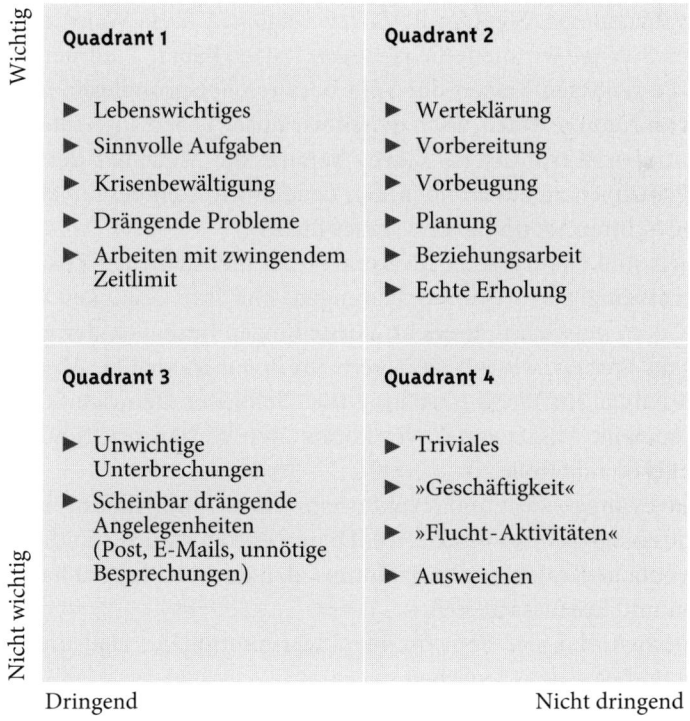

Wichtig

Quadrant 1

▶ Lebenswichtiges
▶ Sinnvolle Aufgaben
▶ Krisenbewältigung
▶ Drängende Probleme
▶ Arbeiten mit zwingendem Zeitlimit

Quadrant 2

▶ Werteklärung
▶ Vorbereitung
▶ Vorbeugung
▶ Planung
▶ Beziehungsarbeit
▶ Echte Erholung

Quadrant 3

▶ Unwichtige Unterbrechungen
▶ Scheinbar drängende Angelegenheiten (Post, E-Mails, unnötige Besprechungen)

Quadrant 4

▶ Triviales
▶ »Geschäftigkeit«
▶ »Flucht-Aktivitäten«
▶ Ausweichen

Nicht wichtig

Dringend   Nicht dringend

Abbildung 2.9 Prioritäten nach Covey

Ein Geschäftsleiter stellt fest, dass die regelmäßigen Meetings der Geschäfts-leitung zusehends ineffektiver und ineffizienter werden. Immer mehr Themen bleiben offen und die Meeting-Atmosphäre wird von Mal zu Mal gereizter. Die Beobachtung und die Analyse der Meetings zeigen, dass immer mehr Aktivitäten in den Quadranten 1 verlagert werden. Alles erscheint wichtig und dringend, aber grundlegende Fragen werden ausgeklammert (»Dafür haben wir jetzt keine Zeit!«).

Die durch den Berater eingeleitete Intervention besteht aus zwei Ansätzen: Jedes Meeting startet zum einen mit einer Schweigephase von 5 Minuten. In dieser Zeit überdenkt jedes Mitglied die Priorität der Meetingthemen und seiner persönlichen Beiträge.

Zum anderen wird das Team ermuntert und unterstützt, auftretende Span-nungen (»Störungen«) als normal zu akzeptieren, zu äußern und entweder direkt oder im Anschluss an die Sitzung zu bearbeiten.

Die Ausweitung des Quadranten 2 führt in kurzer Zeit zu einer spürbaren Verbesserung der Meetings.

Ein weiterer wichtiger Aspekt bei der Suche nach Effektivität ist die Art, wie wir die Welt wahrnehmen. Stephen R. Covey vergleicht diese Wahrnehmungen mit Landkarten. Solange wir nicht die richtigen Karten haben, kommen wir nicht vo-ran. Und die richtigen Karten der Welt beruhen auf grundlegenden Prinzipien, einer Art von Naturgesetzen, nach denen wir unser Leben ausrichten und die uns unsere zentralen Werte liefern. Covey benutzt die Metapher des Leuchtturms, um diese Prinzipien zu beschreiben. Ein Leuchtturm steht fest an einer Stelle und Schiffe finden ihren Weg aufgrund seines Lichts.

Prinzipien sind Naturgesetze im Kontext des menschlichen Zusammenlebens. Sie sind unabhängig von Weltanschauungen, und ihre Gültigkeit erschließt sich mühelos. Covey entwickelt ähnliche Vorstellungen bezüglich der grundlegenden Wirkung von Werten, wie wir sie bereits im Bojen-Modell (s. Abschn. 1.3) ken-nengelernt haben. Im Werte-Coaching (vgl. Schlieper-Damrich & Kipfelsberger, 2008) wie auch im Ansatz von Covey kommt den Werten eine fundamentale und damit stabilisierende Rolle zu.

Nach Covey organisiert und strukturiert sich das Individuum um innere Ver-haltenszentren herum (vgl. Abb. 2.10). Diese Zentren sind zuständig für

▶ die persönliche Kraft eines Individuums, d. i. die Fähigkeit zu handeln, zu ent-scheiden und loszulassen,
▶ die Sicherheit, d. i. der Sinn für Identität, emotionaler Halt und letztlich die Selbstsicherheit eines Menschen,
▶ die Weisheit, eine kluge Sichtweise, eine Kombination aus Urteilsvermögen und Entscheidungsverhalten, und

▶ die Orientierung im Leben, d. h. für die grundsätzliche innere Ausrichtung, nach der Menschen ihr Leben gestalten. Diese Richtung drückt sich in persönlichen Leitgedanken aus wie z. B.: »Ich handele stets fair« oder »Ich versuche grundsätzlich, die Handlungsmotive meiner Mitmenschen zu verstehen«.

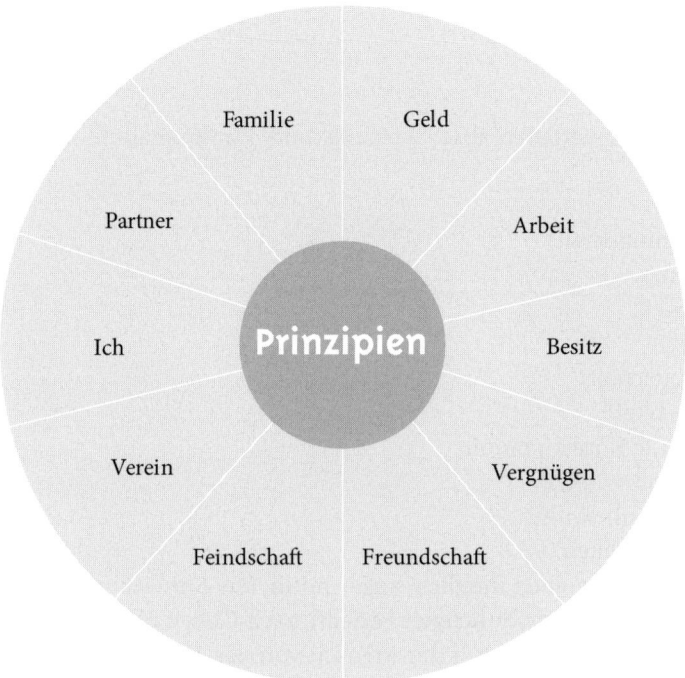

Abbildung 2.10 Mögliche Verhaltenszentren nach Covey

Wenn die Verhaltenszentren falsch gesetzt sind, d. h., sich relativ schnell verändern können (z. B. Familie, Beziehung, Geld, Karriere, Vereinsleben etc.), gerät durch ihre Veränderung die innere Ordnung einer Person dramatisch aus der Balance. Der Mensch gerät in ernsthafte Turbulenzen, verliert Kraft und Weitsicht und wird so zum Opfer seines inneren Stresses. Das bedeutet nicht, dass obige Inhalte im Leben eines Menschen nicht wichtig wären, aber sie sollten nicht die innersten Kerne der Verhaltenszentren sein.

Treten Prinzipien als ruhende Pole an die Stelle instabiler Inhalte, kann das Individuum nicht aus seinem Gleichgewicht geraten. Die Verankerung bleibt stabil und das Individuum kann mit den Veränderungen der Systeme »prinzipiell« gut umgehen. Solche stabilen Prinzipen – im logotherapeutischen Sinne wären dies Werte – könnten etwa sein:

▶ Integrität
▶ Ehrlichkeit
▶ Einfachheit

- ▶ Ganzheitlichkeit
- ▶ Respekt
- ▶ Liebe
- ▶ Verantwortlichkeit
- ▶ Geduld
- ▶ Mut
- ▶ Gerechtigkeit
- ▶ Demut
- ▶ Offenheit

Diese Prinzipien entfalten ihre Wirkung und Einflussnahme durch stützende Werte wie

- ▶ Toleranz,
- ▶ Überzeugungskraft,
- ▶ Proaktivität,
- ▶ Bewusstheit,
- ▶ Sanftheit,
- ▶ Lernbereitschaft,
- ▶ Freundlichkeit,
- ▶ mitfühlende Konfrontation,
- ▶ innere Beständigkeit,
- ▶ Ausgeglichenheit und
- ▶ Verantwortlichkeit.

Entwicklung ist demnach möglich, sogar nötig. Die Entwicklung eines Individuums zur autonomen Persönlichkeit verläuft nach Covey über sieben Stufen oder Schritte. Zuerst entwickelt sich der Mensch von der Abhängigkeit zur Unabhängigkeit über die folgenden Stufen:

(1) proaktiv handeln
(2) von Anfang an das Ziel sehen
(3) das Wichtigste zuerst

Dann entwickelt sich der Mensch von der Unabhängigkeit zur Interdependenz, der Fähigkeit, sowohl autonomes Individuum als auch soziales Wesen zu sein:

(4) Gewinn-Denken und Handeln
(5) erst verstehen, dann verstanden werden
(6) Synergien anstreben
(7) sich durch permanentes Lernen weiterentwickeln

Covey beschreibt mit seinen »sieben Wegen« somit den Prozess, Prinzipien ganz im Sinne der Balance und für Stressprävention bzw. -abbau umzusetzen. So ergeben die sieben Wege Leitgedanken und praktische Hinweise für die aufbauende Arbeit des Therapeuten.

2.10 Werteentwicklung nach Schulz von Thun

Dass ein breit angelegtes, vernetztes Wertsystem einem Menschen große innere Stabilität und Flexibilität verleihen kann, hat Schulz von Thun (2001) in einem verblüffend einfachen, dialektischen Ansatz als »Werte-Entwicklungs-Quadrat« dargestellt (s. Abb. 2.11). Wenn ein Mensch beispielsweise annimmt, dass Salz für eine Suppe etwas grundsätzlich Gutes ist, und immer wieder Salz nachschüttet, wird er sehr bald zu viel des Guten haben. Er ist der entwertenden Übertreibung erlegen, glaubt aber unter Umständen immer noch, er verhalte sich richtig. Da er aber negatives Feedback für seine Kochkünste erhalten dürfte, könnte es passieren, dass er als Folge negativer Überkompensation nie mehr Salz verwendet, was seine Gäste kaum in bessere Laune versetzen würde. Sein Fazit wird sein: »Ich kann tun, was ich will, nichts ist recht!« Er ist in einer frustrierenden Falle des »Nichts geht mehr« gefangen.

Werte ermöglichen also erst in der Verbindung mit einem konträren positiven Pendant die notwendige Flexibilität des freien Handelns. Zudem kann negatives menschliches Verhalten plötzlich in seiner ursprünglich positiven Absicht verstanden werden (»Ich möchte eine gut gesalzene Suppe kochen«).

Sowohl intrapersonelle als auch zwischenmenschliche stresserzeugende Leerläufe können mit diesem Modell erklärt und aufgelöst werden.

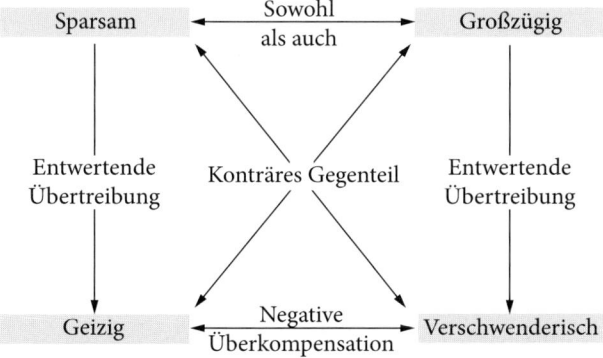

Abbildung 2.11 Beispiel eines Werte-Entwicklungs-Quadrates nach Schulz von Thun

Beispiel

In ihren Meetings erfahren die Mitglieder der Geschäftsleitung immer wieder energieraubende Diskussionen und schleppende oder blockierte Entscheidungsprozesse. Vor allem der Leiter der Abteilung Interne Logistik und der Verantwortliche für das Entwicklungs- und Creativ Center geraten oft aneinander. Während der kreative Kopf den Logistikchef als engstirnigen Verwalter alter Schule wahrnimmt, ist für diesen klar, dass der andere einen typischen akademischen Chaoten ohne Bezug zum richtigen Leben und zum Geld verkörpert. Beide haben »gelernt«, einander in der negativen, entwertenden Übertreibung wahrzunehmen, ohne die positive Grundhaltung des anderen noch zu erkennen. Damit konnten sie ihre Werte auch nicht miteinander verbinden.

Die Entwicklung einiger Wertesysteme (vgl. Abb. 2.12, 2.13 und 2.14) hat schnell dazu beigetragen, die Startwerte der anderen Person als in ihrer Absicht positiv zu akzeptieren sowie die Tatsache, dass das Unternehmen sogar wesentliche Gewinne aus den vielen »Sowohl-als-auch-Verbindungen« statt aus ausschließenden »Entweder-oder-Abgrenzungen« erzielen konnte. Sowohl der Gruppenstress als auch die individuellen Belastungen verschwanden und wurden durch ruhige, kommunikative Kooperation ersetzt.

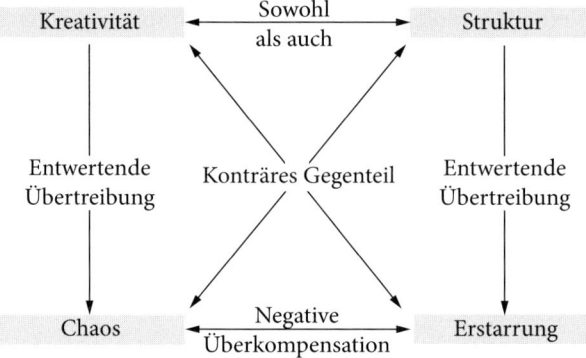

Abbildung 2.12 Das Werte-Entwicklungsquadrat: Beispiel Geschäftsleitung 1

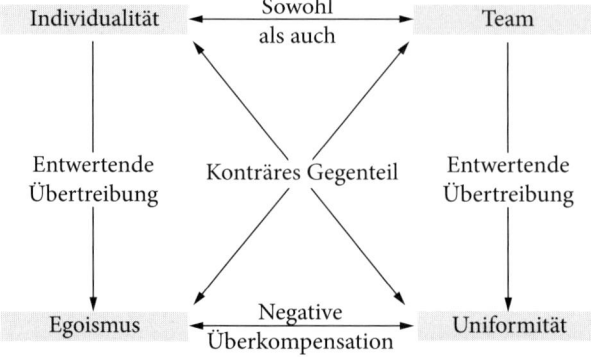

Abbildung 2.13 Das Werte-Entwicklungsquadrat: Beispiel Geschäftsleitung 2

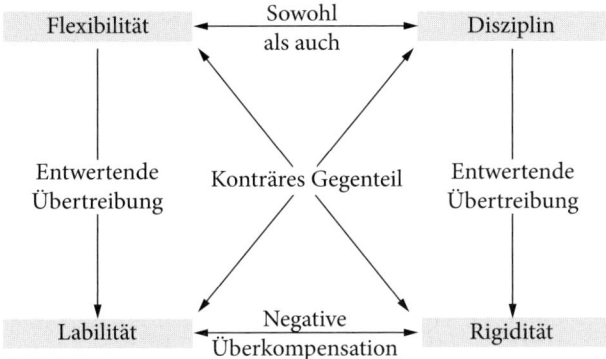

Abbildung 2.14 Das Werte-Entwicklungsquadrat: Beispiel Geschäftsleitung 3

2.11 Time-Line-Modell

Es ist nicht ganz klar, in wessen Arbeit die Ursprünge des NLP-Konzepts der »Time-Line« liegen (vgl. dazu James & Woodsmall, 2002). Mit diesem Modell wird die Erinnerungskodierung unseres Gehirns umschrieben. Es geht um die »(lineare) Anordnung unserer im Gehirn gespeicherten Bilder, Töne und Gefühle über Vergangenheit, Gegenwart und Zukunft, wodurch wir Vergangenes, Gegenwärtiges und Zukünftiges unterscheiden können.« (Trageser & von Münchhausen, 2005). So ist es beispielsweise möglich zu wissen, ob ein Telefongespräch schon geführt wurde oder ob es immer noch zu erledigen ist.

James und Woodsmall erläutern, dass die Entdeckung der Time-Line zum ersten Mal ermögliche, eine größere Anzahl von Erinnerungen an eine Person in kurzer Zeit zu verändern. Da das menschliche Verhalten wesentlich von Erinnerungen geleitet würde, könne eine Modifizierung dieser Erinnerungsinhalte nicht nur das jetzige, sondern auch das künftige Verhalten beeinflussen und somit die ganze Persönlichkeit eines Menschen.

Die Time-Line ist für die Arbeit mit Stressbetroffenen in verschiedener Hinsicht wichtig:

► Durch Visualisierung können die Klienten innere Realitäten sichtbar und fassbar machen.
► Die Klienten schaffen sich einen Überblick, können sich auf eine Metaebene begeben und so beginnen, »darüber zu stehen«.
► Die Zeit wird aus der abstrakten Welt in die körperliche Erfahrbarkeit geholt.
► Schließlich kann mit Hilfe der Time-Line an den Inhalten der Vergangenheit und der Zukunft verändernd gearbeitet werden.

Wie das Fallbeispiel in Abschnitt 7.16 (»Ein Wald voller Probleme«) zeigt, ist dies besonders in der Formulierung von Zielen wichtig. Viele Menschen haben Mühe, sich eine mögliche Zukunft tatsächlich vorzustellen. Sie betrachten und erleben Zielformulierungen oft als intellektuelle Übungen ohne Sinn und Bedeutung. In der Gegenwart erfahren sie einzig ihr Chaos, ihren Schmerz, die Ausweglosigkeit oder das Gefangensein in Verstrickungen. Dieses Erleben ist zugleich ein Angebot an den Therapeuten: »Hole mich in meiner Gegenwart ab!«

Die Menschen haben erstaunlicherweise ganz unterschiedliche Arten der zeitlichen Speicherung und Verinnerlichung entwickelt. Die Antworten auf einfache Fragen können dies verdeutlichen.

»Wenn Sie sich im Augenblick hier wahrnehmen: Wo, von ihnen aus gesehen, befindet sich die Vergangenheit und wo die Zukunft?« Die meisten Leute können auf diese Frage bereits antworten: »Meine Zukunft liegt vorne und die Vergangenheit hinten.« Oder sie sagen, dass die Zukunft links und die Vergangenheit rechts ist, oder sie geben andere Richtungen an. Wer sich die räumliche Zeit nicht vorstellen kann, kann mit Fragen nach bestimmten Erlebnissen dahin geführt werden. »Stellen Sie sich (irgendein Erlebnis) aus ihrer Vergangenheit vor (z. B. der erste Schultag, der erste Schwimmzug etc.), und jetzt sagen Sie, aus welcher Richtung diese Erinnerung auf Sie zukommt. Und jetzt stellen Sie sich ein Ereignis in der Zukunft vor und sagen Sie dann, aus welcher Richtung diese Vorstellung auf Sie zukommt.« Das Wort »jetzt« hilft dabei, die persönliche Gegenwart zu lokalisieren.

In der Neuro-Linguistischen Programmierung (NLP) wird normalerweise zwischen »Through Time« und »In Time« unterschieden. Wir reden entsprechend von »Durch-Zeit«, von »In-Zeit«, aber auch von »Zwischen-Zeit«.

»Eine In-Time-Person kodiert ihre Erinnerungen vorzugsweise von vorn nach hinten, oben nach unten oder in Form eines ›V‹ oder einer anderen Anordnung, bei der ein Teil der Vergangenheit, Gegenwart oder Zukunft hinter oder in ihr ist. Für In-Time-Menschen ist gewöhnlich ein Teil ihrer Geschichte oder der Zukunftsanteil ihrer Time-Line unzugänglich, es sei denn, sie wenden den Kopf. Daher stammt die Redewendung: ›Du wirst darauf zurückblicken und lachen‹ Oder: ›Lass deine Vergangenheit hinter dir‹« (James & Woodsmall, 2002, S. 37).

Wenn »In-Time-Personen« in die Vergangenheit oder in die Zukunft gehen, erleben sie sich assoziiert. Das heißt, sie erleben den jeweiligen Zeitpunkt sehr nahe, weil sie einfach immer da sind, wo sie sich auf der Time-Line gerade erleben.

Ein »Through-Time-Mensch« erlebt die Zeit eher dissoziativ. Bildlich gesprochen liegt alles wie ein einziger »Klumpen« vor der Person, und so wird es möglicherweise schwierig, genaue Zeitpunkte zu erinnern oder sich vorzustellen. Eine traumatische Vergangenheit kann solchen Menschen immerzu gegenwärtig erscheinen. Diese Klienten erleben sich nicht in der Zeit selbst, sondern im Bezug zu ihrer Zeit. Ist dieser Bezug zu stressend, kann es sinnvoll sein, die Time-Line aus der Vogelperspektive zu betrachten. Durch diese Verschiebung wird nochmals eine Distanz geschaffen, die es dem Klienten ermöglicht, angstfrei an Vergangenheit und Zukunft zu arbeiten.

Die Abbildungen 2.15, 2.16 und 2.17 zeigen Darstellungen möglicher Time-Lines.

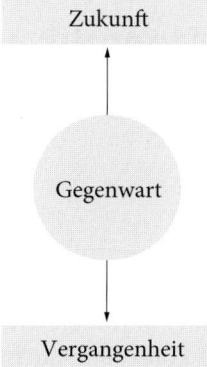

Abbildung 2.15 Time-Line In-Zeit. Von In-Zeit spricht man, wenn die Zeit-Linie in der Achse vorne/rückwärts durch den Körper hindurchgeht. Die Vergangenheit befindet sich dabei meistens hinter der Person, die Zukunft vor ihr

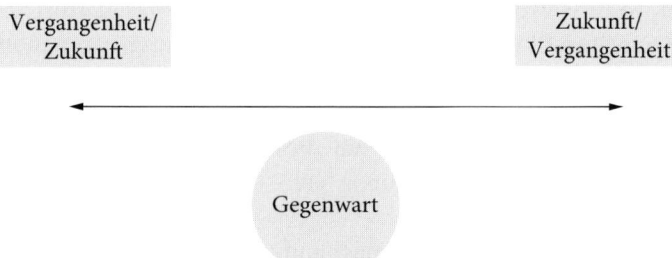

Abbildung 2.16 Zwischen-Zeit. Die Zwischen-Zeit ist eine Abwandlung der In-Zeit, wobei die gesamte Zeit-Linie mit Ausnahme der Gegenwart (sie befindet sich innerhalb des Körpers) im Beobachtungsfeld vorne liegt. Die Zeit kann von rechts nach links oder auch von links nach rechts verstreichen

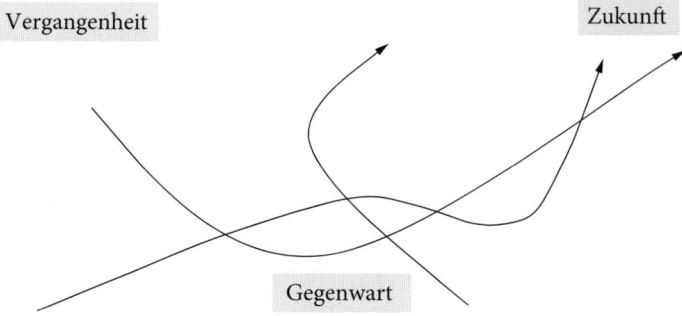

Abbildung 2.17 Durch-Zeit. Die Durch-Zeit bezeichnet Zeit-Linien, die zur Gänze außerhalb des Körpers sind. Auch die Gegenwart wird von außen betrachtet, meistens liegt sie direkt vor (und/oder unterhalb) des Betrachters

3 Definition und Diagnostik

3.1 Was ist Stress?

Unter Stress verstehen wir einen »subjektiv intensiv unangenehmen Spannungszustand, der aus der Befürchtung entsteht, dass eine stark aversive, subjektiv zeitlich nahe (oder bereits eingetretene) und subjektiv lang andauernde Situation sehr wahrscheinlich nicht vollständig kontrollierbar ist, deren Vermeidung aber subjektiv wichtig erscheint« (Greif, 1991, S. 13).

Diese sehr wissenschaftlich klingende Definition von Stress beinhaltet verschiedene Komponenten. Wir sprechen von Stress, wenn die folgenden Bedingungen erfüllt sind:

▶ Der Gleichgewichtsprozess zwischen subjektiv wahrgenommenen Belastungen und deren Beantwortung durch verfügbare Ressourcen ist gestört.
▶ Das Ungleichgewicht wird subjektiv als echte Bedrohung wahrgenommen.
▶ Es entsteht ein «Ohnmachtsgefühl«: Keine Bewältigungsmöglichkeit scheint in Sicht.
▶ Der Organismus reagiert spontan auf diese Wahrnehmung sowohl physisch (Hormone, Blutdruck, Herzfrequenz etc.) als auch psychisch (Angst, Einengung der Wahrnehmung etc.)
▶ Gesunde Belastung hat mit krankmachendem Stress nichts zu tun, da ein momentanes Ungleichgewicht nicht als Bedrohung, sondern als Herausforderung im Sinne einer Lösungsfindung erfahren wird. Damit fehlen auch Ohnmachtsgefühle und entsprechende physische und psychische Reaktionen.

3.2 Kategorisierung von Stresssymptomen

Die Kategorisierung oder Diagnostik von stressbedingten Störungen muss aufgrund beobachtbarer Phänomene geschehen, damit eine Grundlage für die aufbauenden Zielsetzungen und Präventions-/Abbaumaßnahmen gesichert ist.

Kategorisierung nach Verlauf

Stress als einzelnes Phänomen. Solange Stress als vereinzeltes, seltenes und wenig intensives Phänomen auftritt, besteht therapeutisch kaum eine Notwendigkeit zur Intervention. Dies gilt sowohl, wenn dem Klienten ein Abbau der kurzfristig überfordernden Belastung durch aktive, gezielte Bewältigung der Stresssituation aus eigener Initiative gelingt, als auch, wenn sich die Stresssituation ohne gezielte Bewältigungsstrategie auflöst. Hier kann Stress als normale, kurzfristige Lebenserfahrung betrachtet werden, vergleichbar mit dem Auftreten einer harmlosen physischen Störung ohne Stresshintergrund.

Diese Form von Stress entspricht dem in der Literatur häufig genannten »Eustress«, d. h. einem energetischen Zustand zwischen gesunder Herausforderung und relativ einfach zu bewältigendem Stress.

Stress als häufiges/dauerndes Phänomen. Mit zunehmender Häufigkeit und/oder Intensität des Auftretens brauchen die Störungen gezielte Bewältigungsstrategien und -maßnahmen. Sie werden von der betroffenen Person als zunehmend vereinnahmend und bedrohlich erlebt. Dennoch denken viele Betroffene, dass der Stress wieder von allein verschwindet. Gerade deshalb sind Interventionen von außen oft hilfreich bis unerlässlich. Das folgende Beispiel zeigt die Zunahme von Stresssymptomen deutlich.

Beispiel

Eine Klientin berichtet im ersten Gespräch von ihren Schlafstörungen, die vor über einem Jahr begannen. In der Anfangsphase traten sie etwa einmal pro Woche auf und zeigten sich primär in der Schwierigkeit, nach einer Wachphase wieder einzuschlafen. Diese Situation hat sie am Anfang relativ gut überspielt. Mit Zunahme der Schlafstörungen begann sie, Schlafmittel zu konsumieren. Heute erlebt sie die Schlafstörungen praktisch jede Nacht, zusätzlich verbunden mit einem »Ausstrahlungseffekt« in Form von diffusen Angstzuständen. Ihr genereller Gesundheitszustand verschlechtert sich zunehmend.

Burnout-Prozesse. Das Erleben, einer quantitativen oder qualitativen Belastung dauerhaft nicht gewachsen zu sein, kann einen Menschen dazu bringen, seinem Ohnmachtsgefühl mit bekannten, aber untauglichen Strategien zu begegnen. Er dreht sich im Kreis wie ein Hamster im Laufrad, er »brennt aus«.

Burnout stellt eine affektive Reaktion auf eine kontinuierliche Stressbelastung dar. Nachdem sich die bekannten und gewohnten Strategien gegen den Stress als erfolglos erwiesen haben, erfolgt ein Abbauprozess derjenigen Energieressourcen, die bisher auf die Bewältigung der auslösenden Stressoren gerichtet waren. Wenn sich Bewältigungsstrategien als ineffektiv erweisen, entsteht defensives Verhalten. Die Person zieht sich zurück und fühlt sich zunehmend den Umständen ausgeliefert. Während Burnout anfangs ausschließlich den Arbeitskontext betroffen hat, vergrößert sich die Gefahr, dass sich die negativen emotionalen Reaktionen sowie die Antriebsstörungen und psychosomatischen Beschwerden schrittweise auf alle Lebensbereiche ausweiten und letztlich im Vollbild einer klinischen Depression münden (vgl. Burisch, 2005).

Der Verlauf eines Burnouts kann in sieben Phasen mit unterschiedlichen Symptomen beschrieben werden:

(1) **Euphorie und Begeisterung:** Störungen sind praktisch nicht zu erkennen. Die Betroffenen arbeiten freiwillig mehr, haben kaum Zeit und verdrängen Misserfolge. Auf der anderen Seite vernachlässigen sie ihre eigenen Bedürfnisse und reduzieren ihre privaten sozialen Kontakte.

(2) **Abnehmendes Engagement:** Die Energie nimmt ab, Müdigkeit herrscht vor, vormals wichtige Ziele verlieren an Bedeutung. Erste körperliche Symptome wie Konzentrations- und Schlafstörungen können auftreten. Die Ursachen für diese Entwicklung werden meist bei anderen gesucht. Es entsteht die Gefahr von Drogenmissbrauch.

(3) **Psychische Störungen:** Die wachsende Hilflosigkeit führt zu sinkendem Selbstbewusstsein, Ängsten, Zynismus, Pessimismus und Isolation. Betroffene reagieren humorlos, gereizt, ungeduldig, launisch und oft kompromisslos oder intolerant. Spätestens jetzt müssen diese Veränderungen dem Umfeld auffallen.

(4) **Verlust der Leistungsfähigkeit:** Die Belastbarkeit und Leistungsfähigkeit lassen rapide nach, die Anforderungen im Job und Privatleben sind nicht mehr zu bewältigen.

(5) **Gleichgültigkeit:** Nichts interessiert mehr. Betroffene isolieren sich endgültig. Hilfe ist zu diesem Zeitpunkt nur noch therapeutisch möglich.

(6) **Physische Störungen:** Zur psychischen Erschöpfung kommen jetzt auch körperliche Probleme wie Herzprobleme, Magen- und Darmbeschwerden, Übelkeit, Atembeschwerden, häufige Infektionen, Libidoprobleme, Muskelverspannungen oder allergische Reaktionen. Ärztliche Hilfe sollte in diesem Stadium nicht nur die Symptome, sondern auch die Ursachen angehen.

(7) **Verzweiflung:** Betroffene wollen und können nicht mehr, der Lebenswille ist auf einem Tiefpunkt angekommen. Hoffnungslosigkeit, Hilflosigkeit, Depressionen bis hin zu Selbstmordabsichten durchziehen das Dasein. Professionelle Hilfe in einer Therapie ist dringender als je zuvor.

Boreout-Prozesse. Boreout besteht aus den Elementen Unterforderung, Desinteresse und Langeweile (vgl. Flow-Konzept, Abschn. 2.3). Personen, die an einem Boreout leiden, sind mit der Herausforderung durch die Aufgabe unzufrieden, erwecken aber nach außen meist den Eindruck, überlastet und in großer Arbeitsverantwortung zu sein.

Boreout ist nicht mit Faulheit gleichzusetzen. Boreout-Klienten möchten teilweise hohe quantitative oder qualitative Leistungen erbringen, suchen Herausforderung und Anerkennung, schaffen das aber nicht aus eigenem Antrieb. Hier muss therapeutische Unterstützung ansetzen.

Beispiel

Der Bereich, in dem Herr M. Teamleiter ist, wird neu organisiert. Zwischen Herrn M. und seinem ehemaligen Chef, mit dem er sich sehr gut versteht, wird eine zusätzliche Führungshierarchie eingeschoben. Mit dem neuen direkten Vorgesetzten kommt Herr M. von Anfang an nicht klar. Er wirft ihm fachliche Inkompetenz und übertrieben autoritäres Vorgehen vor. Das eigentliche Problem von Herrn M. ist aber, dass er sich durch den neuen Vorgesetzten entwertet fühlt. Was er früher selbst entscheiden und realisieren konnte, muss er sich jetzt neu erfragen. Seine Kompetenzen und Verantwortung sind deutlich geringer geworden.

Herr M. sucht wegen Ausschlägen und Atemproblemen einen Arzt auf, der ihn für längere Zeit krankschreibt.

Bei der Beobachtung von Stressprozessen wird die Notwendigkeit deutlich, möglichst früh mit therapeutischen Interventionen einzusetzen, d. h. dann, wenn sich Stresssignale häufiger zeigen, sich ihre Intensität erhöht und dem Patienten die Fähigkeit fehlt, eigene konstruktive Bewältigungsstrategien zu entwickeln. Dazu braucht es einerseits die Bereitschaft der Klienten, Stress als gesundheitsgefährdendes Phänomen wahrzunehmen und entsprechende Regeln und Feedbackinstrumente anzuwenden. Andererseits muss der Therapeut in der Lage sein, aufgrund der aktuellen Beobachtungen Prognosen über eine mögliche Stressentwicklung zu treffen. Dabei müssen auch die »Angeber«, die Überlastung vorgaukeln, von echten Stressbetroffenen unterschieden werden.

Kategorisierung nach Life Domains

In vielen Fällen von Dauerstress ist die Art der Stressursachen maßgebend. Dabei ist der Lebensbereich, in dem sich Stress zuerst zeigt, nicht zwingend auch der, in dem die eigentliche Stressursache zu finden ist.

Beispiel

Herr K. ist ein erfolgreicher Marketing-Sachbearbeiter. Seit sein Chef ihm zusätzlich die Führungsverantwortung für ein kleines Team übertragen hat, verringert sich die Qualität seiner Arbeit drastisch. Er ist häufig krank und verliert offensichtlich die Motivation bei seiner Arbeit. Nach mehreren Gesprächen erkennt sein Chef, dass die Führungsaufgabe eine Überforderung für Herrn K. bedeutet und somit der Grund für dessen Stress ist. Er entbindet ihn wieder von dieser Aufgabe. In der Folge tritt allerdings keine Besserung, sondern eine weitere Verschlechterung der Leistungen von Herrn K. ein.

Nach mehreren Gesprächen eines Beraters mit Herrn K. wird klar, dass sein Stress nicht primär im Arbeitsbereich entsteht. Die Aufrechterhaltung der Beziehung zu seiner Lebenspartnerin fordert so viel Energie, dass die kleinsten Belastungsschwankungen in der Arbeit, die er früher problemlos bewältigt hatte, heute zum Einbruch führen.

Stresserlebnisse in einem Lebensbereich können enorme und teilweise schwer identifizierbare Ausstrahlungseffekte auf andere Bereiche haben und sich da zeigen, wo sie gar nicht begründet liegen. Dies trifft bei Erwachsenen häufig bei der Koordination von Arbeit, Familienleben und Freizeitbetätigungen zu. Bei Kindern und Jugendlichen erlebt man diese Verschiebungen häufig zwischen Schule und Familie.

Kategorisierung nach Aufgaben- oder Problemkomplexität

Aufgaben sowie einfache und komplexe Probleme unterscheiden sich dadurch, wie klar und transparent die Ausgangslage, die Ziele und die Lösungsansätze definiert sind.

Tabelle 3.1 Aufgaben und Probleme

	Aufgaben	Einfache Probleme	Komplexe Probleme
Ausgangslage (Ist-Zustand)	klar	klar	unklar
Ziele (Soll-Zustand)	klar	klar	unklar
Lösung (Weg zum Ziel)	klar	unklar	unklar
Beispiel	Ausfüllen und Abgabe des Berichts bis heute Abend um 17 Uhr	Optimierung des Verfahrens XY unter Beibehaltung des Ressourceneinsatzes	Lösung eines Problems mit einem »schwierigen« Mitarbeiter

Menschen nehmen die Komplexität einer Aufgaben- oder Problemstellung völlig unterschiedlich wahr. Was für einen Klienten eine einfache Aufgabe ist, ist für den anderen ein komplexes Problem, das ihn möglicherweise überfordert und damit stressverursachend ist. Der Therapeut braucht, wie die ganze Umwelt des Stressklienten, Verständnis für die völlig subjektive Wahrnehmung der Komplexität einer Situation und für dessen Schwierigkeiten bei der Auflösung der Stresssituation. Komplexe Probleme müssen zu einfachen Aufgaben werden. Wie schwierig sich dieser Prozess gestalten kann, verdeutlicht das folgende Beispiel.

Beispiel

Frau P. ist nach einem mehrmonatigen Burnout-bedingten Klinikaufenthalt zurück am Arbeitsplatz. Zu ihrer Entlastung wurde ein Teilzeitpensum vereinbart. Allerdings wird auch so ersichtlich, dass Aufgaben, die für Frau P. früher einfachste Routine bedeuteten, sie heute praktisch überfordern, obwohl sie theoretisch die entsprechend notwendigen Kenntnisse hat. Der Burnout-Prozess hat ihre Wahrnehmung verschoben. Sie erlebt einfache Aufgaben als überfordernde Problemstellungen.

4 Epidemiologie und Komorbidität

4.1 Verbreitung von Stress

Gesundheitsgefährdender Stress nimmt laufend zu. Verantwortlich dafür ist hauptsächlich der zunehmende Druck, mit dem die Menschen im beruflichen und privaten Leben konfrontiert sind und dem sie sich aufgrund eigener Ansprüche selbst aussetzen. Die negativen Folgen moderner Kommunikationstechnik holen uns wie ein zurückschnellender Bumerang wieder ein: Was eigentlich zur Erleichterung des Lebens führen sollte, hat die Belastung in vielen Lebensbereichen sogar verstärkt. Die Geschwindigkeit und die Menge der Verbreitungsmöglichkeiten von Informationen bauen neuen Termindruck und neue Begehrlichkeiten auf. Abmachungen gelten eher provisorisch, weil neue Nachrichten die Situation kurzfristig verändern können. Pläne werden nur zeitnah aufgestellt, da die letzten verbindlichen Auskünfte in die Entscheidung miteinbezogen werden sollen oder müssen. Der britische Premierminister Harold Wilson hat Mitte der 1970er Jahre vorausgesagt, dass die Technik den Menschen im 21. Jahrhundert ermöglichen werde, nur noch 20 Stunden in der Woche zu arbeiten. Die Entwicklung steuert klar in die gegenteilige Richtung.

Dauerstress ist zu einer Volkskrankheit geworden, welche die Volkswirtschaft, also die Bürgerinnen und Bürger, Milliarden kostet. So zeigt beispielsweise eine Untersuchung in Deutschland, dass im Jahr 2004 die direkten Versorgungskosten für psychische Krankheiten bei 22,8 Milliarden Euro lagen. Innerhalb von sieben Jahren hat die Zahl der Mitarbeitenden in Unternehmen mit psychischen Problemen um 70 Prozent zugenommen. Die durch Stress gesundheitlich und betriebswirtschaftlich verursachten Gesamtkosten betragen in den Mitgliedstaaten der EU zwischen 1 und 4 Prozent des Bruttoinlandprodukts (EU Agentur Bilbao, 1998).

Das schweizerische Staatssekretariat für Wirtschaft hat in seiner Studie 2002 folgende Zahlen ermittelt (Seco, 2000):

▶ 18 Prozent der Erwerbstätigen fühlen sich nicht gestresst.
▶ 70 Prozent der Erwerbstätigen fühlen sich einem gewissen Stress ausgesetzt, können diesem aber gut standhalten.
▶ 12 Prozent empfinden ihren Stress als stark und können ihn nicht bewältigen.

Therapeutische und beraterische Erfahrungen geben Hinweise, dass verschiedene Personengruppen unterschiedlich stark stressgefährdet sind. Allerdings sind wegen der Subjektivität des Stressempfindens die Aussagen als Tendenzen zu interpretieren:

▶ So zeigen etwa Führungskräfte häufiger Stressreaktionen, um mit dem permanent steigenden Druck umgehen zu können, als Menschen ohne Führungsverantwortung. Allerdings ist gerade bei dieser Berufsgruppe die Einsicht in die

Stressgefahr unterentwickelt. Ein Manager ohne Stresserlebnisse ist im gängigen Bild scheinbar noch nicht am Limit seiner Leistungsfähigkeit angekommen.

▶ Psychosoziale Belastung, wie sie in sogenannten Helferberufen (Verkäufer, Pflegefachkräfte) oder bei Lehrern gegeben ist, führt zu überdurchschnittlich starkem Stresserleben und zu erhöhter Burnout-Gefährdung (Rudow, 2004).

▶ Frauen leiden generell häufiger unter psychischen Beschwerden und nehmen mehr Stress wahr als Männer.

▶ Frauen erfahren Stress mehr im zwischenmenschlichen Umfeld und neigen eher dazu, überkontrolliert mit Passivität und Depression zu reagieren, während Männer Stress eher im Berufsumfeld wahrnehmen und bevorzugt unkontrolliert mit aggressivem, »hyperaktivem« Verhalten reagieren.

▶ Während sich in der Schweiz von 1986 bis 2005 die Anzahl der Invalidenrentner und -rentnerinnen verdoppelt hat, haben sich die infolge psychischer Beeinträchtigung ausgesprochenen Renten fast vervierfacht.

4.2 Physische und psychische Begleiterscheinungen

Stress ist vom Erscheinungsbild her nicht präzise und eindeutig zu identifizieren. Eigentliche Stressprozesse sind oft erst im Zusammenhang mit physischen und psychischen Begleiterscheinungen zu erkennen.

Physische Störungen

Physische Störungen im Zusammenhang mit Stress lassen sich anhand der durch Stresserfahrung ausgelösten, komplexen biochemischen Prozesse verstehen. Der Kampf- bzw. Flucht-Mechanismus forciert kurzzeitig die Ausschüttung von Adrenalin und Noradrenalin. Beide Neurotransmitter beschleunigen den Herzschlag, erhöhen den Blutdruck und die Muskelspannung (»Zittern vor Angst«) und mobilisieren Zucker- und Fettreserven. Das Blut wird als Kampf- bzw. Fluchtvorbereitung in die Skelettmuskulatur und die inneren Organe umgeleitet, Hände, Füße und Gesicht werden kalt und blass. Die Körpertemperatur steigt an, was die Schweißdrüsen anregt (»Angstschweiß«). Die Atmung beschleunigt sich, es kann das Gefühl von Atemlosigkeit auftreten. Zeitverschoben wird über die Nebenniere die Ausschüttung des Hormons Kortisol veranlasst, was die Schmerzempfindlichkeit senkt, das Immunsystem hemmt und die Blutgerinnung beschleunigt (Schutz bei Verletzungen im Kampf). Für die Stressbewältigung unwichtige Körperfunktionen wie Verdauung, Sexualtrieb und Wachstum werden gedrosselt.

Im Falle von Dauerstress können sich diese biochemischen Prozesse direkt negativ auswirken, wie etwa in Form von

▶ Herz-/Kreislaufproblemen,
▶ Schwierigkeiten mit der Verdauung, Gewichtsproblemen sowie
▶ der Erhöhung der Infektionsanfälligkeit.

Vor allem die Produktion von Kortisol wird durch eine Vergrößerung der Nebenniere stark gesteigert, was im Sinne eines Teufelskreises den Dauer-Stressalarm unterstützt. Indirekt wird dadurch auch die psychische und mentale Gesundheit negativ beeinflusst.

Psychische Störungen

> Nach Studien der World Health Organisation leiden
> ► mehr als 25 Prozent aller Menschen mindestens einmal im Leben unter psychischen oder Verhaltensstörungen,
> ► zu jeder Zeit 10 Prozent der Erwachsenen und 20 Prozent der Kinder an psychischen Störungen,
> ► etwa 20 Prozent der Erkrankten, die von der Erstversorgung erfasst werden, an einer oder mehreren psychischen Störungen.

Im Folgenden soll noch etwas genauer auf besonders häufig auftretende psychische Störungen eingegangen werden.

Depressionen. Chronischer Stress führt nicht selten zu Depressionen. Zwischen dem 35. und 40. Lebensjahr ist die Gefahr, an einer Depression zu erkranken, besonders hoch. Die Wahrscheinlichkeit, überhaupt im Laufe des Lebens an einer Depression zu erkranken, liegt bei Männern bei etwa 12 Prozent und bei Frauen bei etwa 20 Prozent.

Depressionen sind charakterisiert durch Phänomene wie
► Stimmungseinengung (Verlust der Fähigkeit zu Freude oder Trauer, Überbewertung negativer und Unterbewertung positiver Gefühle und Gedanken),
► Antriebshemmung mit oder ohne Unruhe,
► Denkhemmung, Verlangsamung des Denkens,
► Schlafstörungen,
► generell gestörter chronobiologischer Rhythmus (Ausdruck eines gestörten 24-Stunden-Rhythmus),
► übertriebene Sorge um die Zukunft,
► überbetonte Beunruhigung durch Bagatellstörungen im Bereich des eigenen Körpers,
► Gefühle der Hoffnungslosigkeit, Minderwertigkeit, Hilflosigkeit,
► soziale Selbstisolation, Selbstentwertung und übersteigerte Schuldgefühle,
► Müdigkeit,
► verringerte Konzentrations- und Entscheidungsfähigkeit,
► sinnloses Gedankenkreisen (Grübelzwang),
► Reizbarkeit und Ängstlichkeit,
► Verminderung von sexuellem Interesse (Libidoverlust).

Je nach Schwere kann eine Depression mit latenter oder akuter Suizidalität einhergehen.

Angst. Dauerstress, verursacht durch subjektiv empfundenen Druck, schafft Ängste, wie z. B. die Angst vor einem Arbeitsplatzverlust. Dabei wird der Stress wie in einem »Teufelskreis« durch die Angst noch vergrößert. Die Angst, in der Ausübung der beruflichen Tätigkeit den Anforderungen nicht mehr gerecht zu werden, kann Menschen lähmen und sie in Stress- oder gar Burnout-Prozesse treiben.

> **Beispiel**
>
> Im Laufe einer Sitzung erzählt ein Klient, dass er vor einigen Jahren damit begonnen hat, einmal pro Woche morgens um 6 Uhr im Büro zu sein, um Dinge in Ruhe aufarbeiten zu können. Dabei sei er praktisch allein im Haus gewesen. Wenn er heute um 6 Uhr komme (was mittlerweile die Norm geworden ist), seien – schon von außen sichtbar – praktisch alle Büros beleuchtet. Diese Wahrnehmung verstärkt seine Angst, dass er nicht mehr genügt und sich dem vermeintlich zusätzlichen Druck unterziehen muss.

Angst ist wie Stress jedem Menschen bekannt und hilft, sich risikobewusst mit der Umwelt auseinanderzusetzen. Sie tritt als normale Reaktion in objektiv oder subjektiv bedrohlichen Situationen auf. Je nach Intensität kann Angst zu zielgerichtetem, zweckmäßigem Handeln führen oder lähmen. Ein gewisses Maß an Angst fördert die Leistung. Ist die Angst im Verhältnis zur Bedrohung zu gering, führt dies ebenso zu einer inadäquaten Leistung, als wenn sie zu stark ist. So gesehen verlaufen Stress und Angst durchaus parallel.

Wie bei Stress wird immer nur ein Teil der Angststörungen diagnostiziert und behandelt. Gründe dafür sind die Hemmungen der Patienten, über ihre Angst zu sprechen, Befürchtungen, als psychisch krank etikettiert zu werden, oder die einseitige Wahrnehmung körperlicher Symptome. Viele Ärzte sind mit der Diagnose und Therapie von Angststörungen wenig vertraut, was zu einseitiger körperlicher Abklärung führen kann. Erschwert wird die Diagnose oft auch durch andere, gleichzeitig vorliegende Erkrankungen.

Angststörungen führen oft zu Depressionen, Suchterkrankungen, sozialer Isolation und zu hohem Suizidrisiko. Unbehandelte Angststörungen erhöhen das Risiko für zerebrovaskuläre, kardiovaskuläre, gastrointestinale und respiratorische Beschwerden sowie für die arterielle Hypertonie.

Suchtprobleme. Sucht bezeichnet den schädlichen Gebrauch und die Abhängigkeit von psychoaktiven Substanzen. Abhängigkeit von Alkohol, Heroin, Cannabis, Medikamenten, Schlafmitteln oder Tabletten können ein Hinweis auf vorhandenen Dauerstress sein.

Verhaltensstörungen. Dauerstress beeinträchtigt auch das Leistungsverhalten. So wird beispielsweise die Lernfähigkeit vermindert. Kreative Problemlösungen werden abgebaut und durch Routine und mechanisches Verhalten ersetzt. Automatisches Handeln und fehlende Konzentration können u. a. im Straßenverkehr das Unfallrisiko erheblich steigern.

5 Präventions-/Abbaustrategien

Die Balance zwischen Belastungen und Bewältigung der Belastungen durch verfügbare Ressourcen ist ein dynamischer Prozess, kein statischer Zustand. Sich immer in einer ausgewogenen Balance zu befinden wäre entwicklungsfeindlich, würde Stillstand und Blockade bedeuten. So sind auch stressverursachende Ungleichgewichtsphasen normale und notwendige Lebenselemente.

Die Sicherung von Stressprävention und Stressabbau bedeutet demnach, eine Balance zu erarbeiten und auszubauen. Stressresistenz bedeutet nicht, frei von Stress zu sein, sondern über ein taugliches Instrumentarium zum konstruktiven Umgang mit Stress zu verfügen. In Kapitel 6 werden Ansätze zur Optimierung der Balance-Findung aufgezeigt.

5.1 Selbstmanagement

Inwiefern eine von Stress betroffene Person ohne therapeutische oder beraterische Begleitung selbst Balance herstellen kann, hängt von der subjektiv empfundenen Schwere der Störung ab.

Präventiv, d. h. ohne Vorliegen häufiger oder dauernder schwerer Stressstörungen, ist Selbsthilfe durchaus hilfreich, z. B. durch

▶ den Besuch entsprechender Seminare und Kurse oder dem
▶ Studium von Ratgebern in gedruckter oder elektronischer Form zu Themen wie stressverhindernder oder -abbauender Bewegung, Entspannung oder Ernährung.

In den häufigen Fällen, in denen Menschen schwere Stresssituationen nicht oder zu spät erkennen und akzeptieren, ist Selbsthilfe allerdings nicht nur untauglich, sondern kann sich gefährlich auswirken und eine wirksame Therapie verzögern und erschweren.

> **Beispiel**
>
> Im Unternehmensbereich X häufen sich in der letzten Zeit die krankheitsbedingten Ausfälle. In einer Befragung berichten überdurchschnittlich viele Mitarbeiter über psychisch bedingte gesundheitliche Störungen. Die Bereichsleitung ordnet daraufhin die Durchführung von Kurzseminaren an, in denen die Mitarbeiter gesundheitsförderliche Tipps erhalten.
>
> Die Störungen verstärken sich jedoch in den Monaten nach den Seminaren, vor allem bei den wirklich stressbetroffenen Personen, bei denen es nicht einfach um die Stabilisierung der Gesundheit, sondern um den Abbau laufender Stressprozesse ging. Dazu genügten allgemeine Informationen zum Thema »gesunde Lebensweise« nicht.

5.2 Rolle des Therapeuten

Die Arbeit des Therapeuten ist es, den Klienten dabei zu unterstützen, Ursachen zu analysieren, sich Stressbewältigungsstrategien und -instrumente aufzubauen, mit ihnen zu experimentieren, Erfolg und Misserfolg zu überprüfen und das Repertoire entsprechend zu erweitern. Stressprävention und Stressabbau sind Entwicklungsprozesse, in denen es wie in jedem therapeutischen oder beraterischen Prozess letztlich darum geht, den Klienten schrittweise zu selbstverantwortlichem Lernen zu führen.

Je nach Veränderungsfähigkeit und -bereitschaft des Klienten tritt dabei der Leitungsstil des Therapeuten mehr oder weniger in den Vordergrund. Analog zum Modell des situativen Führens von Hersey et al. (2007) bestimmt der momentane Reifegrad des Klienten den Beratungsstil im Spektrum »Telling – Selling – Participating – Delegating«.

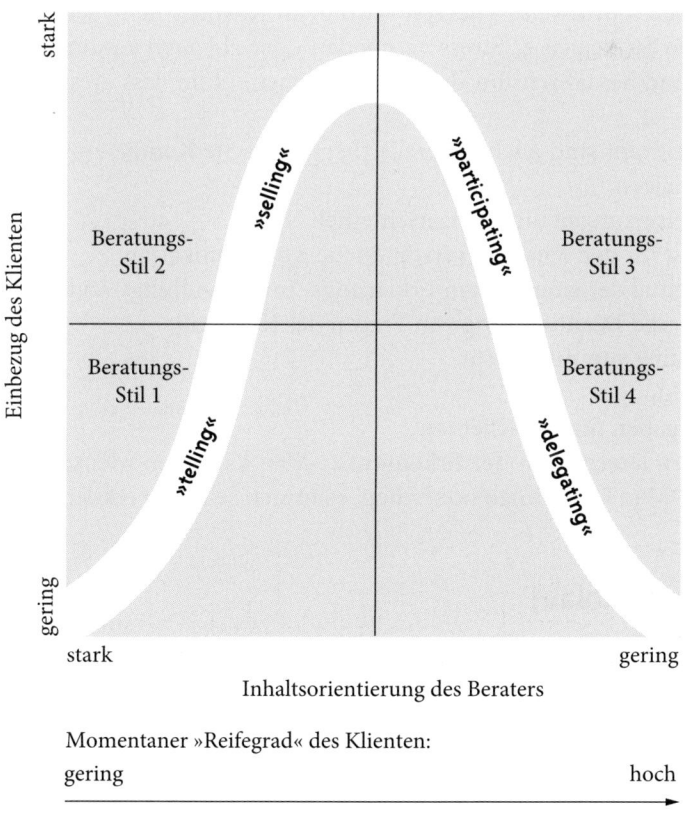

Abbildung 5.1 Situatives Beraten (nach dem Modell von Hersey et al., 2007)

Telling. Ein geringer Reifegrad des Klienten ist charakterisiert durch Rückzug, Ausweichen oder Angriff (vgl. Modell von Noer, 1998). In diesem Falle übernimmt der Therapeut aktiv die Verantwortung für den Lernprozess (Beratungsstil 1). Er gibt notwendige Verhaltensweisen vor und überprüft deren Befolgung (»telling«). Die Verantwortung für die Entwicklung bleibt in dieser Phase mehrheitlich beim Therapeuten.

Selling. Sind Ansätze des Klienten zur Kooperation vorhanden, kommt Beratungsstil 2 (»selling«) zum Einsatz. Der Therapeut bezieht den Klienten ein, verlangt seine Vorschläge, fördert sein Commitment zum Therapieplan und zu den einzelnen Maßnahmen.

Participating. Bei recht hohem Reifegrad des Klienten tauscht sich der Therapeut mit dem Klienten aus (»participating«). Sie erarbeiten und überprüfen gemeinsam Lösungen, die Verantwortung für das Lernen ist geteilt.

Delegating. Zielfeld der Therapie ist der Beratungsstil 4 (»delegating«). Der Klient übernimmt den großen Teil der Verantwortung für sein Lernen und seine Entwicklung. Die Rolle des Therapeuten ist die des aufmerksamen, meist fragenden Begleiters.

Durch eine schrittweise Therapie wird beim Klienten Reife gefördert. Er lernt, mit welchen Strategien er Stress vermeiden oder abbauen kann und welche Instrumente und Verfahren ihn dabei unterstützen, ohne dass er auf fremde Hilfe angewiesen ist.

Erfolgsrelevant sind auch generelle therapeutische Kompetenzen, die sich wie folgt ausdrücken:

▶ klare Zielsetzungen und Zielgerichtetheit
▶ klare und für den Klienten verständliche Kommunikation
▶ Offenlegung der eingesetzten Erklärungs- und Handlungsmodelle
▶ Fördern und Beantwortung von Fragen des Klienten
▶ Vermittlung von Zuversicht
▶ Rückmeldungen
▶ Hausaufgaben für den Klienten
▶ entdecken lassen nach der Erkenntnis: »Man kann den Menschen nichts beibringen. Man kann ihnen nur helfen, es in sich selbst zu entdecken.« (Galilei)

5.3 Therapieablauf

Die wichtigsten Therapieansätze werden im Teil II detaillierter zusammen mit möglichen Instrumenten dargestellt.

Einstieg. Der Einstieg in einen Therapieprozess besteht in der Vereinbarung gemeinsamer Ziele, Vorgehensweisen, Regeln zwischen dem Klienten und dem Therapeuten (»therapeutischer Arbeitsvertrag«).

Analyse. Die Erfassung der auslösenden Stresssymptome liefert uns die Basis für Zielsetzung, Strategien und Lösungsansätze. In der therapeutischen Praxis läuft dieser Prozess allerdings nicht immer linear ab. Der Therapeut steigt häufig auch bei vorgefassten Hypothesen oder missglückten Bewältigungsversuchen ein und findet von dort den Weg zurück zu den eigentlichen Stressursachen.

Zielsetzung. Gemeinsam vereinbarte Zielsetzungen bilden die notwendige Grundlage für stressvermeidende und -abbauende Strategien und Maßnahmen. Eine einmal vereinbarte und anschließend immer wieder überprüfte Zielvereinbarung sichert für den Klienten und den Therapeuten die Orientierung.

Wahl der einzusetzenden Strategien. Aufgrund der Analyse und der Zielsetzung ergeben sich erste umzusetzende Strategien. Dabei ist zu beachten, dass die für den Klienten im Vordergrund stehenden Ziele angegangen werden, was häufig eine wiederholte Überprüfung der vereinbarten Zielsetzung erfordert.

Maßnahmen. Eine vereinbarte Strategie ermöglicht die Definition und Planung konkreter Maßnahmen, die der Klient übernimmt und realisiert. Im nächsten Schritt wird der entsprechende Erfolg überprüft.

Sitzungssequenz

In einem Erstgespräch wird eine minimale Anzahl von Sitzungen festgelegt. In den einzelnen Sitzungen werden folgende Punkte bearbeitet:

► Ist-Zustand
► Fokus der heutigen Sitzung
► Festlegung/Überprüfung der Ziele
► Erarbeitung von Strategien und Maßnahmen
► Hausaufgaben, die der Klient bis zur nächsten Sitzung erledigt

5.4 Umgang mit defensiven Klienten

In Sitzungen mit Stresspatienten trifft der Therapeut häufig auf Widerstand, wenn es darum geht, neue Sichtweisen zu erarbeiten. Die wichtigsten Gründe dafür wurden in Abschnitt 1.4 erläutert. Grundsätzlich gelten auch hier die Regeln jedes therapeutischen Gesprächs. Die folgende Tabelle gibt einen Überblick über mögliche Verhaltensweisen des Therapeuten.

Tabelle 5.1 Mögliche Reaktionsweisen des Therapeuten gegenüber abwehrenden Klienten

Verhalten des Therapeuten	Beispiel für Aussagen des Therapeuten
► Bei nonverbal signalisiertem Widerstand den Klienten zur Verbalisierung einladen	»Ich habe den Eindruck, dass Ihnen etwas nicht passt. Können Sie das formulieren?«
► Zuhören	Schweigen, annehmende Haltung
► Nachfragen	»Können Sie mir den Punkt X noch etwas genauer erläutern?«

Verhalten des Therapeuten	Beispiel für Aussagen des Therapeuten
▶ Zusammenfassen	»Sehe ich das richtig: Sie denken, dass Sie mit Ihrem Problem allein zurechtkommen?«
▶ Angebot	»Darf ich Ihnen erläutern, warum ich das nicht so sehe? Wir können anschließend unsere Standpunkte besprechen.«
▶ Bei Akzeptanz des Angebots: Standpunkt darlegen	»Meine Bedenken sind, dass …«
▶ Bei Nicht-Akzeptanz des Angebots: Ebene wechseln, evtl. auf nächste Sitzung vertagen (auf keinen Fall Druck ausüben)	»Dann schlage ich vor, dass wir das für den Moment beiseite legen. Bis in einer Woche denken wir beide nochmals über die Sache nach.«

**Teil II
Therapie und Beratung**

6 Stressprävention und Stressabbau in der Praxis

Stressabbau und Stressprävention sind erreichbar durch eine Wiederherstellung bzw. Sicherung des Gleichgewichts zwischen Belastung und verfügbaren Ressourcen zur Bewältigung dieser Belastung. Um diese Balance zu erreichen, können grundsätzlich vier verschiedene Ansätze (in der Therapie und Beratung) verfolgt werden:

▶ eine objektive Veränderung der Belastung, z. B. durch quantitative oder qualitative Anpassung der Aufgabenstellung an die Fähigkeiten des Individuums,
▶ eine Veränderung der subjektiven Wahrnehmung der Belastung, z. B. durch »Reframing« (Die stressbetroffene Person lernt, Anforderungen neu zu formulieren und zu interpretieren, sodass sie ihrem Potenzial besser entsprechen.),
▶ ein Ausbau der verfügbaren persönlichen Ressourcen und Fähigkeiten, z. B. durch optimiertes Selbstmanagement oder Entwicklung neuer Bewältigungstechniken,
▶ ein alternativer Einsatz von persönlichen Ressourcen, z. B. eine optimierte Nutzung der Zeit.

Die Wahl einer erfolgreichen Bewältigungsstrategie ist höchst individuell. Sie hängt ab von den Resultaten der Analyse und von der Akzeptanz durch den Klienten. Das »Gießkannenprinzip« leistet keinen Beitrag zur erfolgreichen Stressbewältigung.

In diesem Teil werden erprobte Stresspräventions- und Stressabbaustrategien dargestellt. Auf die entsprechenden Instrumente (Checklisten, Anleitungen, Fragebogen) wird im Text verwiesen. Die Instrumente sind im Anhang aufgelistet und online abrufbar.

6.1 Therapeutischer Ablauf: Basis-Schritte

Erfolgreiches Vorgehen in Stressprävention und Stressabbau beinhaltet die folgenden Schritte (s. auch Abb. 6.1):

▶ einen therapeutischen Arbeitsvertrag abschließen,
▶ Informationen über den therapeutischen Prozess vermitteln,
▶ Stresssignale erfassen,
▶ Stressursachen klären,
▶ Veränderungsziele festlegen,
▶ Veränderungsstrategien definieren,
▶ Maßnahmen planen,

- ▶ Maßnahmen umsetzen,
- ▶ Umsetzung kontrollieren,
- ▶ Erfolg überprüfen,
- ▶ den resultierenden Zustand stabilisieren oder Ablauf neu definieren.

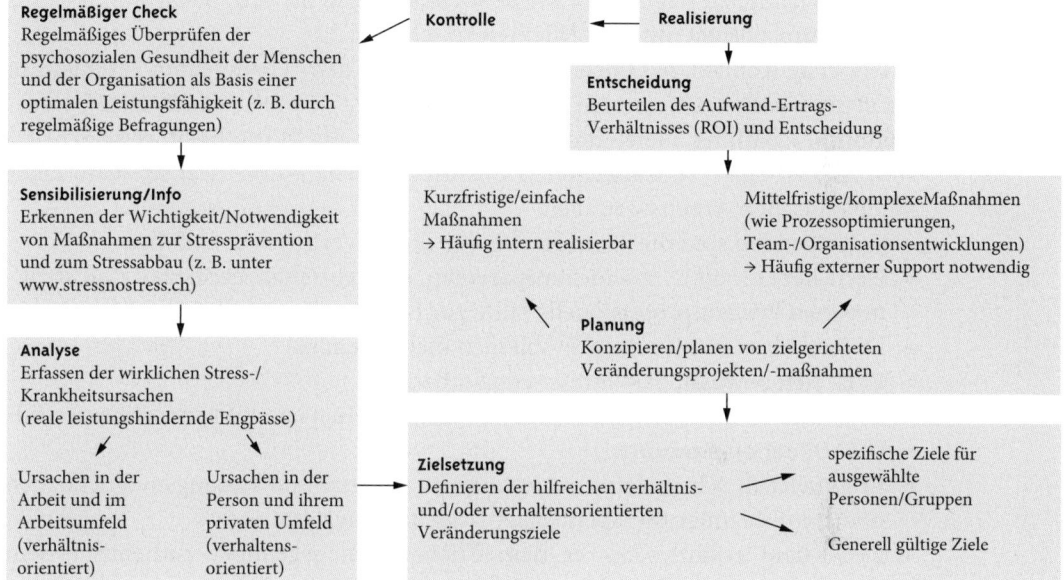

Abbildung 6.1 Schritte des Präventions-/Abbauprozesses

In der Praxis ist häufig zu beobachten, dass der Analyse und der Zielsetzung als Grundlage für weiteres Vorgehen im komplexen Stressprozess nicht genügend Raum und Zeit eingeräumt werden. Sowohl der Klient als auch der Therapeut wollen rasch zu greifbaren Ergebnissen kommen. Scheinbar offensichtliche Stress-signale und -ursachen werden dabei oft nicht wahrgenommen und nicht genü-gend hinterfragt. Die Lösung eines Problems setzt voraus, dass man das Problem genau erkannt hat. Es besteht sonst die Gefahr, dass mit großer Kraftanstrengung die »falschen« Probleme angegangen werden.

Im Folgenden werden die therapeutischen Schritte als »Basisprozesse« kurz skizziert. Bei der Darstellung der einzelnen Interventionen werden die eingesetz-ten Strategien und Maßnahmen detaillierter beschrieben.

6.1.1 Einstieg: Der therapeutische Arbeitsvertrag

Viele Klienten leiden bereits geraume Zeit unter ihrem stressigen Alltag und haben möglicherweise schon verschiedene erfolglose Versuche der Stressbewälti-gung unternommen. Anstatt eine Verbesserung zu erzielen, berichten sie davon, dass sich der Stress in immer mehr Lebensbereiche ausweitet bzw. häufiger auftritt. Dennoch scheuen stressbetroffene Menschen häufig therapeutische Unterstützung. Sie haben Angst, ihre Selbstständigkeit, Unabhängigkeit und ihr »Ich-habe-alles-im-Griff«-Image zu verlieren. Beratung in Anspruch zu nehmen ist für viele ein unerwünschtes Zeichen von Schwäche. Es ist für den Therapeuten deshalb wichtig, zu Beginn des Prozesses eine möglichst vetrauensvolle Basis für die Zusammenarbeit mit dem Klienten zu schaffen.

Der erste Kontakt zwischen dem Klienten und dem Therapeuten geschieht in Form eines halbstrukturierten Gesprächs. Es dient einerseits einer ersten Informationsbeschaffung, bietet andererseits aber auch die Möglichkeit, erste Schritte zum Aufbau eines Vertrauensverhältnisses zu machen, und zwar in Form eines therapeutischen Arbeitsvertrages.

Im Folgenden sind die zentralen Punkte dieses Vertrages aufgeführt:
▶ Der Klient erhält in einem transparenten, d. h. gezielten, geplanten und strukturierten Prozess professionelle Hilfe zur Bewältigung seiner Stressprobleme.
▶ Er weiß, dass er mit seinen Problemen nicht allein ist.
▶ Er ist sich bewusst, dass Stress reduzierbar ist.
▶ Er weiß, was unter schädlichem Stress zu verstehen ist und kann seine persönliche Situation einordnen.
▶ Er entwickelt schrittweise neue Wahrnehmungen und Lösungsmöglichkeiten und kann sie unter therapeutischer Begleitung austesten.
▶ Der Klient erfährt, dass er dem Therapeuten gegenüber authentisch sein kann.
▶ Gesprächsinhalte und Lösungsvorschläge passen in die persönliche Wirklichkeit des Klienten und des Therapeuten.
▶ Der Klient kennt die Schritte des therapeutischen Prozesses.
▶ Der Erfolg der therapeutischen Schritte wird laufend überprüft. Die folgenden Schritte werden entsprechend gestaltet.
▶ Feedback in beide Richtungen wird ernst genommen.

Gleichzeitig setzt ein therapeutischer Arbeitsvertrag aber auch voraus,
▶ dass der Klient grundsätzlich für das therapeutische Angebot offen ist und
▶ dass er seinen Stress mindestens ansatzweise als ein Defizit erlebt, das er nicht mit seinem Selbstbild vereinbaren kann (vom Klienten wahrgenommene Inkongruenz).

Solange die erste Voraussetzung nicht erfüllt ist, muss der Therapeut die Experimentierbereitschaft des Klienten fördern. Um zu überprüfen, ob die zweite Voraussetzung gewährleistet ist, lohnt es sich, danach zu fragen, warum der Klient den Therapeuten oder Berater aufsucht. Wenn er ausschließlich auf Wunsch eines Vorgesetzten oder Freundes kommt, muss der Therapeut in Erfahrung bringen, was das für den Klienten bedeutet.

Die zentralen Punkte des Arbeitsvertrags werden in ein Erstgespräch integriert, das gleichzeitig auch einer ersten Exploration der Situation des Klienten dient.

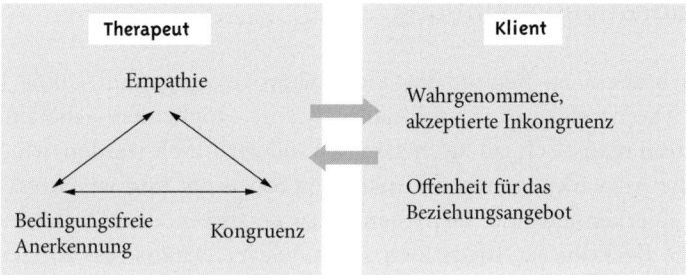

Abbildung 6.2 Therapeutische Beziehung

Th: Sie sind auf Initiative Ihrer Vorgesetzten Frau M. zu mir gekommen. Erleben Sie eine solche Situation zum ersten Mal?

K: Ja, schon.

Th: Mit welchen Gefühlen sitzen Sie dann hier?

K: Eigentlich denke ich, dass ich das gar nicht brauche.

Th: Okay, das sind Ihre Gedanken. Mich würde aber interessieren, welches Ihre Gefühle sind.

K: Ich fühle mich unsicher, unbehaglich.

Th: Können Sie mir Gründe dafür sagen?

K: Ich weiß ja nicht, was auf mich zukommt. Und zudem bin ich schließlich nicht krank, sondern einfach in ein kleines Wellental hineingerutscht. Das wird sich aber von alleine ergeben.

Th: Und was bedeutet das jetzt für Sie?

K: Ich lasse das mal auf mich zukommen. Man kann immer etwas lernen. (*Der Klient ist offen für eine therapeutische Beziehung, akzeptiert aber seine Inkongruenz kaum.*)

Th: Gut. Dann möchte ich Sie über einige Grundsätze unserer Zusammenarbeit informieren. Anschließend sagen Sie mir, was Sie davon halten.

K: Okay.

Th: *Nennt die zentralen Punkte der gemeinsamen therapeutischen Arbeit (»Therapeutischer Arbeitsvertrag«) und erläutert die einzelnen Punkte. Beobachtet den Klienten und fragt bei Signalen von Unsicherheit oder Ablehnung nach.*

Die Vereinbarung eines therapeutischen Arbeitsvertrags ist ein unerlässlicher Garant für den konstruktiven Verlauf des Therapieprozesses und muss immer wieder überprüft und gesichert werden.

Je mehr der Klient den Therapeuten als echt und empathisch wahrnimmt und ihn als solchen akzeptiert, desto mehr wird er sich von einem statischen, gefühlsarmen, unpersönlichen Zustand psychischer Funktionen auf einen Zustand zubewegen, der durch ein fließendes, veränderliches, akzeptierendes Erleben differenzierter persönlicher Gefühle gekennzeichnet ist (Rogers, 2007).

6.1.2 Informationsvermittlung

Der Klient braucht zu Beginn des Therapieprozesses grundlegende Informationen zum Thema »Stress«. Er soll dadurch eine Möglichkeit erhalten, sich und seine Situation realistisch einzuschätzen. Es soll vermittelt werden, wie Stress entsteht, welche Auswirkungen und Funktionen Stress hat und wie Stresssymptome überhaupt zu erkennen sind. Der Klient muss verstehen, dass Stress eine normale menschliche Reaktion ist, die jedoch als intensiver Dauerstress zu Gesundheitsschädigung führt. Er soll aber auch erkennen, dass stressbedingte Störungen grundsätzlich therapierbar sind und langfristig mit den richtigen Strategien vermieden werden können.

Stressverlauf. Stress ist an sich eine normale Reaktion des Menschen auf eine echte oder subjektiv empfundene Bedrohung. Der Mensch fühlt sich mit Anforderungen konfrontiert, denen er sich nicht gewachsen fühlt. Die Balance zwischen Belastung und verfügbaren Ressourcen ist gestört. In diesem Falle stellt der menschliche Organismus zusätzliche Energien bereit, um mit Kampf oder Flucht auf die Bedrohung reagieren zu können. Menschen laufen jedoch Gefahr, das durch eine wirkliche oder scheinbare Bedrohung erhöhte Stress-Energiepotenzial nicht für konstruktive Problemlösungen zu nutzen und damit zu einer echten Bewältigung der Bedrohung zu machen. Stattdessen werden folgende dysfunktionale Strategien verfolgt, um mit der Stresssituation fertig zu werden:
► Machtdemonstration
► Drohung
► Machtmissbrauch
► Intrigen
► Unterdrückung
► Flucht in die Betäubung durch Alkohol und Drogen
► Sozialer Rückzug
► Verleugnung der Bedrohung
Dies geschieht vor allem dann, wenn die subjektive Wahrnehmung einer Bedrohung wiederholt auftritt oder permanent eine Stressauslösung produziert.

In diesem Falle hat der Stressprozess seine ursprüngliche, konstruktive Funktion verloren, macht krank und zerstört letztlich den Menschen und seine Beziehungen.

Stresssignale. Der Mensch erlebt Signale einer erhöhten Aktionsbereitschaft gegen die Bedrohung in Form von physischen, psychischen und geistigen Signalen. Der Therapeut weist hier darauf hin, dass im Laufe der Therapie die spezifischen Signale des Klienten erfasst werden, um adäquat darauf reagieren zu können.

Maßnahmen. Dauerstress lässt sich in den meisten Fällen vermeiden oder abbauen. Bedingungen dafür sind, dass krankmachender Stress möglichst früh erkannt wird und dass die Bereitschaft der stressbetroffenen Person und die seines Umfeldes, energieeffizienter mit Stress umzugehen, vorhanden sind.

6.1.3 Stresssignale erfassen

Die akut auftretenden physischen und psychischen Beschwerden sind wichtige Stressindikatoren. Sie geben Hinweise auf die Stressintensität und die Stressursachen. Die Erfassung dieser Stresssignale geschieht üblicherweise in drei Phasen:
(1) Nennung der Beschwerden im Erstgespräch
(2) Selbsteinschätzung durch den Klienten
(3) gemeinsame Überprüfung der Selbsteinschätzung des Klienten mit dem Therapeuten

Das Erstgespräch. Der Klient berichtet frei über seine Situation und nennt Stresssignale, die er selbst resp. seine Umwelt wahrnimmt. Der Therapeut hört zu und fragt nach.

Th: Nehmen Sie selber bei sich Stresssignale wahr? Welche sind das? Wie häufig und intensiv erleben Sie die Störungen?

K: *Wenn der Klient Signale nennt, kann der Therapeut sie im nächsten Schritt nochmals aufnehmen resp. absichern.*
Wenn keine Signale genannt werden:

Th: Nimmt Ihre Umwelt Signale wahr? Welche sind das? Wie häufig und intensiv?

Selbsteinschätzung durch den Klienten. Der Klient füllt die Checkliste »Stresssignale« aus, in der nach der Häufigkeit des Auftretens von physischen, psychischen, geistigen und verhaltensorientierten Stresssignalen innerhalb der letzten 3 Monate gefragt wird (s. Arbeitsblatt 2). Vorzugsweise macht er diese Arbeit zu Hause zwischen der ersten und der zweiten Sitzung. Damit soll dem Klienten genügend Zeit zur Verfügung stehen, seine Stresssituation genau zu überdenken und einzuschätzen.

AB
2

Priorisierung und Überprüfung. Der Therapeut geht zusammen mit dem Klienten die ausgefüllte Checkliste durch und sucht eine Priorisierung der als relevant genannten Stresssignale. Er überprüft gemeinsam mit dem Klienten dessen schriftliche Einschätzung, hinterfragt die Signale und verlangt präzise Beschreibungen.

Im folgenden Beispiel dient der Dialog der Absicherung von prioritären Signalen als Basis für die Ursachenanalyse.

Th: In der Checkliste geben Sie generell Müdigkeit, Lustlosigkeit bei der Arbeit und Niedergeschlagenheit als Stresssignale an. Hängen für Sie diese Signale irgendwie zusammen?

K: Ja, ich glaube schon.

Th: Und wie?

K: Ich glaube, mich bedrückt einfach eine allgemeine Niedergeschlagenheit. Ich habe zu nichts mehr Lust. Ich denke, die Müdigkeit ist eher eine Folge davon.

Th: Wie zeigt sich denn Ihre Niedergeschlagenheit konkret?

K: Ich fühle mich schon am Morgen beim Aufstehen matt und ohne jeden Antrieb.

Th: Und wie entwickelt sich dieser Zustand weiter?

K: Er verstärkt sich im Laufe des Tages.

Th: Sie kennen auch den gegenteiligen Zustand?

K: Ja, sicher.

Th: Können Sie mir den beschreiben?

K: Ich fühle mich lebendig, aufgestellt, freue mich auf den Tag.

Th: Wie lange dauert Ihr Problem denn schon?

K: Schon einige Monate.

Th: Für Sie ist die Lösung dieses Problems von zentraler Bedeutung?

K: Ja.

Der Therapeut braucht die Sicherheit, dass er von wirklich relevanten Stresssignalen ausgehen kann. Sollte sich im Laufe des Therapieprozesses zeigen, dass anderen Signalen eine bedeutendere Rolle zukommt, können diese in die Behandlung einbezogen und neu bearbeitet werden.

Im Laufe der Suche nach Stresssignalen ist es sinnvoll, Folgendes zu eruieren:

▶ Hat der Klient bereits früher entsprechende ärztliche oder psychotherapeutische Analysen erlebt?
▶ Wie häufig bzw. intensiv erlebt er die Störungen?
▶ Wie häufig erlebt der Klient stressfreie Phasen und wie lange dauern sie jeweils an?

Es stellt sich spätestens hier die Frage nach dem Ausmaß der Bedrohlichkeit des Stressgeschehens für den Klienten. Bei massiven und direkt gesundheitsbedrohenden Störungen ist eine ärztliche Untersuchung sinnvoll.

6.1.4 Stressursachen suchen

Sofern der Therapeut den Eindruck hat, dass der Klient eines oder mehrere seiner Stresssignale benennen kann, kann nach den möglichen Ursachen gefragt werden. Dem Therapeuten stehen hier verschiedene Möglichkeiten zur Verfügung, um die Ursachen für die Störungen zu ergründen.

Offene Fragen. Die Analyse basiert auf den vom Klienten genannten Stresssignalen und leitet ihn an, »unzensiert« nach möglichen Ursachen dafür zu suchen.

Th: Haben Sie eine Vorstellung, was zu Ihrer Niedergeschlagenheit führt?

K: Mir macht meine Arbeit immer weniger Spaß.

Th: Können Sie das noch genauer umschreiben?

K: Seit diese neue Kollegin im Team ist, werden meine Kompetenzen dauernd beschnitten. Der Chef hört nur noch auf die Neue, ich bin völlig unwichtig geworden.

Th: Sie fühlen sich also zurückgesetzt, weniger wert als früher?

K: Ja, und das wird von Woche zu Woche schlimmer.

Die Klientin konzentriert sich in diesem Beispiel auf ein berufliches Problem im Bereich Teamarbeit und Führung. Allerdings sollte überprüft werden, inwieweit die genannte Ursache allein für den Stress maßgebend ist.

Vergleiche anstellen. Der Klient wird aufgefordert, stressverursachende Situationen mit stressfreien Situationen zu vergleichen.

Th: Sie kennen ja sicher Situationen, in denen Sie sich frei von Stress fühlen, in denen es Ihnen gut geht. Können Sie mir eine solche Situation beschreiben?

K: Ja. Wenn ich allein eine Bergtour unternehme, dann ist die Welt für mich in Ordnung.

Th: Gibt es auch solche positiven Situationen im Arbeitskontext?

K: Wenn ich ein Problem lösen muss, ohne dass jemand mir reinredet.

Th: Heißt das, dass es für Sie stresserzeugend ist, wenn sich jemand in Ihren Verantwortungsbereich einmischt, Sie sich eingeengt fühlen?

K: Durchaus, besonders wenn diese Person nicht kompetent ist.

Th: Können Sie mir dafür noch andere Beispiele liefern?

Checkliste Stressursachen. Der Einsatz der Checkliste »Ursachen« (Arbeitsblatt 3) ist eine andere Möglichkeit zur Abklärung von Ursachen, die den Stressprozess beeinflussen oder mitbeeinflussen.

AB
3

Th: Sie haben hier eine Liste mit möglichen Problemursachen. Studieren Sie sie in Ruhe. Gibt es eventuell noch andere als die bereits genannten Faktoren, die zu Ihren negativen Empfindungen führen könnten?

Der Klient braucht Zeit, sich in dieser Liste zu orientieren. Er soll darauf hingewiesen werden, sowohl private als auch arbeitsbedingte Ursachen zu studieren und sich nicht zwingend auf eine Ursache zu beschränken.

Fantasiearbeit. Alternativ ist auch Fantasiearbeit möglich, in der überprüft wird, wie vollständig und treffend die bisher eruierten Ursachen sind.

Th: Stellen Sie sich vor, eine gute Fee löst das von Ihnen genannte Problem mit Kollegin und Chef von heute auf morgen: Ist dann alles in Ordnung?

K: (*zögert*) Nur teilweise.

Th: Was fehlt denn?

K: Eigentlich macht mir auch die Arbeit an sich immer weniger Spaß.

Th: Also ist es in erster Linie die Arbeit selbst, welche Ihnen keine Befriedigung mehr gibt, das Verhalten von Chef und Kollegin kommt erschwerend dazu?

Im beschriebenen Bespiel wird klar, dass dem Klienten seine monotone Arbeit eigentlich keine Freude mehr macht und er lieber eine kreative Betätigung ausüben würde. Dadurch haben seine Leistungen in der letzten Zeit nachgelassen, was auch seinem Vorgesetzten aufgefallen ist. Es handelt sich also um mindestens zwei miteinander verknüpfte Stressursachen, die in der Folge als Basis für das weitere Vorgehen angegangen werden müssen.

6.1.5 Veränderungsziele definieren

Die Wahl der Strategien und der Maßnahmen zum Stressabbau richtet sich in jedem Fall nach den erarbeiteten Signalen und Ursachen. Dazu müssen gemeinsam mit dem Klienten akzeptierte, realistische und überprüfbare Veränderungsziele definiert werden.

Th: Dann geht es also darum, durch eine Veränderung Ihrer Arbeit und Ihrer Arbeitsbeziehungen wieder Spaß und Arbeitsfreude zu erreichen?
K: Das wäre eine gute Sache.
Th: Bis wann möchten Sie so weit sein?
K: So rasch wie möglich.
Th: Können Sie ein erstes Teilziel formulieren und terminieren? Z. B.: »Ich genieße die Arbeit an der Entwicklung des Projekts X und freue mich, die Resultate des Schrittes 1 abzuliefern.«
K: Das ist machbar.
Th: Dann formulieren sie doch bitte ein solches erstes Teilziel.

Das Ziel wird gemeinsam besprochen. Die Zielsetzung muss vom Klienten und vom Therapeuten akzeptiert sein, um eine sinnvolle Basis für die Planung, Umsetzung und Erfolgskontrolle von Maßnahmen zum Stressabbau abzugeben.

Wie bereits erwähnt kann es bei diesem Prozess immer wieder dazu kommen, dass (Teil-)Ziele neu definiert oder abgeändert werden müssen. So ist die zunächst ungünstige Stressentwicklung von Herrn F. im folgenden Beispiel erklärbar.

Beispiel

Die Ehe von Herrn F. ist gefährdet. Wiederholt hat ihn seine Frau darauf aufmerksam gemacht, dass er sich kaum mehr um die Familie kümmert und sich immer mehr auf den Beruf konzentriert. Herr F. setzt sich aus eigenem Antrieb das Ziel, in Zukunft mehr Zeit der Familie zu widmen und mindestens zweimal pro Woche am Abend um 18 Uhr zu Hause zu sein. Er stellt allerdings fest, dass an den Abenden weder seine Frau noch seine Kinder ihre Zeit mit ihm verbringen wollen und scheinbar Wichtigeres zu tun haben. Sein Stresspegel steigt an.

Im Gespräch mit dem Klienten Herr F. wurde festgestellt, dass nicht die Maßnahme an sich falsch war, sondern die Analyse des Problems und die damit verbundene Zielsetzung. Der Stress von Herrn F. ist nicht primär auf die zeitlichen
Engpässe zurückzuführen, sondern auf qualitative Mängel in der Gestaltung der
Beziehungen. Das primäre Ziel muss also sein, bessere Beziehungen zu den einzelnen Familienmitgliedern aufzubauen. Einfach nur *mehr* Zeit mit der Familie zu
verbringen, reicht nicht aus, um eine Balance wieder herzustellen.

Der Therapeut muss in der Einstiegsphase immer wieder auf die Sequenz »Arbeitsvertrag – Signale – Ursachen – Ziele« zurückkommen, auch wenn der Prozess, vor allem verursacht durch die Aktivität des Klienten, nicht immer so zielgerichtet und effektiv abläuft.

6.1.6 Geeignete Strategien und Maßnahmen wählen

In der Therapie mit Stressbetroffenen geht es nie darum, eine generelle und ewig
andauernde Stressfreiheit zu erzeugen. Wann immer sich Menschen den Herausforderungen in ihrem Leben stellen, besteht die Gefahr zu scheitern und sich
überfordert zu fühlen. Konstruktive Strategien und Maßnahmen können aber zumindest helfen, langfristig unnötigen Stress zu vermeiden und/oder abzubauen.
Sowohl die Stressursachen als auch die Stressbewältigung hängen zwar von der
einzelnen Person ab, werden aber auch von ihrem Umfeld mitbestimmt. Dieser
Aspekt muss in der Behandlung berücksichtigt werden:

▶ Durch »verhaltensorientierte« Ansätze wird der Klient angeleitet, sowohl »di-
rekte« (auf sich selbst bezogene) als auch »indirekte« (auf das Umfeld bezogene) Strategien und Techniken zur Erkennung und Vermeidung und zum Abbau
von Stress zu erlernen und einzuüben.

▶ »Verhältnisorientierte« Strategien und Maßnahmen sind häufig eingebettet
in Beziehungs-, Team- und Organisationsentwicklungsprojekte, die außerhalb der Kompetenz und des Verantwortungsbereiches des einzelnen Klienten
liegen.

Die Abgrenzung zwischen verhaltens- und verhältnisorientierten Strategien und
Maßnahmen ist in der Praxis häufig schwierig. Das zeigt sich vor allem in Burn-
out-Prozessen, in denen der Klient immer mehr Arbeit auf sich nimmt. Er verpasst
aber den Zeitpunkt des »Nein-Sagens«, was durchaus in seiner Verantwortung
liegt, vor allem in der Anfangsphase des Prozesses. Andererseits verpasst auch
das Umfeld mögliche Interventionen, obschon die Stresssignale klar und deutlich sind. Stressabbaustrategien müssen hier einerseits beim Individuum ansetzen, indem es in die Lage versetzt wird, frühzeitig eine drohende Überforderung
zu erkennen und die Kraft bzw. den Mut zu entwickeln, sich gegen Überlastung
zu wehren. Andererseits sind auch Personen im Umfeld wie Vorgesetzte für die
Wahrnehmung von Stresssignalen zu sensibilisieren und auf die Verantwortung
ihren Angestellten gegenüber hinzuweisen.

Je nach Intensität und Bedrohlichkeit eines Stressprozesses kann die Intervention entweder mehr auf Stressprävention oder auf Stressabbau gerichtet sein, wobei die Grenzen fließend sind.

Prävention ist generell angebracht, wenn Stressphasen nur selten auftreten. Der Klient kann sie relativ gut verkraften oder wegstecken. Andererseits kann die Erhöhung der Stressresistenz nützlich sein und einer negativen Entwicklung vorbeugen. Das folgende Beispiel soll dies verdeutlichen.

Beispiel

Ein Klient muss im Rahmen seiner beruflichen Entwicklung vermehrt Vorträge vor größeren Fachgremien halten. Obwohl er dazu fachlich und methodisch bestens befähigt ist, erlebt er im Vorfeld der Vorträge deutliche Stresssymptome wie extreme Nervosität, Schlaflosigkeit und Übelkeit. Während und nach Beendigung des Vortrags sind diese Signale verschwunden. Allerdings macht er die Erfahrung, dass der Stress mit der Häufigkeit der Vorträge nicht ab-, sondern zunimmt.

Stressabbau ist notwendig, wenn der Klient stark und langfristig von Stress betroffen ist. Er leidet darunter, seine Lebensqualität ist beeinträchtigt. Der Stress treibt ihn in eine emotionale und physische Abwärtsspirale.

Beispiel

Herr S. ist bekannt und auch geschätzt für den Perfektionismus, mit dem er seine Fachaufgaben erledigt. Nun hat er vor sechs Monaten zusätzlich die Aufgabe der Leitung eines kleinen Teams übernommen, die er natürlich auch mit dem gleichen Perfektionsgrad erfüllen will. Seit diesem Zeitpunkt verliert seine Arbeit jedoch kontinuierlich an Effektivität. Seine fachlichen Leistungen werden schlechter, die Teameffizienz sinkt. Die physischen und psychischen Stresssignale nehmen zu und führen zu immer massiveren privaten und beruflichen Problemen. Sein Perfektionismus treibt ihn aber immer weiter an. Er verliert zunehmend die Selbstkontrolle, Feedbacks seiner Umwelt nimmt er nicht zur Kenntnis. Es droht ein Burnout-Prozess.

Herr S. steckt in einer Stressspirale. Seine Möglichkeiten, sich aus eigener Kraft daraus zu befreien, sind gering. Er braucht langfristig ausgerichtete professionelle Hilfe.

Was das methodische Vorgehen in der Therapie betrifft, so hat sich eine gute Zweierbeziehung zwischen Therapeut und Klient am erfolgversprechendsten herausgestellt. Hier ist die notwendige Herstellung eines Vertrauensverhältnisses am ehesten möglich.

Einzelne Phasen des Prozesses können allerdings auch in Gruppen gestaltet werden. Dazu zählen:

▶ Austausch allgemeiner Informationen zum Thema, Sensibilisierung
▶ erste Bestandsaufnahme (Signale und Ursachen gemäß Checklisten)
▶ Planung allgemeiner präventiver Strategien und Maßnahmen gegen Stress
▶ gezielte Arbeit an verhältnisorientierten Strategien und Maßnahmen (z. B. Optimierungen in einer Abteilung)

Bei der Wahl der Strategien und Maßnahmen müssen die individuellen Möglichkeiten und Stärken des Klienten berücksichtigt werden. Maßnahmen müssen den Klienten fordern, dürfen ihn aber nicht *über*fordern.

6.1.7 Das Umsetzen der vereinbarten Interventionen

Der Klient muss in der Umsetzung der gewählten Strategien und Maßnahmen angeleitet werden, seine Energien zu konzentrieren und weiterzuentwickeln. Maßnahmen zur Stressprävention und zum Stressabbau müssen zielgerichtet und konsequent ergriffen werden und erfordern meist Geduld und Ausdauer, bis sie die gewünschte Wirkung zeigen. Der Klient überprüft seinen Umsetzungsprozess laufend durch Selbstbeobachtung. Je nach Situation stellt der Therapeut dazu Hilfen in Form von Aufgabenstellungen, Checklisten oder Fragekatalogen zur Verfügung.

6.1.8 Kontrolle über die Wirksamkeit der Therapie

Der Therapeut überprüft laufend anhand der Zielformulierung den aktuellen Stand des Prozesses. Je nach Resultat können die nächsten Schritte bestimmt werden:

▶ Verstärkung/Vertiefung des beschrittenen Weges
▶ neue Analyse
▶ Überarbeitung der Zielsetzung
▶ neue Strategien und Maßnahmen

Zusätzlich unterstützt der Einsatz des Feedback-Fragebogens (Arbeitsblatt 1) die Erfassung der Erfahrungen des Klienten. Der Therapeut kann seine therapeutische Arbeit entsprechend ausrichten. Die Antworten des Klienten ermöglichen es dem Therapeuten, die nächste Sitzung entsprechend zu gestalten, beispielsweise

AB
1

▶ häufiger Ziele und Teilziele zu kontrollieren,
▶ das Verständnis des Klienten für die laufende Arbeit zu überprüfen,
▶ mehr nachzufragen und
▶ besser auf nonverbale Signale zu achten.

7 Strategien und Maßnahmen für eine erfolgreiche Stressbewältigung

In diesem Abschnitt werden mögliche Strategien und Maßnahmen zum Stressabbau beschrieben. Selbstverständlich eignen sich viele davon auch zur Stressprävention. Die Indikation zum Einsatz einer Strategie ergibt sich aus der generellen Analyse der Situation des Klienten (Basisschritte: Signale, Ursachen, Ziele). Es ist immer entscheidend, während der Planungs-, Umsetzungs- und Überprüfungsphase aufmerksam die Aktionen und Reaktionen des Klienten zu verfolgen, um das therapeutische Vorgehen gegebenenfalls anpassen oder ändern zu können. In der Erarbeitung von Diagnose, Zielsetzung, Strategien und Maßnahmen wird der Klient nicht immer freudig und konstruktiv mitarbeiten. Der Therapeut muss sich immer wieder mit Widerständen auseinandersetzen und sie mit Geduld bearbeiten.

Gezielte Methoden, um Stress abzubauen oder präventiv zu behandeln, werden nun auf den folgenden Seiten erläutert. Die beschriebenen Strategien und Maßnahmen sind flexibel einzusetzen, also je nach Kontext und Persönlichkeit des Klienten. Für Stress als ein völlig individuelles Phänomen kann es *die* geeignete Strategie nicht geben. Der Therapeut ist gefordert, mit hoher Sensibilität, einer differenzierten Diagnose und einem entsprechend vielfältigen Strategie- und Maßnahmenpaket auf die Situation des Klienten einzugehen. Deshalb sind die einzelnen Aspekte auch nicht klar voneinander abgrenzbar, sondern überlappen sich. So kann an einem Stressprozess nicht nur quantitative Überlastung, sondern gleichzeitig auch qualitative Überforderung beteiligt sein. Zusätzlich könnten auch noch bestimmte Antreiber (vgl. Abschn. 7.7) wirksam werden.

Der Therapeut

- ▶ klärt die spezifische Ausgangslage des Klienten sorgfältig ab,
- ▶ überprüft, welche Bewältigungsversuche der Klient schon mit welchem Erfolg unternommen hat,
- ▶ vereinbart gemeinsam mit dem Klienten ein Therapieziel und nach Bedarf ein entsprechendes erstes Teilziel,
- ▶ richtet die Wahl der zu erprobenden Strategie auf die Situation des Klienten aus,
- ▶ bleibt selbst flexibel, bereit, Strategien zu ergänzen und zu wechseln,
- ▶ fördert Flexibilität beim Klienten und
- ▶ erfasst früh genug mögliche Widerstände.

Der Organismus reagiert auf einen Stressor mit einem Spannungszustand, der pathologische, neutrale oder heilsame Auswirkungen haben kann. Der Spannungszustand ist von positiven oder negativen Affekten und physiologischer Erregung begleitet und muss bewältigt oder überwunden werden.

Bereits im frühen Lebensalter beginnt sich die Anpassungsfähigkeit des Organismus zu entwickeln. Das Kind lernt, Spannungszustände auf seine ganz eigene Art mehr oder weniger adäquat zu verarbeiten. Die Entwicklungsaufgaben, mit denen jeder Mensch konfrontiert wird, sorgen schon in der Kindheit für stressreiche, belastende Umstände, die nicht vermieden, sondern vom Kind bewältigt bzw. gelöst werden müssen. Eine solche Notwendigkeit besteht für jeden Menschen bis zum Eintritt seines Todes.

Die Individuen unterscheiden sich darin, wie effizient sie derartige Spannungszustände bewältigen. Wichtig ist, *wie* der Klient mit belastenden Situationen und körperlichen Spannungszuständen umgeht. Bei schlechter Spannungsbewältigung kann ein krankmachendes Stresssyndrom entstehen. Eine positive Stressbewältigung hat dagegen einen gesundheitsfördernden Effekt.

Zur Klärung der Umstände einer adäquaten Spannungsbewältigung klärt der Therapeut die verfügbaren Ressourcen des Klienten und fördert und entwickelt sie nach Bedarf.

7.1 Positive Grundeinstellung fördern durch Reframing

 Der Klient verändert seine negative Wahrnehmung, indem er sie in einen neuen Rahmen stellt. Es gelingt ihm, Belastung oder Bedrohung in positive Herausforderung umzudeuten.

Innere Ressourcen wie etwa eine positive Grundeinstellung oder Optimismus sind häufig bereits in der frühen Entwicklung erworbene Persönlichkeitsmerkmale, die je nach Ausmaß balancefördernd oder (bei einem Defizit) -hindernd wirken. Die Umformung von stressverursachendem Pessimismus in Optimismus ist nicht einfach das Resultat eines kognitiv geleiteten Willensaktes. Die Einsicht in den Nutzen einer Veränderung beim Klienten ist zwar eine notwendige Voraussetzung, reicht aber für eine Veränderung allein nicht aus. Ratschläge wie »Sieh das doch nicht so schwarz!« oder »Das wird schon gut!« können zwar je nach Qualität der Beziehung kurzfristig eine Veränderung der Wahrnehmungsqualität des Klienten bewirken. Mittel- und langfristig besteht aber die Gefahr, dass sich die negative Einstellung verstärkt oder chronifiziert.

Der Therapeut ist gefordert, eine positive Veränderung in kleinen Schritten anzuleiten und zu begleiten. Dabei muss er die negative Wahrnehmung des Klienten als Ausgangslage annehmen und mittels »Reframing« vorsichtig verändern.

Beim Reframing wird ein Problem, ein Ereignis oder eine Verhaltensweise aus dem bestehenden Bezugsrahmen genommen und in einen neuen gesetzt. Dies bedeutet, dass der Klient seine gewohnte Wahrnehmungsperspektive verlassen muss, um einen anderen Blickwinkel einzunehmen. Dadurch entsteht eine neue Sichtweise auf das Geschehen und eine neue Wirklichkeitsauffassung. Dies schafft die Möglichkeit einer Verhaltensänderung.

Alle Erfahrungen im menschlichen Leben ergeben nur einen Sinn, wenn man den Rahmen, also den Kontext, in dem etwas geschieht, hinzuzieht. Eine isolierte Betrachtung des menschlichen Verhaltens ist nicht sinnvoll oder gar unmöglich. Das Verhalten bleibt unerklärlich, wenn es nicht innerhalb einer bestimmten Umwelt betrachtet und analysiert wird.

Grundlegend für das Reframing ist daher eine Trennung von Funktion und Verhalten. Die Art und Weise, *wie* sich jemand verhält, erklärt noch nicht die Funktion, die dieses Verhalten im System (vor allem in den Beziehungen) hat. Was jemand tut oder sagt, ist nur die Oberfläche des Verhaltens. Hinter dieser Oberfläche steckt immer ein Sinn, mag er auch dem Beteiligten unbewusst sein und vom Beobachter erst entdeckt werden müssen. Eine der wichtigsten Aufgaben in Therapie und Beratung ist es, diesen Sinn aufzudecken und zu ergründen. Dabei dürfen den Betroffenen keine Sinnerklärungen aufgedrängt werden. Alle Deutungen müssen auf den Klienten und seine jeweilige Situation passen.

Die Feststellung vorhandener Ressourcen des Klienten kann zusätzlich zu den üblichen Abklärungen in der Einstiegsphase präzisiert werden mithilfe des Fragebogens »Grundeinstellungen« (Arbeitsblatt 4). Der Klient füllt den Bogen vor einer Sitzung aus (ohne Auswertung). Der Therapeut nimmt zusammen mit dem Klienten die Auswertung vor und definiert die Stärke oder den Erfüllungsgrad der Grundeinstellungen. Anschließend werden erkannte »Defizite« aufgenommen und hinterfragt.

AB
4

Th: Ihre Antworten weisen darauf hin, dass Sie die Welt häufig pessimistisch sehen. Dem Optimismus geben Sie eher wenig Raum.

K: Ich bin schon skeptisch, was die Schönfärberei mancher Menschen betrifft.

Th: Können Sie mir dafür ein Beispiel geben?

K: Nehmen wir meinen Vorgesetzten. Der schwatzt die ganze Zeit davon, wie wichtig Teamwork ist. Aber kaum gibt es ein Problem, lässt er uns hängen, anstatt sich vor das Team zu stellen und es zu unterstützen.

Th: Sie sehen das also nicht als Einzelfall, sondern denken grundsätzlich, dass Werte wie Teamfähigkeit oder Solidarität nur vorgeschoben sind und nicht ernst genommen werden?

K: Genau. Und das ist nicht nur in der Arbeit so. Die ganze Gesellschaft leidet darunter.

Th: Und Sie sehen das als unausweichlich, belasten sich selbst dadurch und leiden auch darunter.

K: Ja.

Th: Wie häufig erleben Sie Ihre düsteren Gedanken und Gefühle an einem Tag, einer Woche, einem Monat?

K: Praktisch mehrmals täglich.

Th: Gibt es auch Erfahrungen, die in Ihnen Optimismus erzeugen?

K: Ja, wenn ich mich mit meinen Kindern beschäftige und sehe, wie sie sich entwickeln.

Th: Schön. Das meine ich mit Optimismus. Sie könnten ja auch pessimistische Gefühle und Gedanken entwickeln, wenn Sie sich die Zukunft Ihrer Kinder vorstellen.

Der Klient gibt mit seinem positiven Erlebnis ein Muster vor, das als Maßstab für eine Zielvereinbarung dienen kann.

Th: Sind wir uns in diesem Punkt einig: Wenn es Ihnen in den nächsten Wochen gelingt, täglich mindestens einmal optimistische Gefühle und Gedanken zu erleben, so wie das im Kontakt mit Ihren Kindern geschieht, könnte Ihre Belastung zurückgehen?
K: Mmhh… *(macht ein ernstes Gesicht)*
Th: Ist dieses Ziel für Sie zu hoch gesteckt?
K: Ich könnte es versuchen. Aber wie?
Th: Daran sollten wir jetzt arbeiten.

Der Klient kann und soll nicht gleich sein ganzes Leben ändern. Der Therapeut kann ihm aber dabei helfen, bestimmte Erfahrungen neu bzw. anders zu deuten (»Reframing«), sodass er zumindest teilweise die Ebene des absoluten Pessimismus verlassen kann.

Th: Die Bedeutung, die wir einer Wahrnehmung geben, ist unsere freie Entscheidung. Sie erleben das Verhalten Ihres Vorgesetzten als teamfeindlich. Könnte es nicht auch eine andere Erklärung dafür geben?
K: Zum Beispiel?
Th: Das ist nur meine Fantasie, ich kenne Ihren Vorgesetzten ja nicht. Aber könnte er nicht im Problemfall überfordert sein, Angst haben, nicht wissend, wie er die Situation bewältigen kann?
K: Warum sagt er das dann nicht?
Th: Vielleicht hat er gelernt, in einer solchen Situation mit Rückzug zu reagieren.
K: Schon möglich.
Th: Können Sie sich vorstellen, mit Ihrem Vorgesetzten produktivere Bewältigungsmöglichkeiten für solche Situationen zu erarbeiten?
K: Einen Versuch wäre das schon wert.

Der Therapeut stellt dem Klienten die folgenden »Hausaufgaben«:
► Er soll Situationen registrieren, denen er mit Pessimismus begegnet, und sich dazu Notizen machen (Was passiert? Wann? Wo? Wie reagiere ich darauf?).
► Möglichkeiten eines »Reframings«: Welche Möglichkeiten gäbe es, den Situationen optimistisch zu begegnen? Welche Umdeutungen müsste der Klient dazu vornehmen?
► Welche Verhaltensweisen muss der Klient ändern? Wie schafft er das?

In der nächsten Sitzung werden die Notizen und Gedanken des Klienten überprüft. Seine Reframing-Ideen werden kritisch hinterfragt, ausgebaut und ergänzt. Rollenspiele können hier eine gute Möglichkeit sein, Reframing und verändertes Verhalten auszutesten und einzuüben.

Th: Ich übernehme mal die Rolle Ihres Vorgesetzten. Sie sehen ein, dass er nicht weiß, wie er sich unter Druck Ihnen und dem Team gegenüber verhalten soll, und sein Ausweichen nur eine Scheinlösung ist. Können Sie den letzten konkreten Fall aufnehmen und mit mir ein anschließendes Gespräch führen?
K: Okay.

Diese Übung soll dem Klienten helfen, Sicherheit zu gewinnen in der Umsetzung des Reframing-Gedankens. Der Einsatz eines Tonband- oder Video-Gerätes kann durchaus nützlich sein, aktives Lernen des Klienten zu fördern.

In diesem Zusammenhang sei darauf hingewiesen, dass Menschen manchmal nicht auf »ihren« Stress verzichten wollen. Sie haben sich an ihn gewöhnt, er gehört zu ihrem Leben, ist beinahe zur »zweiten Haut« geworden. Innere Mahnstimmen argumentieren, dass das Leben halt so sei. So bleiben Menschen in der Vergangenheit verankert, stressige Gewohnheiten werden zu »Naturgesetzen« erklärt. In »Verankerungssituationen« flüchten sich Menschen in irreale Hoffnungen und Fantasien:

▶ »Im Moment ist es nicht so gut, aber es wird schon wieder werden.«
▶ »Ich werde das in Zukunft wirklich mehr beachten.«
▶ »Mit etwas Geduld wird die Wende kommen.«

Manchmal glauben Menschen sogar, Stress gehöre zu einem guten Image dazu. Wer viel zu tun und zu bewältigen hat, der ist bedeutend. Wer viel leidet, erhält Zuwendung und Respekt. Stress kann auch als Ausrede oder Entschuldigung für bestimmte Verhaltensweisen dienen.

Für den Therapeuten heißt das, dass er immer wieder konfrontiert ist mit »Stress-Verankerungen«, die den Lernerfolg des Klienten massiv behindern. Im obigen Fall könnte das eine mindestens halb unbewusste Annahme sein, dass Führungskräfte generell egoistisch und nicht teamfähig sind. Eine solche Verankerung blockiert natürlich den Lernprozess.

Folgende Maßnahmen sollten zur Sicherung erfolgreicher Lernprozesse wesentlicher Bestandteil der Therapie sein:

▶ ein gutes »Fachwissen« des Klienten zum Thema Stress (vor allem ein optimales »Begriffswissen« zu Aspekten wie Stressentstehung, -ursachen, -verläufe, -strategien) durch entsprechende Informationen sicherstellen
▶ Bezug auf die Situation und Erfahrungswelt des Klienten nehmen (»den Klienten da abholen, wo er steht«)
▶ zu einer Reflexion über Erfolg und Misserfolg von Strategien und Maßnahmen anleiten

► Anreize für Lernprozesse sicherstellen
► genügend Zeit für Veränderungen einplanen, einzelne Prozessschritte wiederholen

Der Einsatz des Fragebogens »Verankerung« (Arbeitsblatt 7) gibt dem Therapeuten eine Möglichkeit, die spezifischen Blockademotive des Klienten zu erfassen und gezielt zu bearbeiten.

AB
7

7.2 Den Problemen auf den Grund gehen

 Der Klient erkennt durch Einsicht in die wahren Stressursachen alternative Möglichkeiten zur Stressbewältigung und zur generellen Lebensgestaltung

Man kann es als banale Erkenntnis abtun, dass der Mensch durch anspruchsvolle Aufgaben seine Fähigkeiten trainiert und lernt, mit Herausforderungen konstruktiv umzugehen. Zugleich kann man es als Grundauftrag jeder Therapie und jedes Coachings ansehen, dem Klienten zu helfen, auch in stressreichen und schwierigen Situationen sinnvolle Entscheidungen zu treffen und entsprechend zu handeln. Dieses Helfen beinhaltet eine sensible »Einstimmung« auf den jeweiligen Klienten. Es ist letztlich nur individuell zu definieren, was für einen Menschen übermäßig stressend und schließlich krankmachend sein kann. Natürlich erweist es sich als hilfreich, Relationen herzustellen und das persönliche Leiden mit dem Leiden anderer zu vergleichen. Aber der eigentliche Bezugsrahmen sollte immer die konkrete Welt des Klienten sein: Wie geht er als Individuum mit der Realität um? Wie ist er zu seinen Einstellungen seiner Umwelt gegenüber gekommen? Was nimmt er überhaupt als Realität wahr?

Der Augenblick, der Menschen akut aus der Bahn wirft, kommt oft überraschend – selbst für die Betroffenen: Eine Lehrtherapeutin erlitt einen psychotischen Schub, als sie sich den Arm brach. Sie brauchte ca. zwei Jahre, um sich wieder stark genug zu fühlen, als Therapeutin zu arbeiten – eine Zeit, in der andere kaum mehr daran denken, sich einmal ihren Arm gebrochen zu haben. Die stressauslösende Begebenheit allein reicht nicht aus, um Art und Tiefe der Therapie oder der therapeutischen Intervention bestimmen zu können. Dies zu betonen ist wichtig, weil auch therapeutische Interventionen oft dem ökonomischen Prinzip untergeordnet werden: Nur so viel Aufwand wie nötig, mit dem Ziel, optimalen Nutzen zu erzielen. Viele verhaltenstherapeutische Ansätze und NLP-gestützte Interventionen funktionieren nach diesem Prinzip. Manchmal mit gutem Erfolg, manchmal, ohne dem Klienten zu jenen wichtigen Einsichten verholfen zu haben, die ihm erlauben würden, aus dem Erkennen heraus das Drehbuch seines Lebens aktiv umzuschreiben und neue Lebensentwürfe zu gestalten.

Das folgende Beispiel von Herrn F. zeigt, wie ein einzelnes Ereignis den Klienten dazu bringt, sein Leben neu zu definieren.

Herr F. war ein ehrgeiziger Schiedsrichter in der zweithöchsten Stärkeklasse seiner Sportart. Sein persönliches Ziel war der Aufstieg in die höchste Stärkeklasse, wenn möglich sogar auf internationales Niveau. Er befand sich im entscheidenden Jahr: Entweder er würde zum Ende der Saison den Aufstieg schaffen oder seine Schiedsrichterkarriere beenden. Die Inspektionsberichte ergaben einen guten, wenn auch nicht überragenden Leistungsdurchschnitt, sodass anzunehmen war, dass Herr F. seine aktive Schiedsrichtertätigkeit bald abschließen würde. Er selbst schätzte sich und seine Chancen zu diesem Zeitpunkt allerdings optimistischer ein. In der Beurteilung seiner persönlichen Wirkung bekam er oft das Feedback, kühl, manchmal sogar abweisend zu sein. Er empfand es hingegen eher als Kompliment, als unnahbar zu gelten: »Auf alle Fälle besser als kumpelhaft.« Diese Wertung deckte sich gut mit den Bestrebungen des Verbandes, die Schiedsrichterfunktion als die einzige »außerhalb des Spiels« zu definieren. Er hatte darauf zu achten, dass aus dem Spiel nie blutiger Ernst wurde und er nie Rollenträger im Drama-Dreieck wurde (vgl. Abschn. 2.6). In der psychologischen Schulung war dieser Aspekt ein Schwerpunkt.

In der zweithöchsten Stärkeklasse spielte ein Verein mit, der in seiner Region stark verwurzelt war und einen entsprechend hohen Rückhalt in der Bevölkerung genoss. Der ebenfalls ehrgeizige Präsident des Vereins war eine überregional bekannte Figur. Er steckte nicht nur viel Geld in sein »Hobby«, sondern verkündete auch immer wieder seine Vision einer Mannschaft, welche nicht nur in die höchste Stärkeklasse gehöre, sondern in wenigen Jahren an der europäischen Spitze etabliert sein solle.

Diese Ausgangslage bereitete den klassischen »Showdown« vor: Es war das entscheidende Spiel um den Aufstieg – auch zum großen Geld und der Medienpräsenz – oder um ein weiteres Jahr in der niedrigeren Liga. Herr F. leitete dieses auch für ihn entscheidende Spiel. Bereits im Vorfeld wurde er vom besagten Clubpräsidenten in den Medien als unfähig und als gegen seinen Club eingestellt abgelehnt.

Das Match verlief wie erwartet hitzig, in emotional aufgeladener Atmosphäre, und war für Herrn F. schwierig zu leiten. Er hatte mehrere heikle Entscheidungen zu fällen, sah sich oft dem Unmut der Zuschauer und der Spieler ausgesetzt, ließ sich aber nichts anmerken. Der Favoritenclub verlor das Spiel, der Präsident und andere Funktionäre die Fassung. Auf dem Weg in die Kabine wurde Herr F. von vielen Exponenten dieses Vereins bedrängt. Er bekam einen heftigen Schlag in die Nierengegend und gegen den Kopf, jemand stellte ihm ein Bein, sodass er zu Boden stürzte.

Dieser Vorfall wurde zu einem medialen Ereignis. Es gab Zeugen und Gegenzeugen, vor allem was die Rolle des fraglichen Präsidenten betraf.

Herr F. selbst gab zu Protokoll, vom Präsidenten persönlich körperlich angegriffen worden zu sein.

Die Welt geriet für Herrn F. aus den Fugen. Der Verband versuchte zwar, ihn so schnell wie möglich aus der »Schusslinie« zu nehmen und am Arbeitsplatz ließ er sich krankschreiben. Aber täglich wurde er von Journalisten und anderen Interessierten angefragt. Er musste sich mit dem Anwalt des Verbandes absprechen, musste ärztliche Untersuchungen vornehmen lassen, als Zeuge und Ankläger auftreten, Zeugen benennen. Herr F. bekam ungewollt die Hauptrolle in einem öffentlich inszenierten Drama, womit er persönlich nicht umgehen konnte. Nach einer Phase des Schocks schlief er kaum mehr, fühlte sich zunehmend hilflos, verunsichert, kraftlos und ohne Selbstvertrauen.

Beim Treffen mit dem Therapeuten äußert Herr F. den Willen, so schnell wie möglich auf den Sportplatz zurückzukehren.

Th: Was wollen Sie damit erreichen?
K: Weitermachen, als wäre nichts geschehen.
Th: Ist denn etwas geschehen?
K: Nein, nicht wirklich. Ich lasse mir von so einem meine Karriere nicht zerstören!
Th: Wohin führt denn ihre Karriere noch?
K: Bis … ich weiß es nicht.
Th: Aber Sie haben eine Vorstellung?
K: Ich hatte eine.
Th: Und jetzt ist sie weg?
K: Ich weiß es nicht.

Wenn wir das Wellenmodell der Veränderung als Darstellung der Verhaltensoptionen von Betroffenen heranziehen (s. Abschn. 1.1), können wir verschiedene Vermutungen anstellen. Herr F. hat sich aus dem Schockzustand befreit und versucht, möglichst schnell aus der ganzen Geschichte herauszukommen. Zweifellos wird er auch von seiner ihm wohlwollenden Umgebung in dieser Absicht unterstützt. Diese sähe es unter Umständen gerne, wenn er sich schnell wieder auffangen würde. »Die Leute« würden es ihm gönnen. Aber oft ist dies auch ein Ausdruck der eigenen Hilflosigkeit, weil man nicht weiß, wie man mit jemandem umgehen soll, der aus der Bahn geworfen wurde. Damit würde Herr F. seinen Teil eines unbewusst getroffenen Arrangements erfüllen: Man hilft ihm, damit er die anderen (psychisch) nicht belastet oder destabilisiert. Der hinzugezogene Coach könnte zusätzlich in dieses Arrangement eingespannt werden. Der Auftrag würde dann lauten: Hilf Herrn F., möglichst schnell wieder zu funktionieren. Der Coach könnte dies mit Interventionen tun, die das Selbstwertgefühl (wieder) stärken oder helfen, entspannter zu werden, die Situation zu »reframen«, die Wut über die Verletzung auszuleben.

Jede dieser Interventionen kann sinnvoll und richtig sein. Die wirklich wichtigen Fragen lauten also:

► Mit welcher Tiefe muss der Klient sein Problem bearbeiten, um sich anschließend wieder aufraffen zu können?

► Wie gut gelingt dem Klienten die emotionale Trennung vom Vergangenen?

► Befindet sich der Klient in der Phase des Schocks, des Leugnens, der Wut, des Aktionismus oder des Trauerns? Oder ist er unter Umständen bereits in einer Depression gefangen?

► Mit anderen Worten: Welchen Grad der intellektuellen Freiheit benötigt der Klient, um sich wieder selbst »managen« zu können?

Eine falsche Intervention in dieser Phase kann eine Depression unberücksichtigt lassen oder Aktionismus und gar ritualisierte Trauer als sinnvolles Handeln blockieren.

Die Geschichte von Herrn F. entpuppte sich als sehr vielschichtig. Die Verletzung saß tief, weil sie unerwartet gekommen war, aber sie verdeckte zusätzlich eine andere unangenehme Einsicht, die er bereits gespürt, aber nicht zugelassen hatte: Die Akzeptanz des nicht ausreichenden Talents – Er brachte die Voraussetzungen nicht mit, Spitzenschiedsrichter zu werden. Dies anzunehmen war die große Leistung, die er noch zu vollbringen hatte.

In solchen Situationen wählen Menschen manchmal den Opferweg: Sie geben ein angekündigtes Vorhaben auf, sind aber »erleichtert«, dies den erlittenen Umständen zuschreiben zu können. Diese Wahl bringt ihre Entwicklung zu einem neuen Stillstand. Sie verharren in der »Wenn-dann«-Option: Wenn damals nicht dieses oder jenes geschehen wäre, dann hätte ich meinen Weg weiterverfolgen können.

Solche Menschen übernehmen nicht die Verantwortung für Ihre Entscheidungen, was ihre Unsicherheit erhöht. Der Stress wird dadurch aufrechterhalten. Dies kann zu einer Depression führen und innere Einsamkeit zur Folge haben, oder die Betroffenen arrangieren sich mit ihrer nicht abgeschlossenen Trauer. Im zweiten Fall müssen die Menschen die immer gleiche Geschichte ihres Unglückes erzählen und dafür Verständnis kassieren.

Bei diesen Betrachtungen zeigt sich, wie sinn- und heilvoll Schockerlebnisse sein können. Die »Zeit« wird angehalten, gleichsam, um sie für den weiteren Weg zu gewinnen. Die vorübergehende »Lähmung« von Herrn F. war zu verstehen

► als Folge des unerwarteten körperlichen Übergriffes und der damit verbundenen Demütigung in einem Kontext, der eigentlich durch die Regeln Schutz vor solcher Verletzung garantieren sollte,

► als Hilfe, um die fortgesetzte Demütigung durch die mediale und juristische Inszenierung nicht wirklich an sich ranzulassen (Herrn F. wurde empfohlen, einen »scharfen« Juristen zu nehmen, um der Gegenpartei Paroli bieten zu können. Dieser war es teilweise bereits gelungen, das Opfer als wehleidig und selbst schuld am Unglück hinzustellen), sowie

► als Zeitgewinn, um die Einsicht, dass das eigene Talent nicht ausreicht, noch hinauszuschieben auf einen Zeitpunkt, zu dem diese Erkenntnis für den Klienten verkraftbar war.

Die Hilfe für die betroffenen Klienten sollte in Etappen erfolgen:

► Sofortmaßnahmen: Ruhe ermöglichen, Rückzug sichern, stille Begleitung
► Ziele und Pläne für das weitere Vorgehen erstellen
► Parallel stattfindende Prozesse der Bearbeitung sowie Begleitung im neuen Alltag

Die getroffenen Sofortmaßnahmen für Herrn F. bestanden daraus, ihn aus der »Schusslinie« zu nehmen und ihn krankschreiben zu lassen. Die Zielsetzung für die Weiterarbeit wurde schwieriger. Das therapeutische Gespräch hat gezeigt, dass es für Herrn F. eigentlich wichtig gewesen wäre, möglichst schnell wieder als Schiedsrichter funktionieren zu können. Schließlich war es ein Jahr der Entscheidung gewesen.

Aufgrund der Umstände wurde ihm ein weiteres Jahr zugestanden; damit wurde der Entscheid, ob er in der angestrebten Karriere weiterkommen könne, auch von der Selektionsbehörde vertagt. Herr F. wurde in tieferen Ligen eingesetzt, wo er in einem ruhigeren Kontext wieder üben und sicherer werden konnte. Dies gelang ihm recht gut und er erhielt gute Kritiken. Zeitgleich konnte er wieder seine Arbeit vollständig aufnehmen, begleitet von therapeutischen Sitzungen, in welchen vor allem der neue Alltag zum Thema gemacht wurde.

Parallel dazu drohte die Vorbereitung des Gerichtsurteils Herrn F. immer wieder zu destabilisieren. Hier wäre psychologisch ein möglicher Zeitpunkt gewesen, aus dem Ganzen auszusteigen. Das konnte er aber nicht wirklich, weil es sich einerseits um ein sogenanntes Offizialdelikt handelte, welches von Rechts wegen verfolgt werden musste, und anderseits wollte der Verband an diesem Fall ein Exempel statuieren. Er war deshalb daran interessiert, dass Herr F. bei der Sache blieb.

Die Medien verloren an der langwierigen Angelegenheit ihr (unterstützendes) Interesse. Manchmal hatte man das Gefühl, der Fall bliebe nur noch interessant, wenn man darüber polemisch berichten konnte. Zum Beispiel, wenn der angeklagte Präsident sich wieder einmal despektierlich über die Schiedsrichter im Allgemeinen und über Herrn F. im Besonderen äußern konnte. Der Spielbetrieb ging schließlich weiter.

Eines Tages fand folgendes Gespräch zwischen dem Therapeuten und dem Klienten statt:

K: Heute geht es mir seit Langem wieder einmal wirklich schlecht.
Th: Was ist passiert?
K: Ich habe wieder einmal gelesen, was der Herr Z. über mich gesagt hat. Und das hat mich weit zurückgeworfen.

Th: Wohin hat es Sie geworfen?

K: Eigentlich auf den Boden – auf den Boden der Demütigung.

Th: Lassen Sie dieses Gefühl ganz zu. Legen Sie sich hier auf den Boden.

K: *(legt sich auf den Boden)*

Th: Schließen Sie die Augen. Spüren Sie die erlebte Demütigung und lassen Sie ihren Körper jene Position einnehmen, welche zu diesem Gefühl passt.

K: *(legt sich zur Seite und rollt sich langsam zusammen)*

Th: Was fühlen Sie gerade?

K: Ich bin wütend und sehr traurig. Das ist so ungerecht!

Th: Was ist denn passiert?

K: Es ist immer wieder passiert. Auf dem Pausenhof, im Turnen.

Th: Wer ist denn noch da?

K: Die Klassenkameraden.

Th: Und was tun die?

K: Die einen lachen mich aus und die anderen schauen einfach zu.

Th: Das tut weh, weil es so demütigend ist.

K: *(nickt, beginnt leise zu weinen)*

Herr F. fand den Einstieg in seine persönliche Geschichte der Schiedsrichterei. Er war als Junge eher schmächtig und schwach gewesen. Von seinem Vater erbte er die Begeisterung für den Fußball, erlebte aber auch, dass dieser am emotionalsten war, wenn er über diesen Sport sprach. Nie hörte er so viele Komplimente aus dem Munde seines Vaters, als wenn er gute Fußballer beschrieb und selbst von seiner verhinderten Fußballerkarriere erzählte, die ihm wegen des elterlichen Spielverbots nicht gegönnt war.

Herr F. war interessiert, aber nicht talentiert. Im Gegenteil, er war im Laufen meist der Letzte gewesen, wurde in Ballspielen zuletzt gewählt oder als Überzähliger draußen gelassen. In Bubenkämpfen wurde er oft besiegt. Aber mit der Zeit zeigte er nicht mehr, was ihm wehtat. Damit konnte er seine Gegner bis zur Weißglut reizen.

Trotz mangelnden Talentes meldete ihn der Vater im lokalen Sportverein an. Er wollte damit seinem Sohn ermöglichen, was er selbst nie hatte tun dürfen.

Jeder Sportklub musste für einen ordnungsgemäßen Ablauf von Wettkämpfen eigene Schiedsrichter stellen. Normalerweise war es schwierig, Jugendliche für diese Funktion zu finden oder gar zu begeistern.

Herr F. erkannte relativ schnell, dass dies seine Chance war, trotz des mäßigen Talents im Sport eine Karriere zu machen.

In der beschriebenen Sitzung hatte Herr F. nicht nur seinen »Durchbruch« in der Therapie, er begann, sich selbst zu verstehen: Er entdeckte, dass es ihm Befriedigung gab, auf dem Sportplatz die »Stars« in ihre Schranken weisen, manchmal bestrafen zu können. Er bekam Mittel der Macht in die Hand, die er sich so nie hatte träumen lassen. Diese Seite seiner Motivation für diesen »Nebenberuf« beschämte ihn zunächst ziemlich stark. Er musste sich auch zugestehen, dass er den Präsidenten des ambitiösen Clubs widerlich fand, ja sogar, dass es ihn gefreut habe, dass der besagte Verein den Aufstieg nicht geschafft hatte. Er war sich aber dennoch sicher, die Mannschaft nicht absichtlich benachteiligt zu haben.

Herr F. sah ein, dass er »damals« eigentlich einen guten Ausweg gefunden hatte, sich im Sport Anerkennung zu verschaffen. Er musste aber auch zugeben, dass er mit seinem Talent an der Grenze des Möglichen angelangt war. Insofern konnte er sich sagen, das Beste aus seiner Fähigkeit gemacht zu haben.

Wirklich befreiend für ihn aber war es, sich der Bedeutung dieser erlebten Demütigung zu stellen. Er entdeckte, dass er andere Wege, mit sich zufrieden zu sein, schon lange eingeschlagen hatte, beruflich und privat.

Der Ausgang des Prozesses wurde nebensächlich, auch wenn es für ihn genugtuend war, als der fehlbare Präsident für schuldig befunden wurde. Was im Moment der Demütigung auf dem Weg zur Garderobe nicht mehr möglich war, hatte er sich jetzt realisiert: den Zeitpunkt seines Rückzuges selbst zu wählen.

7.3 Neue Sichtweisen gewinnen durch Wechsel der Standpunkte

 Der Klient löst sich von alten Glaubenssätzen und gewinnt dadurch neue Freiräume. Er ersetzt die alten untauglichen Lösungsstrategien durch »neue Denkansätze«.

Stress kann auch entstehen oder sich verstärken, wenn unnachgiebig an Glaubenssätzen, Prinzipien, Blickwinkeln und Verhaltensweisen festgehalten wird. So werden Wahlmöglichkeiten und Freiräume eingeschränkt. Der Klient geht von vordefinierten, nicht mehr hinterfragten Strategien zur Problemlösung aus. Er versucht durch vertikale Denkprozesse, durch logisch-analytisches »In-die-Tiefe-Denken« seine Probleme zu lösen. Er verliert aber dabei immer mehr die Übersicht und die Fähigkeit, durch »In-die-Breite-Denken« neue Lösungswege zu kreieren und zu prüfen. Edward de Bono (1996) hat diese beiden Denkprozesse »vertikales« und »laterales« Denken genannt.

Beispiel

Peter M. berichtet, dass er vor einem Jahr zum ersten Mal von einem Kollegen gemobbt, d. h. bei seinem Vorgesetzten unberechtigterweise »angeschwärzt«, wurde. Er hat ihn daraufhin zur Rede gestellt, der Kollege hat aber sein Mobbing kategorisch in Abrede gestellt. In den vergangenen Monaten hat Peter M. das Gespräch mit dem Kollegen mehrmals wiederholt, die Mobbing-Aktivitäten sind aber aus seiner Sicht nicht verschwunden, sondern stärker geworden. Die Hilflosigkeit von Peter M. wächst.

Der Klient versucht, sein Problem nach dem Prinzip »Mehr desselben!« zu lösen: Wenn etwas nicht funktioniert, muss man das bisherige Vorgehen mit größerer Intensität wiederholen. Andere Lösungsmöglichkeiten, wie beispielsweise eine Intervention durch Drittpersonen, lässt er außer Acht.

Gemäß der therapeutischen Zielsetzung lernt Peter M., bei Misserfolg eines Lösungsversuchs den Versuch nicht zu wiederholen, sondern alternative Standpunkte, Haltungen oder Lösungsansätze zu entwickeln und auszuprobieren und so eine neue und stressärmere Sicht des Geschehens zu erreichen.

Der Therapeut leitet den Klienten an, einen neuen, ungewohnten Blickwinkel seiner Situation zu entwickeln und die dabei entstehenden Gedanken und Gefühle zu verarbeiten. Als Möglichkeit dazu bietet sich die Form der Imagination an:

Th: Sie haben von Ihren Mobbing-Erfahrungen im Umgang mit Ihrem Kollegen gesprochen. Stellen Sie sich vor, Ihr Kollege schildert einem Freund seine Sicht der Situation. Wie könnte sich das anhören?

K: Wahrscheinlich wird er mich als untauglichen Fantasten mit völlig wirren Ideen beschreiben, da ich teilweise neue kreative Lösungsvorschläge entwickle, mit denen er nicht mehr mitkommt.

Th: Heißt das, dass Ihr Kollege Sie eigentlich um Fähigkeiten beneidet, die er selbst nicht hat, und dass er Sie beim Vorgesetzten nur aus Angst anschwärzt, dass Sie ihn beruflich überholen?

K: Könnte sein. Aber das würde er natürlich nie zugeben. *(Der Klient löst sich von alten Glaubenssätzen und gewinnt dadurch neue Freiräume. Er ersetzt das Verharren in den alten untauglichen Lösungsansätzen durch »laterales Denken«.)*

Th: Was würde Ihr Kollege denn brauchen, um seine Mobbing-Aktivitäten aufgeben zu können?

K: Mehr persönlichen Erfolg in seiner Arbeit.

Th: Und könnten Sie ihn dabei unterstützen, ohne ihm Hilfe aufzudrängen?

K: Wir könnten das neue Projekt gemeinsam angehen und er könnte formell die Projektleitung übernehmen.

Th: Gut. Schlagen Sie ihm das mal vor, und wir besprechen das Resultat in der nächsten Sitzung?

Standpunkt-Veränderungen brauchen oft viel Zeit. Der Therapeut muss bereit sein, mit dem Klienten mehrere Änderungsvarianten zu entwickeln und auszutesten.

Geleitete Fantasiereise

Imagination kann auch ohne direktes Ansprechen auslösender Stressfaktoren dazu führen, dass der Klient einsieht, wie problematisch das Festhalten an lösungsuntauglichen Standpunkten werden kann, und er bereit ist zur Veränderung seiner Sichtweise.

Das folgende Beispiel gibt einen Eindruck, wie eine Fantasiereise gestaltet werden könnte:

Beispiel

»Stellen Sie sich vor, Sie verbringen Ihren Urlaub in einem Bergdorf … Sie sind eben aufgestanden, haben gefrühstückt und sitzen nun vor Ihrem Haus in der Sonne. Sie spüren die Wärme der Sonnenstrahlen auf Ihrer Haut und haben den Geruch des alten verwitterten Holzes der benachbarten Scheune in Ihrer Nase … Sie beschließen, heute eine Bergwanderung zu unternehmen. Gehen Sie ins Haus und packen Sie dazu in Ihren Rucksack, was Sie brauchen … Ziehen Sie sich gute, stabile Schuhe an … Sie gehen durch das Dorf, der Weg führt an einer frisch gemähten Wiese vorbei. Sie riechen das frisch gemähte Gras … Der Weg steigt an, entlang eines rauschenden Bergbachs. Sie erreichen eine Hochebene mit einem kleinen Bergsee. Setzen Sie sich hin und betrachten Sie den See. Er ist wie ein Spiegel, der ruhig ist, wenn Sie entspannen, der aber Wellen wirft, wenn Sie angespannt sind … Bleiben Sie so lange sitzen, bis der Seespiegel ganz ruhig ist und Sie Ihr Spiegelbild darin deutlich sehen können … Sie gehen weiter, der Weg wird schmaler und enger. Sie machen eine kurze Rast. Packen Sie Ihren Rucksack aus, um etwas zu trinken und zu essen. Verwundert stellen Sie fest, dass sich darin etwas Schweres befindet. Schauen Sie sich diesen schweren Gegenstand genau an. Sie lassen ihn hier liegen und nehmen ihn am Abend auf dem Heimweg wieder mit … Sie erreichen den Gipfel und ruhen sich einen Moment lang aus … Aus Ihrem Rucksack nehmen Sie ein wundersames Fernrohr, mit dem Sie sich selbst und Ihre Umgebung zu Hause betrachten können. Sie können von diesem Gipfel aus hören, was die Menschen sagen, erkennen, was sie fühlen und denken … Verweilen Sie bei Ihrer Beobachtung … Es wird Zeit, sich auf den Heimweg zu machen. Sie steigen den schmalen Weg ab und treffen auf den schweren Gegenstand, den Sie heute Morgen hier abgelegt haben. Sie packen ihn wieder in Ihren Rucksack und überlegen, was Sie damit tun werden, wenn Sie zu Hause sind. Sie steigen weiter ab und nähern sich dem Dorf … Das am Morgen gemähte Gras ist zu Heu geworden, Sie haben den Geruch von Heu in Ihrer Nase … Zu Hause setzen Sie sich noch in die Abendsonne, genießen die letzten Sonnenstrahlen und denken über Ihre Wanderung nach.«

Der Therapeut bespricht die Übungserfahrungen mit dem Klienten:
► Hat die neue Sichtweise eine Veränderung seiner Standpunkte bewirkt?
► Kann er neue Strategien und Maßnahmen zum Stressabbau entwickeln?
► Kann er Ängste abbauen oder verstärken sie sich sogar durch den neuen Blickwinkel?

Herr Z. reagiert in bestimmten Situationen sehr ängstlich. Gegenüber selbstbewussten, wenig einfühlsamen oder fordernden Menschen kann er sich nicht durchsetzen. Dann erlebt er eine für ihn unverständliche Schwäche und ärgert sich selbst über seine geringe Durchsetzungsfähigkeit und Ängstlichkeit. Schon als Kind und als junger Mann fand er wenig Trost und Hilfe bei Eltern und in seinem Umfeld. Wenn er als Erwachsener in Situationen kommt, in denen er sich durchsetzen muss, wird seine Vergangenheit in ihm ganz wach und lebendig, und er reagiert mit Angst und Hilflosigkeit.

AB
6

Ein Stressabbau kann nach der Bewusstmachung direkt über eine Verhaltensveränderung oder indirekt über die Veränderung von Glaubenssätzen bewirkt werden. Eine Checkliste mit hilfreichen Fragen für die Therapie finden Sie im dritten Teil dieses Buches und als Online-Material (Arbeitsblatt 6).

AB
8

Eine spezifische Form von Reframing oder Standpunktwechsel ist die in Teil I skizzierte Salutogenese. Der Therapeut erfasst die Ausbildung und Wirkung der Kohärenzfaktoren als stressabbauende und -verhindernde Faktoren. Zur Analyse kann er ergänzend zu den Resultaten der Basisanalyse noch die Checkliste »Kohärenzgefühl« einsetzen (Arbeitsblatt 8).

Th: Sie sagen, dass Sie gegenüber Menschen, die selbstbewusst auftreten, rasch nachgeben.

K: Das ist so.

Th: Kann es sein, dass Sie generell schlecht mit Widerstand umgehen können?

K: Vor allem von dieser Art Menschen. Die machen mir Angst.

Th: Können Sie diese Angst beschreiben?

K: Das ist einfach so ein diffuses Gefühl von Hilflosigkeit.

Th: »Selbstbewusst auftretende Menschen machen mir Angst« – Müssten Sie diesen Glaubenssatz ändern?

K: Ich denke schon.

Th: Was nützt Ihnen dieser Satz?

K: Ich muss mich nicht exponieren.

Th: Dann ersetzen wir den alten durch einen neuen Satz, zum Beispiel: Ich habe Spaß, selbstbewusst auftretenden Menschen die Stirn zu bieten? Oder wollen Sie einen eigenen Satz formulieren?

K: Nein, der ist okay.

Th: Dann lassen Sie uns eine konkrete Situation suchen, in der Sie bis zur nächsten Sitzung diesen neuen Satz austesten können.

7.4 Sich aus der inneren Falle befreien

 Der Klient findet den Weg aus der Sackgasse des »Entweder-oder«. Er lernt, eine Lösung zu finden, indem er Handlungsalternativen aufspürt und abwägt.

Beispiel

Wenn Herr K. in ein Zimmer tritt, wird es für einen Moment dunkel: Groß, breit, mit einer schwarzen dichten Mähne, schwarzer Brille und schwarz gekleidet … Das Erste, was er von sich in unserem Erstkontakt sagt: »Ich wirke auf andere oft abschreckend, selbstsicher bis arrogant.« Mein Eindruck ist ein anderer: unsicher, sich zurücknehmend, am liebsten mit seinem Schatten verschmelzend. Im Laufe des Erstgespräches fällt mir auf, dass Herr K. immer wieder in »Opfer-Situationen« zu geraten scheint. Eine seiner Aussagen ist besonders markant für sein permanentes Getrieben-Sein: »Ich fasse das Leben als Geröllhalde oder als Kiesgrube auf. Man muss immer etwas spüren, sonst bewegt man sich nicht.«

Der Anlass des Kontaktes war ein »verordnetes« Coaching. Wegen einer Fusion waren die Immobilienverwaltungen zweier Firmen zusammengelegt worden. Infolge der Pensionierung eines Chefs und eines krankheitsbedingten Ausfalls eines anderen Vorgesetzten wurde Herrn K. plötzlich selbst eine Führungsposition zugeteilt. Er legte dies für sich zuerst als Anerkennung und Chance aus, fühlte sich aber sehr bald überfordert, zerrissen zwischen zwei grundverschiedenen Firmenkulturen. Er begann, unsystematisch die Aufgaben anzupacken, hin und her zu schieben, unwichtige Aufgaben vor dem Wichtigen zu tun. Einerseits wurde er so zusehends schweigsamer, eigenbrötlerischer, anderseits ungeduldiger, sowohl Mitarbeitern als auch Kunden gegenüber. Er hielt weder Termine noch andere Abmachungen ein, wehrte sich zugleich aber vehement gegen Kritik an diesem Verhalten, versuchte Fehler und Vergessenes zu vertuschen. Innerlich beschlich ihn immer mehr die Panik, dass sich wiederholen könnte, was ihm schon einmal passiert war, nämlich eine Stelle zu verlieren, weil er die Anforderungen nicht erfüllen konnte. Damals hatte ihn vor allem Privates belastet: Er befand sich mitten in einer Scheidung, und seine Frau hatte ihn auch des sexuellen Missbrauchs von Kindern verdächtigt, was später jedoch widerlegt werden konnte. Das Gericht übertrug ihm sogar das Sorgerecht für seinen Sohn. Heute ist er alleinerziehender Vater und Witwer, denn seine zweite Frau starb vor einigen Jahren.

Herr K. erzählte im ersten Gespräch sehr viel von sich. Er schien froh, Aufgestautes abladen zu können. Als es aber um die Ziele für das Coaching ging, konnte er diese nicht genau benennen, was typisch für ihn war: Er ließ sich in ein Coaching schicken, ohne die Auflagen dafür genau zu kennen und ohne genau zu wissen, wer die Zielerreichung, welche mit diesem Coaching verbunden war, überprüfen würde. Natürlich war dies auch eine Aussage über die Kultur und die unbeholfene Kommunikationspraxis des Unternehmens, das Herrn K. in das Coaching schickte. Vor allem aber zeigte es, wie wenig autark er sich in solchen Situationen benahm. Letztlich war es diese Unselbstständigkeit, welche ihn »stresste« und zugleich gefangen nahm. Für den Therapeuten bedeutet das, die Führung zu übernehmen, ohne eine Abhängigkeit für den Geführten zu schaffen. Eine Aufgabe, die jeder Therapeut bestens kennt.

Für eine Weiterarbeit waren folgende Bedingung notwendig: Herr K. musste mit seinem Chef die Ziele des Coachings aushandeln und zugleich auch dessen Führungsaufgaben klären. Damit coachte der Therapeut gewissermaßen auch den Vorgesetzten von Herrn K. und verhinderte, dass dieser die Führung einfach an den Berater abdelegieren konnte.

Herr K. kam mit einer schriftlichen Zielvereinbarung zurück, welche von ihm und seinem Chef unterschrieben war. Darin waren die Führungsziele, die der Vorgesetzte mit ihm vereinbart hatte, aufgeführt. Das Coaching konnte so zu einer unterstützenden, begleitenden Maßnahme werden, um den Erwartungen des Vorgesetzten immer besser entsprechen zu können. Da Herr K. diese Erwartungen sinnvoll und berechtigt fand, war dagegen nichts einzuwenden. Im Wesentlichen ging es darum,

▶ eigenes Verhalten und dessen Auswirkungen zu hinterfragen,
▶ sich für die tatsächliche Kommunikation zu sensibilisieren,
▶ Verbindlichkeiten einzugehen und einzuhalten,
▶ politische Zusammenhänge besser zu erfassen und heikle Geschäfte entsprechend sensibel zu behandeln und
▶ persönliche Arbeitstechniken und das Setzen von Prioritäten zu optimieren.

Th: Wenn sie diese Zielvereinbarungen von außen lesen oder hören würden: Welches Bild bekämen Sie vom Klienten?
K: Da handelt es sich offenbar um einen unsensiblen Elefanten im Porzellanladen, der in einem ordentlichen Chaos arbeitet.
Th: Würden Sie selbst als Herr K. diese Beurteilung über sich akzeptieren?
K: Sie ist ziemlich hart und einseitig, aber ich kann verstehen, dass man Herrn K. von außen so sieht.
Th: Das heißt, innerlich betrachtet wäre er ganz anders?
K: Ja, aber es ist schwierig, das genau auszudrücken.
Th: Wenn Sie sich besser ausdrücken könnten bzw. würden, könnten Sie besser verstanden werden?
K: Das ist wohl so.
Th: Und könnten Sie noch etwas anderes tun, um besser verstanden zu werden?
K: Systematischer arbeiten.

Th: Womit möchten Sie beginnen?
K: Mit dieser Systematik.

Der Klient bestätigt die Annahme, dass es für Gestresste wichtig ist, erste Erfolge (schnell) zu erzielen. Oft ist dies wie im obigen Beispiel über Strukturhilfen für den Umgang mit Alltagsaufgaben möglich, vorausgesetzt die Abwehr von Struktur und Klarheit ist nicht selbst das eigentliche Problemthema.

Zusammengefasst ging es im Fall von Herrn K. um folgende Aktivitäten:

▶ Prioritäten sollten bewusster gesetzt und verantwortet werden. Dabei war es wichtig, besonders Prioritäten mit langfristigen Auswirkungen zu definieren.
▶ Eine Übersicht über die eigene (Un-)Systematik musste hergestellt werden. Im konkreten Fall war es das Instrument der Tätigkeits- und Unterbrechungsanalyse.
▶ Wochen- und Tagespläne waren einzuführen und deren Umsetzung auszuwerten.
▶ Es war wichtig, permanent zu überlegen, welche Informationen nach Gesprächen und Sitzungen wem zugänglich zu machen waren und wo/wie sie gesammelt werden konnten.

Die persönliche Planung wurde tatsächlich besser. Die Unterbrechungsanalyse zeigte, dass Herr K.s Chef selbst sehr oft in dieser Liste als »Störfaktor« auftauchte. Dessen ziemlich chaotische und »spontane« Arbeitsweise wurde über die Arbeit mit dem Klienten zum Thema, sobald dieser sich traute, solches zur Sprache zu bringen. Da Zwischengespräche zwischen Herrn K. und seinem Vorgesetzten zur Abmachung gehörten und Zeit war, diese Gespräche aus Sicht des Klienten vorzubereiten, begann er, diese offen zu führen. Und dabei zeigte sich, dass der nach außen so mächtige Mann innerlich vor allem das Gefühl der »Ohnmacht« erlebte.

Diese Ohnmacht begleitete Herrn K. schon sein ganzes Leben lang. In seiner Familie sei dies sogar das Motto für schwierige Situationen gewesen: »Reden ist Silber, Schweigen ist Gold.« Und »solche Dinge« nimmt man besser nicht zur Kenntnis. So gab es keine Möglichkeit, mit Konflikten anders umzugehen als diese zu ignorieren oder auszublenden, weil ein aggressiver Umgang damit erst recht zur Katastrophe führen würde.

Der Therapeut legte Herrn K. die Konfliktstil-Modelle (s. Abschn. 2.6) vor. Den wirklichen Durchbruch zu neuen Möglichkeiten schaffte er aber über die Arbeit mit dem Werte-Entwicklungsquadrat (s. Abschn. 2.10): Herr K. erkannte, wie er sich selbst in eine Denkfalle manövriert hatte. Implizit war er der Meinung, dass er »lärmen« müsse, um überhaupt gehört zu werden. Seine bisherige Lösungsstrategie lautete: »Dann sage ich halt nichts mehr!« Für sein Grundgefühl »Ich kann tun, was ich will, es bringt mir nichts!« bekam er zum ersten Mal eine mögliche Erklärung (vgl. Abb. 7.1).

In einem nächsten Schritt geht es darum, sich mit den Vorteilen der neu gewählten Konfliktstrategien auseinanderzusetzen.

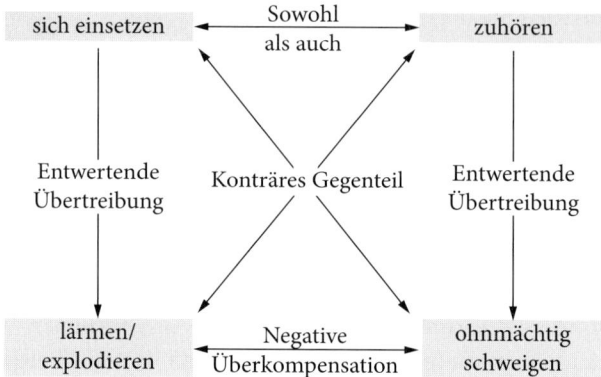

Abbildung 7.1 Das Werte-Entwicklungsquadrat von Herrn K.

▶ Rückzug als bewusste Auszeit half Herrn K., sich zu spüren und nachzudenken. Mit den dadurch erhaltenen Resultaten kann er gestärkt wieder hervorkommen und neuen Kontakt suchen. (Zur Erinnerung: Durch die Tätigkeits- und Unterbrechungsanalysen erhielt er Material, mit dessen Hilfe er über die häufigen Störungen durch seinen Chef und seinen dabei empfundenen Ärger sowie das Gefühl des Beherrscht-Werdens sprechen konnte).

▶ Eigene Bedürfnisse und Empfindungen nicht nur wahrzunehmen, sondern diese auch ruhig zu erklären, wurde so für Herrn K. zu einer durchführbaren Verhaltensweise.

Herr K. begann, Meinungsverschiedenheiten als Ausgangspunkt einer neuen Entwicklung und nicht als Ende einer Sackgasse zu sehen. Und schließlich ging es darum, die augenblickliche Situation nicht einfach als Ausdruck des Versagens zu sehen, sondern als Chance, sich zu entdecken. Ein Ausdruck dieser positiven Zuwendung zu sich selbst war die (Wieder-)Aufnahme eines alten Hobbys, der Fotografie. Diese Entdeckungen wollte er nicht in die Führungsgespräche hineinbringen; sie waren ihm zu persönlich. So erklärte er einfach, er sei an der abgemachten Thematik dran, ohne die intimen Details auszubreiten. Auch dies kann als ein Ausdruck seines neuen, bewussten Umganges mit sich selbst verstanden werden.

Was hier als Zusammenfassung »in einem Guss« beschrieben wird, verlief in der Realität mit ziemlich vielen Hochs und Tiefs. Nicht immer gelang es ihm, in schwierigen Situationen und Auseinandersetzungen, vor allem mit seinem Vorgesetzten, so ruhig vorzugehen, wie er es eigentlich wünschte. Aber wenn eine Situation zu eskalieren drohte oder er wieder das Gefühl der Ohnmacht spürte, war er in der Lage, sich mit Hilfe der Modelle selbst zu helfen.

Eine tiefe Krise erlebte er hingegen, als er endgültig zum Sachbearbeiter herabgestuft wurde. Einerseits fühlte er dabei zwar Erleichterung, weil der damalige Fehlentscheid, die unklare Vorgesetztenrolle angenommen zu haben, korrigiert wurde. Andererseits warf er der Unternehmensleitung vor, mit ihm nicht offen genug geredet zu haben, ihm nicht mit klaren Beispielen sein fehlerhaftes Verhalten aufgezeigt zu haben. Sein Chef sage heute selbst, er könne sich gar nicht recht erklären, wie »es« so weit habe kommen können. Die »Ohnmacht des Chefs« schlug zuerst wieder voll auf ihn über.

Th: Verstehe ich Sie richtig: Eigentlich finden Sie, Sie hätten alles gar nicht erleben müssen, wenn man mit Ihnen klarer und offener umgegangen wäre.
K: Ja. Ich hätte dann selbst auch freier reden können.
Th: Und wie können Sie jetzt klar mit der neuen Situation umgehen?
K: (*überlegt eine Zeit*)
Ich möchte das Ende des Provisoriums in einem Vierergespräch und nicht alleine mit meinem Vorgesetzten besprechen.
Th: Wer müsste dabei sein?
K: Der Chef, dessen Chef, ein Vertreter des Personaldienstes und ich. Alle Personen, die bei der Verfügung, mich ins Provisorium zu versetzen und mich ein Coaching machen zu lassen, dabei waren.
Th: So würde die Angelegenheit für Sie sauberer abgerundet.
K: Ja. Und da wäre noch etwas, aber es macht mir Mühe, dies zu sagen.
Th: Nämlich?
K: Ich finde, ich sollte, aufgrund meiner Erfahrung und Ausbildung lohnmäßig besser eingestuft werden als die andern Sachbearbeiter.

Das Vierergespräch verlief gut: Herr K. bekam unerwartete positive Feedbacks. Es wurde ein neues Pflichtenheft erstellt, was eine neue Einreihung ermöglichte. Die weitere Zusammenarbeit mit seinem Chef bleibt weiterhin schwierig. Herr K. findet, sein Chef könne durchaus ein Coaching gebrauchen.

Th: Möchten Sie ihm dies vorschlagen?
K: Nein.
Th: Was können Sie dann also tun, um mit der Situation sinnvoll umzugehen?
K: Ich kann alles akzeptieren, die nächsten vier Jahre (*bis zur Pensionierung des Chefs*) abwarten und mich am Privaten erfreuen.
Th: Haben Sie noch eine Möglichkeit?
K: Noch zwei: Ich kann konsequent sachlich Feedback geben. Oder ich könnte einen Workshop beantragen, für eine Teamentwicklung.

Herr K. wählt für sich die zweite Lösung.

Wer in schwierigen Situationen verschiedene Handlungsmöglichkeiten erarbeiten und die für sich sinnvollste umsetzen kann, hat gelernt, sich Freiräume zu schaffen und selbstverantwortlich zu agieren.

7.5 Aufgabenbelastungen managen

 Der Klient identifiziert quantitative oder qualitative Über- oder Unterforderung in der Bewältigung seiner Aufgaben und bestimmt das ihm angemessene Leistungspotenzial.

Nach den Stressentstehungsmodellen von Csikszentmihalyi und Karasek (s. Abschn. 2.3) ensteht Stress auch durch eine Nicht-Übereinstimmung von Anforderungen und verfügbarem Potenzial. Dabei kann sowohl Über- als auch Unterforderung stressverursachend sein.

Der Therapeut überprüft noch einmal Über- resp. Unterforderung als in der Basisanalyse erfasste Stressursachen und die damit verbundenen Stresssignale:

Th: Wenn wir nochmals zurückgehen zur ersten Ursachenanalyse, so nennen Sie chronische Arbeitsüberlastung als einen der Hauptgründe für Ihren Stress.

K: Das ist so.

Th: Heißt das, dass Sie in der zur Verfügung stehenden Zeit die zu erledigenden Aufgaben gar nicht bewältigen können?

K: Ja, und von Monat zu Monat kommen mehr Aufgaben dazu, da immer mehr Personal abgebaut wird. Ich weiß wirklich nicht mehr weiter.

Th: Sie fahren also immer am Limit oder gar jenseits des Limits Ihrer Leistungskapazität?

K: Genau.

Ist die prioritäre Stressursache wirklich eine ausschließlich oder mehrheitlich quantitative Über- oder Unterforderung durch die gestellten Aufgaben, geht es darum, die geforderte Arbeitsmenge an das zur Verfügung stehende Potenzial anzupassen.

Dazu geht der Therapeut zusammen mit dem Klienten dessen Aufgaben durch und überprüft den Zeitbedarf. Im Falle einer Überforderung sind folgende Lösungsansätze möglich:

► Die Anzahl der bewältigten Aufgaben wird durch Streichung oder Delegation reduziert. Dazu muss meistens eine Diskussion über die Wichtigkeit, die der Klient einer Aufgabe zuschreibt, geführt werden.

► Die Qualifikation des Klienten für eine Aufgabenerfüllung wird (z. B. durch Schulungen) erhöht.

► Aufgaben werden dem Potenzial des Klienten angepasst. So können z. B. die Aufgabenteilung oder die Kompetenzen und Verantwortungen neu definiert werden.

► Der Klient sucht ein neues Betätigungsfeld, in dem er Aufgaben findet, die für ihn qualitativ und quantitativ besser zu bewältigen sind.

Herr P. ist in seinem Beruf als Verkäufer im Außendienst überfordert. Vor allem machen ihm die langen Präsenzzeiten zu schaffen, da er Kunden auch abends besuchen muss. Er zeigt deutliche Stresssymptome, die auch seinen beruflichen Erfolg gefährden. In Absprache mit der Unternehmensführung wechselt er in den Innendienst, wo er seine hohen Qualifikationen und seine Erfahrungen nutzbringend anwenden kann. Seine Stresssignale verschwinden in kurzer Zeit.

Es wird deutlich, dass im Falle von Aufgabenüberlastung häufig auch verhältnisorientierte Maßnahmen notwendig sind. Dazu braucht der Klient aber Unterstützung aus seinem Umfeld. Der Therapeut kann Inputs geben, in den wenigsten Fällen aber selbst direkt eingreifen.

Hinter der von Klienten oft genannten Stressursache »quantitative Aufgabenüberlastung« stehen allerdings recht häufig als weitere Stressoren auch qualitative Überforderungen. Die aktuelle Aufgabe entspricht nicht der Qualifikation des Klienten. Es kann deshalb Sinn machen, die Stressursachen im Zusammenhang mit den verfügbaren Ressourcen nochmals präzise zu beleuchten, um die Strategien und Maßnahmen zum Stressabbau sinnvoll auszurichten.

Das Erbringen von Leistungen bedeutet eine Belastung der Ressourcen. Der Therapeut sollte klären, welche Belastungsintensität (von empfundener Unterforderung bis zur Überforderung und damit verbundenen Burnout-Anzeichen) der Klient beim Erbringen seiner Leistungen erlebt.

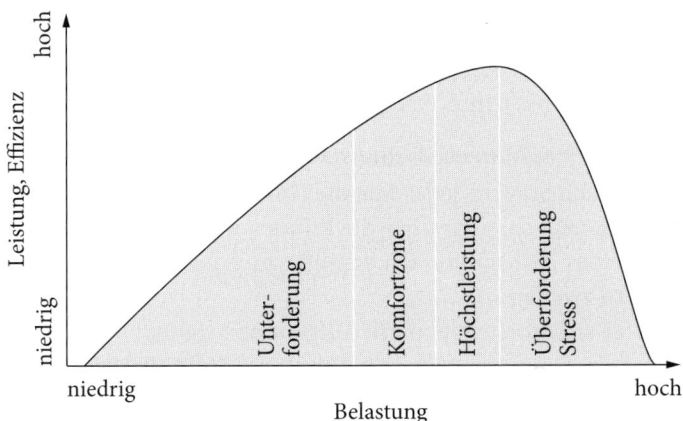

Abbildung 7.2 Die Leistungskurve

Permanente Höchstleistung birgt die Gefahr des Ausbrennens und des Absturzes (Burnout) in sich, während zu viel »Leerlauf« im beruflichen Alltag schnell Unterforderung, Langeweile und Boreout nach sich zieht.

Eine Grundlage für die therapeutische Arbeit schafft der Klient durch eine Protokollierung seiner Belastungskurve: Wie viel Zeit benötige ich für welche Aufgaben und mit welcher Belastungsintensität im Laufe eines Tages/einer Woche?

Arbeitsblatt 18 kann dem Klienten für diese Aufgabe als Vorlage dienen.

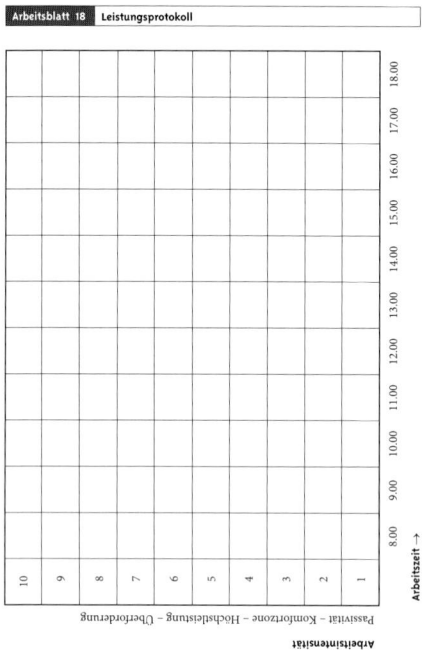

Arbeitsblatt 18 Leistungsprotokoll

© Bernhard • Wermuth: Stressprävention und Stressabbau: Beltz, 2011

Ergänzend dazu klärt der Therapeut Erfahrungen des Klienten in einem Interview ab. Das folgende Gespräch zeigt, dass sich beim Klienten eine Überforderung anbahnt, was die qualitative berufliche Leistung betrifft. Auch die Protokollierung der Belastungskurve deutet darauf hin:

Th: *(legt dem Klienten das »Wellenmodell« vor [vgl. Abb. 1.3])*
Können Sie mir eine aktuelle Situation schildern, in denen Sie Überforderung erlebt haben?

K: Als mir vor einigen Wochen ohne mein Einverständnis die Leitung der Projektgruppensitzung übertragen wurde.

Th: Wie hat sich die Überforderung bei Ihnen bemerkbar gemacht?

K: Ich war völlig durcheinander und wusste nicht mehr, was jetzt zu tun ist. Zum Glück hat mich ein Kollege gerettet.

Th: Hat sich diese Situation wiederholt?

K: Jede Woche! Ich brauche jedes Mal die Hilfe des Kollegen, um mich so vorbereiten zu können, dass wir über die Runden kommen. Das schlechte Gefühl wird aber jedes Mal stärker. Ich beginne auch grundsätzlich, an meinen Fähigkeiten zu zweifeln.

Th: Könnten Sie sich vorstellen, diese Aufgabe abzugeben?

K: Das wäre ein Eingeständnis von Schwäche. Alle würden sehen, dass ich nichts tauge.

Th: Erleben Sie denn auch Phasen, in denen Sie ruhig arbeiten (»Komfortzone«) oder gar unterfordert sind?

K: Schon. Aber die werden immer seltener.

Die Überforderung tritt im Moment noch selten auf. Sie besteht darin, dass sich der Klient durch die Übernahme der Sitzungsleitung massiv unter Druck gesetzt fühlt, dafür auch keine dauerhafte Lösung sieht. Die Gefahr besteht, dass sich das subjektive Erleben der Überforderung, des permanenten Arbeitens in einer Höchstleistungszone mehr und mehr ausweitet. Dauerstress führt zu einer Abnahme des Selbstwertgefühls des Klienten und somit zu neuer Überforderung. Ein Teufelskreis wird ausgelöst.

Das folgende Beispiel zeigt, dass auch eine permanente quantitative und/oder qualitative Unterforderung zu krankmachendem Stress für den Klienten führen kann:

Beispiel

Herr R. wurde vor 4 Monaten als vielversprechender Ingenieur in einer Entwicklungsabteilung angestellt. Ihm wurde eine tragende Rolle in der Entwicklung des Projektes X zugesagt. Jetzt beklagt sich sein Chef darüber, dass Herr R. seinen Anfangsschwung völlig verloren habe und der Kontakt mit seinen Kollegen immer schlechter werde. In der letzten Zeit häufen sich die Kurzabsenzen von Herrn R. Seine Motivation scheint völlig weg zu sein.

Herr R. hat sich auf die Herausforderung durch die neue Aufgabe gefreut. Er musste aber feststellen, dass die versprochene Herausforderung durch reine Routineaufgaben ersetzt wurde. Dienstältere Mitarbeiter beharren auf ihren Gebieten und lassen den »Jungen« nicht mitmachen. Herr R. steht kurz davor, zu kündigen.

Durch Therapie und Beratung sollte es dem Klienten gelingen, ein ausgewogenes Verhältnis von Höchstleistung und Aufenthalt in der »Komfortzone« herzustellen. Im Laufe eines durchschnittlichen Arbeitstages wäre ein Wechsel von etwa 60 bis 80 Prozent Höchstleistung und 20 bis 40 Prozent Komfortzone ideal. Ein Aufenthalt in einer Überforderungszone darf nicht oder höchstens in vereinzelt auftretenden Ausnahmefällen geschehen.

Durch eine Anpassung der Aufgabe im Sinne der Zielsetzung kann eine adäquate Herausforderung erreicht werden. Wichtig ist dabei, dass der Klient selbst die angemessene Aufgabe definiert. Folgende Fragen können dabei nützlich sein:

▶ Wie sähe nach Ihren Vorstellungen Ihre Arbeit als Ingenieur im Entwicklungsteam aus, sodass Sie Spaß daran entwickeln könnten (Beispiel Unterforderung)?

▶ Welche Rollen trauen Sie sich in Ihrer Projektgruppe zu (Beispiel Überforderung)?

▶ Was könnten Sie unternehmen, um diesen Zustand herbeizuführen?

Es ist wichtig, dass sich der Klient auf seine Stärkenpotenziale konzentriert und seine Energien bündelt. Stressklienten verzetteln sich gerne in der Bemühung, (zu) vieles auf einmal zu tun und als Folge davon nicht mehr konsequent eine Sache zu Ende zu bringen.

Die Sicherstellung einer angemessenen Qualifikation zur Bewältigung der gestellten Aufgaben durch Delegation und/oder Aus-/Weiterbildung kann Überforderung mittelfristig verhindern. Dieser Mechanismus funktioniert allerdings nur bei relativ schwachen Stressreaktionen.

Durch einen Wechsel der Aufgaben kann gesichert werden, dass die Tätigkeiten nicht nur der fachlichen Kompetenz, sondern auch der Persönlichkeitsstruktur des Klienten entsprechen. Die im ersten Teil des Buches zitierte Untersuchung von Benziger und Taylor (1995) weist beispielsweise nach, dass Personen, die Aufgaben außerhalb der Präferenzen ihres Typs, beschrieben nach der Typologie von C. G. Jung, bewältigen müssen, deutlich beobachtbare physische und psychische Störungen zeigen. Für die Zuweisung einer optimalen Aufgabe müssen die Anforderungen optimal dem Persönlichkeitstyp entsprechen.

Der MBTI (Myers-Briggs-Typen-Indikator) ist ein Selbstbeurteilungsindikator auf Basis der Typenlehre von C. G. Jung. Der MBTI besteht aus einem Fragebogen von 90 Items, welchen vier bipolare Skalen (im MBTI Präferenzen genannt) zugeordnet werden:

▶ E: Extraversion (Außenorientierung) vs. I: Introversion (Innenorientierung)
▶ S: Sensing (Sinnliches Wahrnehmen) vs. N: Intuition (Intuitives Wahrnehmen)
▶ T: Thinking (Analytisches Beurteilen) vs. F: Feeling (Gefühlsmäßiges Beurteilen)
▶ J: Judging (Beurteilung) vs. P: Perceiving (Wahrnehmung)

Aus den Kombinationen der vier Präferenzen lassen sich 16 verschiedene Persönlichkeitstypen erfassen. Je nach Präferenz der einen oder anderen Skala sind spezifische dynamische Beziehungen festzustellen, anhand derer sich der jeweilige Persönlichkeitstyp bestimmen lässt. Jede sogenannte Typenformel besteht aus der Buchstabenfolge der vier Präferenzen (z. B. ENTJ: Außenorientierte, analytische Beurteilung mit intuitiver Wahrnehmung).

Für die Anpassung von Aufgaben an die Persönlichkeitsstruktur können folgende Richtwerte dienen:

I bis E – Introversion bis Extraversion. Hiermit ist die Motivation zur Sinneserfahrung gemeint. Diese Unterscheidung ist weit geläufig. Ein außenorientierter Mensch ist kontaktfreudiger und handlungsbereiter, ein innenorientierter Mensch konzentrierter und intensiver. Man spricht auch von der Tendenz zur Weite (E) und Tiefe (I) der Sinneserfahrung.

N bis S – Intuition bis Sensing. Dies beschreibt die Verarbeitung der Sinneseindrücke. Der sensorische Geist gewichtet die »Rohdaten« bzw. unmittelbaren Eindrücke am höchsten, der intuitive Geist verlässt sich stärker auf seinen sechsten Sinn, also auf seine Spekulationen und Vermutungen. Der sensorische Geist ist detailorientiert und gewandter im exakten Verarbeiten von konkreter Information sowie im Einschätzen der Realität. Der intuitive Geist achtet eher auf das Ganze als auf dessen Teile und ist gewandter im Erkennen von Gesetzmäßigkeiten, Relationen und Möglichkeiten.

F bis T – Feeling bis Thinking. Bei diesen Kategorien geht es um die Art und Weise, wie Entscheidungen getroffen werden. Der Denker (thinking) betrachtet die ihm vorliegenden Informationen eher von einem rationalen Standpunkt aus und versucht, mittels Logik zu objektiven Erkenntnissen und optimalen Entscheidungen zu gelangen. Da er Klarheit liebt, kategorisiert er die ihm vorliegenden Sinneseindrücke stark. Der Fühlende (feeling) beachtet seine Emotionen stärker. Er urteilt subjektiv nach seinen Gefühlen und berücksichtigt dabei vorwiegend Werte, Ideale oder zwischenmenschliche Aspekte.

J bis P – Judging bis Perceiving. Dies beschreibt die Sicherheit, mit der man Entscheidungen trifft und zu ihnen steht. Entweder man ist offen für neue Eindrücke und zeigt sich bereit, seine Entscheidungen und Pläne zugunsten neuer Informationen zu überdenken. Dies bedeutet auch, dass man spontaner handelt und sich flexibler unregelmäßigen Umständen anpassen kann (perceiving). Oder man gehört eher zum Typ der Entschiedenheit: Der Urteilende (judging) entscheidet bereits, bevor ihm alle Informationen vorliegen und hält an einmal getroffenen Entscheidungen und eingeschlagenen Wegen auch unter widrigen Umständen fest. Bevorzugt handelt er systematisch und planmäßig. Falls erforderlich, werden Pläne angepasst, jedoch werden diese ungern völlig verworfen. Der Urteilende hat außerdem eine stärkere Neigung zum Dominieren und Kontrollieren. Er zeigt im Handeln weniger Spontaneität, dafür jedoch mehr Disziplin und Konsistenz.

> **Beispiel**
>
> Herr L. ist ein erfolgreicher Ingenieur einer Entwicklungsabteilung, eine starke INTJ-Persönlichkeit: Er ist kreativ, beharrlich, manchmal auch stur, kritisch und engagiert. Für »seine« Projekte kämpft er bis zum Umfallen. Im Rahmen einer Neuorganisation wird sein Aufgabengebiet geändert. Er ist nun zuständig für die Koordination von Projekten und muss so auch mit anderen Projektverantwortlichen häufiger kommunizieren und übergeordnete Ziele und Strategien in seine Beurteilungen einbeziehen. Herr L. ist von dieser Aufgabenstellung überfordert und verliert zunehmend das Interesse an seiner Arbeit. Nach einigen Monaten kündigt er seine Stelle.

Die Stärke von Herrn L., das konsequente sachorientierte Bearbeiten von Projekten, steht nicht mehr im Vordergrund seines Tätigkeitsbereiches. Die neuen stark kommunikativen Aufgaben entsprechen weniger seinen persönlichen Präferenzen.

7.6 Den Sinn entdecken

> **!** Der Klient lernt, unerwartet auftauchende negative Lebensereignisse in ein sinnvolles Lebenskonzept zu integrieren.

Die Nachricht kam kurz nach den Weihnachtsferien, zu Begin des neuen Jahres: Kurz und bündig wurde Herr P. seines Postens als Controlling-Chef enthoben. Es wurde ihm nahegelegt, auch ein paar Wochen Ferien zu machen (Abbau alter Überstunden). Innerhalb kürzester Zeit sollte er Bescheid geben, ob er bereit sei, die Arbeit als Sachbearbeiter wieder aufzunehmen. Er erhalte Lohngarantie für die nächsten zwei Jahre, dann erfolge eine Rückstufung. Sollte er mit diesen Bedingungen nicht einverstanden sein, müsse er sich eine neue Stelle suchen, was im Alter von 60 Jahren nicht einfach sein dürfte.

Das Coaching mit Herrn P. hatte bereits im Sommer begonnen. Es wurde damals in Absprache mit der Personalentwicklung als Unterstützung verordnet. Herr P. war seit etwas mehr als zwei Jahren im Betrieb und in dieser Funktion tätig. Als ausgewiesene Fachkraft hatte er eine schwierige Konstellation angetroffen. Das Controlling-Team hatte seit längerer Zeit keine Leitung und zusätzlich eine Unterbesetzung. Herr P. traf also auf eine Vielzahl unerledigter Geschäftsangelegenheiten. Zudem stand der Betrieb davor, auf ein neues, zentralisiertes Controllingsystem umzustellen.

Noch vor der ersten Sitzung wurden dem Therapeuten die Zielvorstellungen der Beteiligten schriftlich mitgeteilt.

Ziele aus der Sicht von Herrn P.:

► sich nicht von der Arbeitslast erdrücken lassen
► sich nicht von Einzelarbeiten treiben lassen, sondern den Überblick behalten

Ziele aus der Sicht des Vorgesetzten und der Personalentwicklung:

► Führung und Delegation (Einbinden des Teams, Abgabe von Verantwortung zur persönlichen Entlastung) intensivieren
► Arbeitstechnik (langfristige Planung der Arbeiten) verbessern
► Kommunikation (eigene Arbeiten gegenüber den vorgesetzten Stellen und der zentralen Leitung des Controlling besser verkaufen) optimieren

In einem ersten Vierer-Start-Gespräch (Herr P., dessen Chef, ein Personalentwicklungs-Vertreter, Therapeut) wurden diese Ziele von allen Beteiligten wiederholt. Die Atmosphäre schien einerseits freundlich und unterstützend, anderseits fiel auf, wie ruhig und still Herr P. war. Er wirkte zurückhaltend und resigniert.

Dieser Eindruck blieb auch nach dem ersten Zweier-Kontakt. Der Klient war freundlich, wirkte in der Wahl seiner Worte ausgewogen, immer ruhig, überlegt.

Th: Wie fühlen Sie sich eigentlich in der augenblicklichen Arbeitssituation?
K: Schon ziemlich eng.
Th: Und wie wirkt sich das aus?
K: Ich arbeite viel, versuche, das Wichtigste zu machen und lebe quasi von der Hand in den Mund.

Th: Das klingt tatsächlich nicht nach viel Freiraum. Haben Sie einen Ausgleich in Ihrem Privatleben?

K: Nicht wirklich. Ich tue kaum mehr etwas für mich. Betreibe viel weniger Sport, als ich will. Ich beschäftige mich eigentlich immer mit der Arbeit.

Th: Was tun Sie, um zu sich zu kommen?

K: Manchmal meditiere ich.

Th: Und das gibt Ihnen etwas?

K: Nicht wirklich.

Während dieses Therapeuten-Klienten-Dialogs wirkt Herr P. häufig abwesend und einsilbig. Das Gespräch findet wie ohne ihn statt, »perlt« an ihm ab. Übrig bleibt nur seine Verneinung, genauso, wie er die Ziele negativ formuliert hatte (»sich nicht erdrücken lassen«).

Schon zu diesem Zeitpunkt war abzusehen, dass Verbesserungen für Herrn P. nicht in der Optimierung seiner Arbeitstechnik oder im Zeitmanagement zu finden sein konnten. Insofern wurden die abgemachten Ziele bereits fraglich. Das Symbol der Boje aus Abschnitt 1.3 veranschaulicht diese Situation sehr gut: Seine Einstellungen und inneren Werte sind gegen die Arbeit ausgerichtet und hindern ihn wie ein Anker am Vorwärtskommen. Weder Veränderungen in der Kommunikation noch im Verhalten würden Herrn P. weiterbringen und ihm helfen, aus seiner permanenten Belastung herauszukommen.

Zudem war klar, dass ihm die Meditation nicht weiterhalf. Wer sich noch nicht gefunden hat, wird auch in Techniken, die das Loslassen vereinfachen sollen, keine Hilfe finden, sondern sich weiter verlieren.

Bevor Herr P. mit solchen, vom Therapeuten angestellten Überlegungen konfrontiert wird, sollte er zunächst mit sich selbst mehr in Kontakt getreten sein und einschätzen können, wo er sich gerade befindet. Dabei ist sensibel vorzugehen und auf die Verletzlichkeit des Klienten zu achten. Als wirkungsvolles Werkzeug hat sich hier die PNF-Methode (Positiv-Negativ-Fragezeichen) erwiesen.

Die PNF-Methode kann sowohl in der Einzel- als auch in einer Gruppentherapie helfen, den gegenwärtigen Stand einer Problemsituation schnell zu erfassen und zu strukturieren. Das Arbeitsblatt 19 dient als Vorlage, um sei-

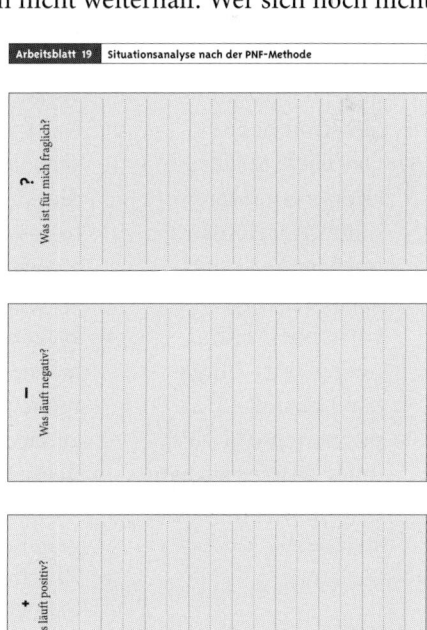

Arbeitsblatt 19 Situationsanalyse nach der PNF-Methode

? Was ist für mich fraglich?

– Was läuft negativ?

+ Was läuft positiv?

© Bernhard · Wermuth: Stressprävention und Stressabbau. Beltz, 2011 ne Gedanken schriftlich festzuhalten. Ebenso können die Antworten – vor allem in Gruppen – auf Karten erfasst und auf entsprechenden Pinwänden aufgeklebt, diskutiert und unter Umständen sinnvoll gruppiert werden, um eine Struktur in die Problembetrachtung zu bekommen. Allenfalls kann durch die Erfassung der positiven Punkte eine erste Relativierung der Stressproblematik resultieren.

Die PNF-Analyse von Herrn P. bezüglich seiner Arbeitssituation (und nicht seiner gesamten Lebenssituation) ergab folgende Punkte:

Positiv	Negativ	Fragen
▶ Ich fühle mich von den meisten akzeptiert. ▶ Die Zusammenarbeit mit und die Kooperationsbereitschaft von anderen ist gut. ▶ Meine Arbeit wird geschätzt/anerkannt. ▶ Ich bin finanziell wieder stabil. Der Druck von dieser Seite ist gewichen. ▶ Ab dem 4. Jahresquartal wird die Situation besser. ▶ Das nächste Jahr könnte ein interessantes Arbeitsjahr werden: Personalkapazität wird vorhanden sein, interessante Aufgaben ebenfalls. Das permanente Gefühl, unter Wasser zu sein, kann wahrscheinlich weichen.	▶ Ich fühle mich als Teil einer Arbeitsbeschaffungsmaßnahme. Die Arbeit erscheint mir nicht planbar, dauernd werden Informationsanforderungen gestellt, für die in der Unternehmung widersprüchliche Informationsquellen existieren. Diese Informationen einigermaßen zu verifizieren und dafür einen Datenbestand aufzubauen, erfordert wahrscheinlich 20 Prozent meiner Zeit. In dieser Unternehmung baut wohl jeder sein eigenes Informationssystemchen auf. ▶ Folgende Aktivitäten halten mich davon ab, mein Tagesgeschäft zufriedenstellend und ordentlich durchzuführen: ▶ Termine werden knapp gehalten. ▶ Zeit für Kommunikation fehlt.	▶ Wie lange halte ich das durch? ▶ Wo verspiele ich viel Goodwill als Konsequenz aus der gegenwärtigen Situation?

Positiv	Negativ	Fragen
	▶ Diverses fällt unter den Tisch.	
	▶ Zeit für die Erarbeitung der Zusammenhänge fehlt.	
	▶ Zeit für konzeptionelle Arbeit fehlt.	
	▶ Zeit, mich mit der Organisation meines eigenen Ressorts auseinanderzusetzen, fehlt.	
	▶ Ich funktioniere unterhalb meiner eigenen Qualitätsvorstellungen.	
	▶ Ich beiße mich durch.	
	▶ Der Berg unerledigter Geschäftsangelegenheiten wächst stetig.	
	▶ Ich schiebe bestimmte Dinge vor mir her.	
	▶ Das flaue Gefühl ist permanent vorhanden. Es beeinträchtigt mich 24 Stunden pro Tag.	
	▶ Delegieren? Vor allem, wenn es um die Verifizierung von Daten geht und um den Aufbau von entsprechenden Datenbeständen, habe ich den Eindruck, dass X und Y überfordert wären (die zwei im Moment der Analyse unterstellten Mitarbeiter).	

Das Ergebnis einer so aufgebauten Analyse ist meist sehr aufschlussreich. Jeder Satz kann in der Therapie neue und weiterführende Ansatzpunkte liefern.

Anhand solcher Analysen können auch die Unterschiede in der zeitlichen Perspektive von coachender und therapeutischer Arbeit vergegenwärtigt werden. Im Coaching werden oft Ziele gesetzt, wie sie zu Beginn dieses Beispieles formuliert wurden. Manchmal mag dies genügen. Ist der erlebte Stress aber so massiv wie im vorliegenden Fall, greifen coachende Ansätze zu kurz bzw. zu wenig tief. Das Arbeitsbündnis sah aber »schnelle« Erfolge vor, und der Klient ist dieses Bündnis eingegangen. Schon diese Tatsache wird zur späteren Aufarbeitung entscheidende Hinweise geben: Wie kommt es, dass sich der Klient für ein solch rasches Vorgehen entschieden hat? Kennt er das, oder ist es wirklich das erste Mal?

Th: *(geht nach und nach gezielt auf einige Antworten des Klienten ein)*
Was genau meinen Sie mit »finanzielle Restabilisierung«?
Auch die Formulierung: »Ich fühle mich als Teil einer Arbeitsbeschaffungsmaßnahme« klingt für mich ziemlich zynisch, zusammen mit dem Begriff »Systemchen« herabsetzend.
Was finden Sie an der jetzigen Organisation so lächerlich und dilettantisch?
Was können Sie tun, um das Tagesgeschäft besser in den Griff zu bekommen?
Wenn ich Sie richtig verstehe, ist für Sie klar, dass Sie keine Arbeiten delegieren können. Wenn dies stimmt, wieso waren Sie denn einverstanden mit der Zielvorgabe ihres Chefs?

K: Ich habe mich in den vergangenen Jahren an der Börse verspekuliert und praktisch das ganze Vermögen verloren. Damit nicht genug, habe ich in der Firma, wo ich eine Controlling-Funktion innehatte, auf Grund des Konkurses die Stelle verloren. Ich machte mich selbständig, hatte aber zu wenig Erfolg und Schulden.

Th: Dann ist die jetzige Stellung eigentlich eine Notlösung, die Sie nie gewählt hätten, wenn Sie nicht in diese berufliche und finanzielle Situation gekommen wären?

K: Sie sehen das richtig.

Th: Und sehe ich auch richtig, dass Sie diese Unternehmung, für die Sie jetzt arbeiten, für ziemlich rückständig und im Controlling-Bereich als amateurhaft geführt ansehen.

K: Das könnte man so ausdrücken.

Th: Könnte man?

K: Stimmt. Ich beurteile das so.

Th: Das stelle ich mir ziemlich schwierig vor: In einem Unternehmen zu arbeiten, das Sie eigentlich schwach finden, als ziemlich resistent gegen Verbesserungen sogar, und dabei im täglichen Druck überzeugt zu sein, dass Sie in einer anderen Situation und in einer anderen Firma ohne diesen Druck arbeiten könnten. Zugleich wissen Sie aber, dass Sie ohne diese Stelle noch schlimmer dran wären.

K: Ich muss ja dankbar sein, dass ich diese Arbeit gefunden habe.

Th: Und zugleich machen Sie mir den Eindruck eines Heimatlosen, der nicht (mehr) weiß, wo sein (inneres) Zuhause ist.

K: Ich darf ja nicht undankbar sein. In meinem Alter finde ich kaum mehr etwas Besseres, und ich kann es mir noch nicht leisten, nicht zu arbeiten.

Th: Das heißt: Sie haben sich mit dieser Situation abzufinden?

K: Ja.

Th: Ziemlich wenig, um mit den offenen Fragen wirklich konstruktiv umzugehen.

K: Wie meinen Sie das?

Th: Ich habe nicht den Eindruck, dass es Ihnen schon gelungen ist, klar Stellung für sich selbst zu beziehen: Hier bin ich, mit meinem Leben und meiner Geschichte. Und ich gestalte meine Zukunft eigenständig und selbstverantwortlich.

K: Da haben Sie wohl recht. Aber ich verspreche mir Entlastung, wenn bald ein neuer Mitarbeiter kommt, der mich fachlich entlastet, sodass ich mehr konzeptionelle Arbeit anpacken kann.

Th: Diese Entlastung sehen sie bei den jetzigen Mitarbeitern nicht.

K: Nein, im Fachlichen sind diese nicht gut genug.

Noch einmal soll betont werden, dass eine therapeutische Behandlung mehr Tiefe zulässt als ein Coaching. Im dargestellten Setting war die Nähe zum Inneren von Herrn P. schon sehr groß. Es gab wenig später eine Sitzung, die dem Klienten noch einmal neue Erkenntnisse über sich selbst brachte, ohne dass er sich seinen ungelösten Fragen schon mutig genug zu stellen wagte.

Aber auch in einer vereinbarten Therapie gilt der Wahlspruch von Perls: »Don't push the river; it flows by itself.« Manchmal sind eben Umwege nötig.

Herr P. beschloss,

▶ wenigstens administrative Arbeiten an seine zwei Mitarbeiter abzugeben,

▶ ein Konzept für die Entwicklung des Controllings in der Abteilung auszuarbeiten und dieses baldmöglichst mit seinem Chef zu besprechen und

▶ sich selbst für die kommenden Monate mehr Freizeit zu gönnen.

Zunächst schien dieses Konzept aufzugehen und mit dem Eintritt des neuen Mitarbeiters konnte sich auf längere Sicht die Lage beruhigen. Allerdings brauchte auch die Einarbeitung des Neuen Zeit und Planung. In dieser Phase sollte sich Herr P. mehr mit seinen Verhaltenszentren (s. Covey, Abschn. 2.9) befassen. Dieses Modell, in Verbindung mit der Grundannahme der Transaktionalen Analyse, nach welcher der Mensch für sein psychisches Überleben regelmäßige Beachtung (strokes) benötigt, leuchtete dem Klienten ein. Er begann über seine inneren Ausrichtungen nachzudenken und bemerkte, dass er neben seiner Arbeit kaum Lebensinhalte benennen konnte. Sogar seine Partnerschaft »lief« einfach nebenher.

Auch der Therapeut ging auf diesen Umstand genauer ein. Er könne bei Herrn P. keine Freude an irgendwelchen außerberuflichen Aktivitäten entdecken.

K: Dieses Gefühl habe ich vor langer Zeit versteckt.

Th: Vor wem oder vor was wollten Sie es schützen?

K: Vor meiner Mutter. Sie mischte sich mit ihren strengen religiösen Vorstellungen in alles ein, was ich dachte und fühlte.

Th: Sie hatte ihre ganz besonderen Ideale?

K: Oh ja: Immer fleißig sein, damit einem die Leute nicht nachsagen konnten, man sei faul. Und keine Fehler machen.

Th: Und wie sind Sie damit klargekommen?

K: Ich habe mir meine eigene Welt aufzubauen begonnen, in welcher mich niemand unterdrücken und beherrschen konnte.

Th: Und es ist Ihnen gut gelungen, ihre eigene Welt zu behalten. Da Sie so tüchtig waren, dass es zu einem Studium gereicht hat, konnten Sie sich die Kritiken vom Leibe halten?

K: *(nach langem Schweigen)* Ja. Und das ging gut, bis ich die Stelle verlor.

Erstmals stand ein Türchen zu seinem Inneren offen. Lange Zeit war es ruhig im Raum. Dann nahm Herr P. einen Block und zeichnete darauf das Dreieck, das in Abbildung 7.3 dargestellt ist. Er sagte: »Die Freude fehlt mir tatsächlich in meinem Leben.« Dabei ist sie einer der drei wesentlichen Eckpunkte in Herrn P.s Leben, und die Balance zwischen diesen drei Polen sollte für ein gesundes Leben gewährleistet sein.

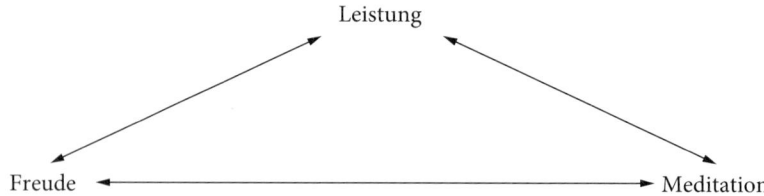

Abbildung 7.3 Das Balance-Dreieck von Herrn P.

Th: Verstehe ich Sie richtig: Auch in der Meditation fehlte die Freude? Die Freude am unmittelbaren Zustand von Glück?

K: Ja, es war mehr die Abwesenheit von Schmerz.

Der Klient schien jetzt ganz nahe an einer Entdeckung, die für ihn wichtig, aber so schwierig zu ertragen war. Hier hätte er sich einem neuen Lebenskonzept stellen müssen.

Th: Wenn Sie Bilanz ziehen über die bisherigen 5 Sitzungen: Haben diese Ihnen bis jetzt eigentlich etwas gebracht?

K: Ja, auch wenn ich nicht viel Praktisches umgesetzt habe. Aber ich habe begonnen, nachzudenken, mich auf mich einzulassen. Das möchte ich fortsetzen.

Herr P. schrieb einige Zeit später an seinen Therapeuten:

Sehr geehrter Herr Doktor,

ich muss unseren Termin leider absagen. Im Moment genieße ich Ferien, die mir mehr oder weniger verordnet wurden. Ansonsten … Ich bin degradiert worden. Ob mein Arbeitgeber Ihren Einsatz für mich weiterhin finanziert, erscheint mir ungewiss. Ich danke Ihnen für die Erkenntnisse, die Sie mir zugänglich gemacht haben, und für diejenigen, die Sie mir wieder freigelegt haben. Die Sitzungen mit Ihnen haben mir viele Erkenntnisse gebracht. Was mich selbst schockiert, ist die Tatsache, dass ich mir vieles von den Ereignissen der vergangenen Jahre habe zudecken lassen und dass ich heute Hilfe brauche, um solche Erkenntnisse neu zu finden. Zurzeit weiß ich nicht so recht, wie es weitergehen soll.

Herzliche Grüße
J. P.

Der Klient wurde einerseits von der »Degradierung«, wie er es nannte, überrascht und auch verletzt. Anderseits war sie endlich der Anlass, über die grundsätzliche Ausrichtung in seinem Leben nachzudenken und sich Antworten zu suchen, die nicht in der Bestätigung lagen, sich durch permanente Anstrengung »gut« zu fühlen. Denn noch einmal hatte er sich durch Arbeit und die Leistung allein zu definieren versucht. Der neue Mitarbeiter hatte zu wenig zu tun, weil Herr P. es für falsch hielt, ihn mit Altlasten zu behelligen. Schnell suchte sich der Neue eine andere Herausforderung im Betrieb, wo man ihn mit seinen fachlichen Qualitäten gerne nahm. Herr P. sah sich mit denselben Schwierigkeiten konfrontiert wie zu Beginn seiner Tätigkeit in diesem Unternehmen. Sein Chef mochte nicht mehr warten, bis er die Führungsrolle wirklich ausfüllte.

Es wurde höchste Zeit, alte Verhaltensweisen nicht mehr zu wiederholen. Die Herausforderung war, seinem Leben einen neuen und eigenen Sinn zu verleihen.

7.7 Die inneren Antreiber identifizieren und kontrollieren

 Der Klient erkennt seine persönlichen inneren »Antreiber«. Es gelingt ihm, deren negative Wirkung zu kontrollieren und in positive Motivation umzulenken.

Jeder Mensch richtet sein Leben an Leitsätzen aus, die für ihn Motivation zu hohen Leistungen schaffen. Sie haben durchaus positive Auswirkungen, solange sie nicht mit absolutem Anspruch verfolgt werden. Diese Aussage gilt auch für die »Antreiber« (vgl. Abschn. 2.5):

► Ich bin perfekt: Ich will hervorragende Leistungen erbringen, ich will keine unnötigen Fehler machen.
► Ich beeile mich: Ich will meine Zeit nutzen, ich mag keinen Schlendrian.
► Ich strenge mich an: Ich will Konzentration, ich mag keine Faulheit.
► Ich mache es anderen recht: Ich will gute Beziehungen aufbauen und pflegen.
► Ich bin stark und zeige keine Gefühle: Ich habe die Dinge im Griff und falle nicht gleich um.

Wenn Antreiber als unumstößliche Dogmen und nicht mehr als frei wählbare Strategien wirken, können sie zu einer Stressursache werden, entweder als eigenständige Stressoren oder verstärkend zu anderen.

Der Therapeut muss mögliche Antreiber des Klienten in der Analyse erkennen und die Resultate mit dem Klienten besprechen. Er zeigt die wichtigen positiven Funktionen, aber auch die Gefahren von Antreibern auf. Auf diese Weise hat der Klient die Möglichkeit,

► seine Antreiber zu identifizieren,
► ihre hilfreichen Funktionen als Motivatoren sowie ihre hemmenden Funktionen als Stressfaktoren zu akzeptieren und
► seine Antreiber beherrschen zu lernen und ihnen nicht ausgeliefert zu sein.

Generell sensibilisiert der Therapeut den Klienten für »seine« Antreiber. Der Klient macht sich im Alltag Notizen über Situationen, in denen er seine Antreiber erlebt und den Umgang mit ihnen bei sich selbst beobachten kann.

Im Gespräch mit dem Therapeuten werden konstruktive und hemmende Funktionen des Antreibers erfasst und korrigierende Handlungen skizziert, die der Klient bis zur nächsten Sitzung austestet.

Tabelle 7.1 Antreiber

Antreiber	(Unbewusste) Grundannahmen	Reflexion	Korrektur
»Ich bin perfekt.«	► Fehler und Unvollkommenheiten sind ein Zeichen von Schwäche. ► Mein Anspruchsniveau kann nie hoch genug sein.	► Fehlerfreie Leistung ist oft wichtig, aber nicht immer möglich. ► Fehler stoßen auch einen Lernprozess an. ► Fehler machen mich menschlich.	► Fehler bewusstmachen ► über Fehler reden (und vielleicht auch lachen) ► absichtlich kleine Fehler machen

Tabelle 7.1 (Fortsetzung)

Antreiber	(Unbewusste) Grundannahmen	Reflexion	Korrektur
»Ich beeile mich.«	▶ Zeit kann man »sparen«. ▶ Je schneller, desto besser.	▶ Wann ist es wichtig, sich Zeit zu nehmen? ▶ Wo produziere ich Fehler, weil ich mich beeile?	▶ bewusst langsam arbeiten ▶ Pausen einlegen
»Ich strenge mich an.«	▶ Je mehr ich mich anstrenge, desto besser werden die Resultate.	▶ Gibt es auch Dinge, die »sich selbst erledigen«? ▶ Wo ist Lockerheit gefragt?	▶ loslassen, weniger »krampfen« ▶ abwarten, beobachten
»Ich mache es anderen recht.«	▶ Andere sind wichtiger als ich. ▶ Eigennutz ist schlecht. ▶ Andere sind für mein Wohl zuständig.	▶ Wann sind meine Bedürfnisse im Vordergrund? ▶ Wann wollen andere nur ihre eigenen Interessen durchsetzen? ▶ Wie selbständig bin ich?	▶ etwas für mich selbst tun ▶ nur Dinge für andere tun, die auch für mich gut sind ▶ eigene Maßstäbe entwickeln
»Ich bin stark und zeige keine Gefühle.«	▶ Wenn du dich anderen gegenüber öffnest, missbrauchen sie diese Informationen gegen dich.	▶ Freundschaft braucht Öffnung. ▶ Sich generell verschließen ist das beste Rezept für Vereinsamung.	▶ bisher Verborgenes anderen erzählen

Tabelle 7.2 Auszug aus einem Klientenprotokoll zu dessen Antreiber »Mach schnell!«:

	Fehler	Alternative (Korrektur)
Mo	Habe an der Projektgruppensitzung F. »abgeklemmt«, weil ich ja wusste, was er sagen will. F. reagierte sauer und hielt seine Informationen zurück.	F. zuhören, seinen Beitrag zusammenfassen. Zeitplan in Erinnerung rufen.
Mi	Bin einem Gespräch mit meiner Partnerin ausgewichen, weil das immer so lange dauert.	Mir Zeit nehmen und die Anliegen der Partnerin ernst nehmen.
Do	Habe vor einer Besprechung noch rasch ein Telefongespräch eingeschoben, mich aber dadurch schlecht vorbereitet. (…)	Genügend Zeit für Besprechungsvorbereitungen einplanen und nutzen. (…)

Die Antreiber nach Taibi Kahler (2008) sind exemplarisch zu verstehen. Jeder Klient hat im Laufe seines Lebens sein eigenes Wertsystem mit seinen spezifischen Antreibern entwickelt, deren positive und negative, also stressfördernde, Wirkung erfasst werden muss.

Oftmals scheinen sich die Klienten schon sehr genau im Klaren darüber zu sein, wie schädlich ihre Antreiber ausfallen können:

Th: Ich habe bis jetzt den Eindruck gewonnen, dass es für Sie sehr wichtig ist, dass die Menschen in Ihrem Umfeld völlig zufrieden sind mit Ihnen und Ihrem Verhalten.

K: Das stimmt.

Th: Kommt es vor, dass Sie aus diesem Grund etwas tun, das Ihnen widerstrebt?

K: Schon. Aber so ist halt das Leben.

Th: Und was bewirkt das jeweils in Ihnen?

K: Ich merke, dass ich wütend werde.

Th: Können Sie mir das näher beschreiben?

K: Eigentlich habe ich den Anspruch, frei und unabhängig zu agieren. Und jedes Mal, wenn ich mich beuge, rebelliert der Freiheitsdrang in mir. Diese Spannung ist manchmal nur schwer zu ertragen.

Th: Es sind also eigentlich zwei Tendenzen, die in diesen Situationen kollidieren: Anderen zu gefallen und gleichzeitig frei und unabhängig zu bleiben?

K: Ja.

Th: Wenn das wieder passiert: Was wollen Sie tun?

K: Auf jeden Fall meine Unabhängigkeit in den Vordergrund stellen.

Th: Gehen Sie dabei auch ein Risiko ein?

K: Schon. Aber das muss ich auf mich nehmen *(wirkt entschlossen)*.

Th: Dann führen Sie zu dieser Situation ein Protokoll bis zur nächsten Sitzung. Wir werden das dann besprechen.

7.8 Die Zeit gut nutzen

 Der Klient überprüft und korrigiert seine Einstellungen und seinen Umgang mit der Zeit. Er akzeptiert Zeit als unveränderbare Rahmenbedingung für sein Verhalten.

Immer mehr Menschen fühlen sich in der Überfülle an Reizen und Anforderungen als »Sklaven fremder Uhren«. Zeitmangel ist, zumindest oberflächlich betrachtet, eine häufig genannte Stressursache. Klienten erfahren eine quantitative Belastung durch Aufgaben, die sie in der zur Verfügung stehenden Zeit nicht bewältigen können. So geraten sie dauerhaft aus der Balance (vgl. auch Abschn. 7.2). Eine zentrale Problematik besteht aber darin, dass Zeit als Ressource nicht variabel handhabbar ist. Zeit ist weder einspar- noch veränderbar. Der Klient muss einsehen, dass nicht die Zeit selbst, sondern seine Einstellungen und sein Verhalten innerhalb seiner zur Verfügung stehenden Zeit zur Diskussion stehen.

Hat der Klient in der Basis-Analyse Signale gegeben, die auf Zeitprobleme als Stressursache hinweisen, geht der Therapeut mit ihm den Fragebogen »Nutzung der Zeit« (Arbeitsblatt 9) durch und vereinbart als Vorbereitung für die nächste Sitzung Selbstbeobachtungen zum Thema »Umgang mit Zeit«.

AB 9

Hinter vermeintlich zeitbedingtem Stress stehen erfahrungsgemäß andere Stressursachen:

▶ eine »schiefe«, unproduktive Zeit-Kultur, wie sie in Michael Endes »Momo oder die seltsame Geschichte von den Zeit-Dieben« allegorisch dargestellt wird. Im Märchen ist es das Mädchen Momo, das den Menschen die von den grauen Herren gestohlene Zeit zurückbringt.

▶ Antreiber (s. Abschn. 2.5): Haltungen wie »Ich muss perfekt sein!«, »Ich muss schnell sein!«, »Ich muss es allen recht machen!«, »Ich muss mich anstrengen!« verursachen Zeitprobleme oder können solche massiv verstärken. Diagnostisch betrachtet sind deshalb Fragen nach Antreibern ein wichtiger Bestandteil beim Thema »Zeit nutzen«. (Das Arbeitsblatt 9 beinhaltet einen spezifischen Fragebogen zur Zeitnutzung. Dessen Fragen überschneiden sich allerdings teilweise mit denen des Antreiber-Fragebogens.)

▶ Qualitative Überforderung: Stressoren, wie sie im Abschnitt 7.3 beschrieben sind. Der Klient übt einen neuen Umgang mit seiner Zeit ein, er wird zum aktiven Verwalter seiner Zeit. Dazu muss er wahrscheinlich einige seiner Wertvorstellungen nach und nach ersetzen.

Th: Sie haben in der Zeit seit der letzten Sitzung Ihre Haltungen und Ihr Verhalten zur »Nutzung der Zeit« *(mit oder ohne Checkliste)* beobachtet und überprüft. Ist Ihnen eine Schwierigkeit besonders aufgefallen?

K: Ich plane jeden Tag die Erledigung meiner Aufgaben nach Wichtigkeit und Dringlichkeit. Aber diese Ordnung wird mir jedes Mal nach kurzer Zeit umgeworfen. Der Berg mit Unerledigtem wächst und wächst und damit auch mein Stress.

Th: Jemand greift also stark in Ihre Zeitgestaltung ein. Wer ist das?

K Meistens sind das interne Kunden.

Th: Genauer?

K: Am häufigsten der Leiter der Abteilung Z.

Th: Haben Sie schon einmal überlegt, wie Sie das verhindern könnten?

K: Das geht nicht.

Th: Was könnte passieren, wenn Sie dem Leiter sagen: Nein, heute erledige ich das nicht, aber bis Mitte nächster Woche kann ich das liefern?

K: Der wäre sauer.

Th: Und das wollen Sie nicht riskieren?

K: Nein.

Hier könnte ein kurzes Rollenspiel folgen, in dem der Therapeut die Rolle des Klienten (Rolle K) übernimmt, der Klient die Rolle des Abteilungsleiters (Rolle A).

K: Sie möchten, dass ich bis morgen die Aufgabe erledige. Ich kann das nicht tun, ohne andere wichtige Aufgaben zu vernachlässigen.

A: Ich brauche das dringend.

K: Ich verstehe, dass das für Sie dringend ist. Bis Mitte nächster Woche kann ich Ihnen das liefern. Kämen Sie damit nicht hin?
…

Das Rollenspiel soll nicht die Lösung bringen, sondern dem Klienten Optionen bewusst machen, auch wenn er sie im Moment ablehnt. Der Klient soll bis zur nächsten Sitzung über erarbeitete Varianten nachdenken und eventuell neue eigene Alternativen entwickeln, wie er den Abteilungsleiter als »Zeitdieb« ausschalten kann.

7.9 Sich entspannen

 Anspannung und Entspannung sind wechselnde Prozesse, die dem Lebensrhythmus entsprechen und als natürliche Zustände des Organismus den Gesetzen der Balance zwischen Belastung und Ausgleich folgen. Dauerbelastung oder Dauerpassivität sind hingegen unnatürlich und stressverursachend. Der Klient weiß um diesen Umstand und richtet seinen Alltag entsprechend aus.

Wie das folgende Beispiel verdeutlicht, bedeutet Entspannung nicht einfach, für eine gewisse Zeit Belastungen zu reduzieren. Auch Phasen der Regeneration sollten aktiv und nach den individuellen Bedürfnissen gestaltet sein.

Beispiel

Frau R. fühlt sich seit längerer Zeit zunehmend müde und gereizt. Ihr Hausarzt hat ihr einige Präparate verschrieben, die aber nichts nützen. Vor zwei Monaten hat ihr der Vorgesetzte zwei Wochen Urlaub »verordnet«, aus dem sie verkrampfter zurückkam als je zuvor. Ihre Leistungsfähigkeit sinkt weiter, die Konflikte mit ihrer Umwelt in Form von Streitereien nehmen laufend zu.

Im Gespräch mit dem Therapeuten wird klar, dass der Versuch, Entspannung durch Passivität zu erreichen, bei Frau R. kontraproduktiv ist. Sie berichtet, wie sie im Urlaub am Strand lag, unfähig etwas zu unternehmen, und von Stunde zu Stunde angespannter wurde. Sie braucht eine aktive, fordernde Form von Entspannung, die ihr wieder einen besseren Zugriff auf ihre Ressourcen gibt.

Der Wechselprozess zwischen Anspannung und Entspannung geschieht in verschiedenen Dimensionen, wie in Abbildung 7.4 veranschaulicht wird.

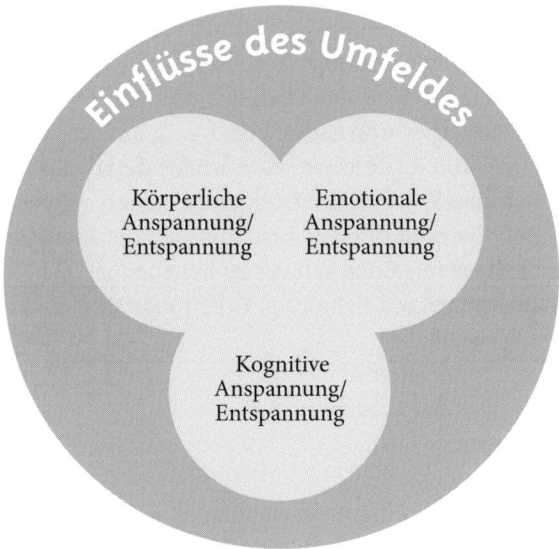

Abbildung 7.4 Dimensionen von Anspannung und Entspannung

Sowohl kognitive als auch emotionale Anspannungen können durch Über- und Unterforderung entstehen (vgl. Abb. 7.5).

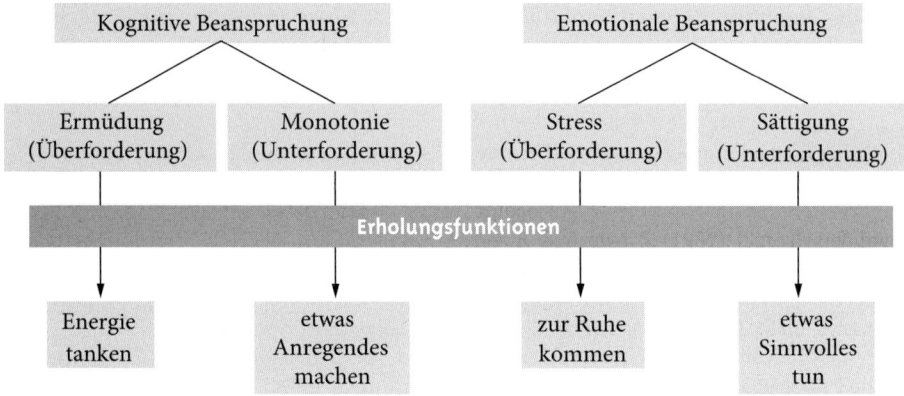

Abbildung 7.5 Beanspruchung und Erholungseffekte (nach Allmer, 1996, S. 45)

Ein Klient, der zum Zeitpunkt eines hohen Anspannungsniveaus Entspannung sucht, wird diese relativ schnell kurzfristig erreichen, absolut und auf lange Sicht betrachtet reicht dies jedoch zu einer Regenerierung nicht aus. Des Weiteren setzt Entspannung voraus, dass die notwendigen Ressourcen vorhanden und »erneuerbar« sind, d. h., dass Überforderung durch Entspannung überhaupt auszugleichen ist.

Der Therapeut identifiziert mögliche Signale für einen gesunden resp. einen gestörten Anspannungs-Entspannungs-Wechsel in der Basis-Analyse. Zusätzlich beobachtet er die Signale des Klienten auch während der Sitzungen.

Während es während einer normalen, kurzfristig auftretenden Anspannungsphase zu nachvollziehbaren Reaktionen wie etwa Müdigkeit kommen kann, zeichnen sich Dauerstressphasen durch übersteigerte Formen solcher Reaktionen aus. Gesunde Müdigkeit entwickelt sich zur Erschöpfung, die auch durch das Einleiten einer Regenerationsphase nur noch schwer zu beheben ist. Der Klient verliert die Fähigkeit zur Entspannung und Erholung. Erkennbar sind solche Erschöpfungssymptome an Aussagen wie:

▶ »Ich bin müde und ausgelaugt.«
▶ »Ich fühle mich emotional ausgebrannt.«
▶ »Ich habe zu nichts mehr Lust.«
▶ »Ich kann nicht mehr.«
▶ »Ich fühle mich schwach und krankheitsanfällig.«
▶ »Ich bin todmüde, kann aber überhaupt nicht schlafen.«

 Hier kann das erste Therapieziel nur lauten:
Der Klient entwickelt seine Fähigkeiten, um stressverursachende Anspannung regelmäßig und frühzeitig durch entsprechende Entspannungsmaßnahmen abzubauen.

Generell geschieht die Entspannung im Stressfall nicht einfach nur durch Passivität, sondern verlangt auch (innere wie äußere) Aktivität. Dabei ist Entspannung nicht Selbstzweck, sondern Teil eines Lebenskonzepts, mit dem die Balance zwischen Anforderungen und Bewältigung täglich realisiert wird.

Ein wesentlicher Beitrag zur Entspannung geschieht durch die aktive Regenerierung überbeanspruchter Ressourcen. Kein System kann auf Dauer im Gleichgewicht bleiben, wenn die Ressourcen ausgeschöpft sind (vgl. Abb. 7.6).

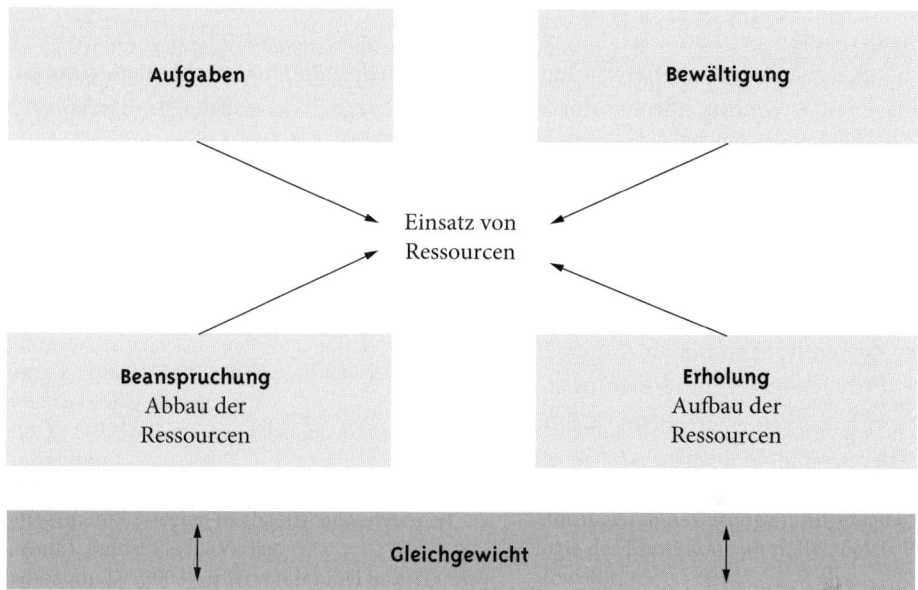

Abbildung 7.6 Die Balance zwischen Beanspruchung und Erholung

Entspannung verläuft nach verschiedenen Phasen, analog zu den Phasen eines Veränderungsprozesses nach Kurt Lewin.

(1) Auftauphase (»Unfreezing«)
Der Klient macht sich die vorangegangenen Beanspruchungsphasen (Ereignisse, Emotionen) bewusst und gewinnt Abstand zu ihnen, und zwar

▶ physisch – durch Bewegung, Herstellung einer räumlichen Distanz (beispielsweise Ortswechsel),

▶ kognitiv – durch vorübergehendes Ablegen unerledigter Arbeiten oder durch Reframing (»Welche positiven Auswirkungen hat die Anspannung für mich?«) und

► emotional – durch Identifikation mit den begleitenden Gefühlen (»Welche Gefühle löst die Anspannung in mir aus?«).

Die Auftau- oder Abstandsphase ist therapeutisch herausfordernd, weil Klienten auch übermäßige Anspannung häufig verharmlosen, als Problem deklarieren, das sich von alleine löst oder für das andere verantwortlich sind.

(2) Bewegungsphase (»Moving«)

Erst nachdem ein gewisser Abstand zu der stressverursachenden Situation hergestellt worden ist, kann der Klient entspannen, seine Ressourcenspeicher wieder füllen, neue Gedanken generieren oder emotionales Gleichgewicht wiederfinden. Dabei ist es wichtig, die Art der Spannung (körperlich, kognitiv, emotional) und die Frage nach Über- oder Unterforderung zu klären. Je nachdem, wie die Antworten ausfallen, können folgende Strategien sinnvoll sein:

► physische Entspannung
► Einhaltung von kürzeren oder längeren Ruhephasen
► Wechsel von momentan strapazierten Ressourcen zu anderen verfügbaren Ressourcen
► Zuwendung zu neuen Aufgaben
► Entwicklung neuer Ressourcen
► Wechsel der Konzentration (innen – außen)

(3) Neuorientierungsphase (»Refreezing«)

In einer gemeinsamen Entscheidung von Klient und Therapeut ergeben sich die zu realisierende Strategie und die notwendigen Maßnahmen.

Th: Aus Ihren bisherigen Schilderungen habe ich den Eindruck gewonnen, dass Sie sich oft erschöpft und ausgelaugt fühlen, ohne Lust zur Aktivität.

K: Das stimmt, aber wenn ich mich zusammenreiße, schaffe ich den jeweils nächsten Schritt schon.

Th: Ich befürchte, dass dieses Zusammenreißen sehr viel Kraft kostet, die Leistungen beeinträchtigt und mit der Dauer immer schwieriger wird. Liege ich da falsch?

K: Nein. Das erlebe ich schon so.

Th: Können wir Ihre Erschöpfungszustände etwas näher betrachten? In welchen Situationen treten sie besonders deutlich auf?

K: Zum Beispiel abends, wenn ich von der Arbeit nach Hause komme und eigentlich für meine Familie da sein möchte.

Th: Und das ist für Sie mehr als einfach bloße Müdigkeit?

K: Da ist eine große Leere in mir. Ich könnte mich hinlegen und heulen.

Th: Und wie geht es dann jeweils weiter?

K: Meine Frau und meine Kinder spüren das natürlich und lassen mich dann in Ruhe. Aber genau das reißt mich noch mehr runter.

Th: Haben Sie denn schon einmal mit Ihrer Frau über diese Problem geredet?

K: Angesprochen haben wir es schon. Ich war aber immer der Meinung, dass diese Erschöpfung wieder verschwindet, wenn ich mal richtig ausspanne. Ist aber nicht passiert.

Th: Könnte es ein erster Schritt sein, dass Sie mit Ihrer Frau über Ihre Erschöpfungszustände reden und gemeinsam mit ihr erste Schritte dagegen planen?

K: Ich könnte das ja mal versuchen.

Th: Könnte es Ihnen helfen, sich hier zusammen mit mir auf dieses Gespräch vorzubereiten? Oder glauben Sie, dass Sie es ohne diese Vorbereitung schaffen?

K: Ich denke, ich versuche es zuerst mal allein. Dann sehen wir weiter.

Der Therapeut stellt für sich die Hypothese auf, dass ein wesentlicher Grund für die Erschöpfungszustände des Klienten emotionale Überforderung im familiären Kontakt ist. Er schlägt deshalb dem Klienten eine gemeinsame Lösungssuche mit seiner Frau vor. Der Klient protokolliert, wie er sich auf das Gespräch vorbereitet hat, wie es verlaufen ist und welche Gefühle dabei für ihn entstanden sind.

Aufgrund der Komplexität der Stressentstehung und des Stressverlaufs bleiben zusätzlich weitere Stressursachen (wie quantitative oder qualitative Überforderung im Beruf oder die Wirkung von Antreibern wie »Mach es allen recht!«) offen, die im Laufe der Therapie überprüft und nach Auftreten angegangen werden sollten. Dieses Vorgehen bedeutet auch, dass die Dauer der Umsetzungsphasen der zu ergreifende Maßnahmen verschieden sein kann. Ein Klärungsgespräch kann kurzfristig und rasch stattfinden, während Einstellungsveränderungen wie beispielsweise der Abbau von Antreibern mittel- und langfristig zu realisieren sind und somit Zeit brauchen.

Entspannungsmethoden

Die Liste der Entspannungsmethoden ist nicht vollständig. Detaillierte Beschreibung einzelner Methoden finden Sie im Anhang dieses Buches (Arbeitsblätter 10 und 11).

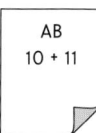

AB
10 + 11

Atmung. In einer Phase der Anspannung ist üblicherweise die Dauer der Ausatmungsphase deutlich länger als die der Einatmungsphase. Das temporäre Herbeiführen einer Ruheatmung, in der beide Phasen etwa gleich lang sind, unterstützt die Entspannung physisch, psychisch und geistig.

Der Therapeut lässt den Klienten seinen Anspannungs-/Entspannungszustand auf einer 10er-Skala einschätzen (von 10 = sehr angespannt bis 0 = völlig entspannt). Dann weist er den Klienten an, eine bequeme, möglichst unverkrampfte Körperhaltung einzunehmen und sich ausschließlich auf seinen Atem zu konzentrieren. Er lenkt mit den Anweisungen »Ein« – »Aus« dessen Atmung zu einer Ruheatmung, in der auf eine Einatmungsphase ohne Unterbrechung eine gleich lange Ausatmungsphase folgt. Nach einer kurzen Atmungsunterbrechung wiederholt sich das »Ein« – »Aus«.

Hat der Klient den Rhythmus der Ruheatmung gefunden, soll er sich ohne Anleitung auf die nächsten zehn Atemzüge konzentrieren. Verliert der Klient die volle Konzentration auf seine Atmung, beginnt er von vorne.

Anschließend beurteilt der Klient seinen Zustand neu und bespricht seine Erfahrungen mit dem Therapeuten.

Progressive Muskelrelaxation. Die ursprünglich von Edmund Jacobson geschaffene Methode geht von der Beobachtung aus, dass psychische und geistige Anspannung parallel zu Muskelverspannungen auftreten. Das Lösen der physischen Verspannung hat deshalb eine generelle positive Entspannungswirkung.

Der Therapeut leitet den Klienten an, sich mit geschlossenen Augen auf die Wahrnehmung der Anspannung und der dann folgenden Entspannung in angekündigten Muskelgruppen zu konzentrieren. Zunächst wird eine Muskelgruppe (z. B. durch das Ballen der Hand zur Faust) angespannt, die Spannung für 5–7 Sekunden gehalten und anschließend gelockert. Der Klient achtet darauf, wie er die Veränderung wahrnimmt.

Die Folge der zu entspannenden Muskelgruppen wird festgelegt. Hände und Unterarme, Oberarme, Stirn, Nasen-/Augenregion, Mund-/Kieferbereich, Nacken/Hals, Schultern, Brust, Rücken, Bauchmuskulatur, Oberschenkel, Füße.

Nach vollständigem Durchgehen der einzelnen Muskelgruppen wird der Klient für einige Zeit der bewussten Wahrnehmung des Entspannungszustandes überlassen und danach langsam aus dem Zustand der Tiefenentspannung zurückgeführt. Am Ende der Übung kann der Klient angeleitet werden, sich in ein persönliches »Ruhebild« zu begeben (z. B. »auf einer Wiese liegen und in den Himmel schauen« oder »von einem Berggipfel über die Landschaft blicken«). In der Nachexplorationsphase werden die positiven und negativen Wahrnehmungen während der Übung besprochen und das Ausmaß der erlebten Entspannung wird bestimmt. Der Klient erhält den Auftrag zur regelmäßigen Übung des Vorgehens zu Hause. Die Aufnahme der Instruktionen auf Tonband kann dabei hilfreich sein.

Der Klient lernt, Anspannungs- und Entspannungszustände im Körper genauer zu unterscheiden. Damit einher geht ein allgemeines Gefühl der Ruhe, verbunden mit einer erhöhten Gelassenheit. Die Verarbeitung von Außenreizen wird abgebaut zugunsten der Fokussierung auf Innenreize. Der Muskeltonus wird vermindert, periphere Durchblutung und Hauttemperatur sind erhöht, die Atemfrequenz sinkt und die Theta-Aktivität im Gehirn ist verstärkt.

Musik. Entspannung kann durch den Einsatz von Musik erreicht oder verstärkt werden. Die Frage stellt sich, welche Art von Musik als entspannend empfunden wird. Zwei Menschen hören nie dieselbe Musik, auch wenn die Quelle dieselbe ist. Trotzdem gibt es Kriterien für entspannende Musik. Ausgewogene Redundanz, harmonische, rhythmische und melodische Gleichmäßigkeit senken den Aktivitätspegel und die Konzentration auf äußere Reize. Die Fokussierung auf die Innenwahrnehmung verstärkt sich und die positive Stimmung nimmt zu. Ästhetisch neutrale Musik erfüllt oft ihren Entspannungszweck besser als ein komlexes

Meisterwerk der Musikgeschichte, da der Hörer weniger abgelenkt wird und sich besser auf sich selbst konzentrieren kann.

Das Angebot an Entspannungsmusik ist immens. Der Therapeut soll, wenn er Musik einsetzen will, über eine breite Auswahl an Musikstücken verfügen und mit deren Wirkung experimentieren. Das Internet bietet dazu eine große Auswahl.

Imagination. Mit imaginativen Verfahren werden entspannende Vorstellungen generiert, welche die Wahrnehmung beeinflussen und physische, psychische und kognitive Komponenten enthalten. Der Klient lernt, seine Anspannung zu kontrollieren, neue Sichtweisen zu entwickeln und durch Wiederholung angepasstere Bewältigungsstrategien einzuüben und zu stabilisieren.

Dazu einige Anleitungsbeispiele:

▶ »Stellen Sie sich vor, Sie sitzen an einem Fluss und schauen einfach dem vorbeifließenden Wasser zu … Welche Gedanken gehen Ihnen durch den Kopf? … Welche Gefühle kommen in Ihnen hoch?«

▶ »Sie sitzen an einem geschützten Ort und hören, wie die Regentropfen auf das Dach fallen … Wie fühlen Sie sich dabei? … Gibt es Erfahrungen, die in Ihnen hochkommen?«

Der Therapeut bespricht die imaginativen Erfahrungen mit dem Klienten und lädt ihn ein, weitere imaginative Geschichten zu kreieren und in folgenden Sitzungen zu erörtern. Er kann zur Unterstützung auch Stichworte vorgeben wie beispielsweise:

▶ eine entspannte stressfreie Reise unternehmen

▶ ein entspanntes Treffen mit Verwandten erleben

▶ ein entspanntes berufliches Gespräch führen

Anfangs sollten die Themen nicht zu nahe an der Stresspraxis des Klienten sein, um Widerständen vorzubeugen. Mit der Zeit können solche Themen immer mehr an die beim Klienten diagnostizierten Anspannungsprobleme angenähert werden.

Gedankenstopp. In starken Spannungszuständen neigt der Klient dazu, in einen hektischen Gedanken-Kreislauf zu geraten, aus dem er selbst nicht mehr herausfindet. Bei der Gedankenstopp-Methode wird er angewiesen, den unerwünschten und chaotischen Gedanken gewissermaßen freien Lauf zu lassen, indem er sie im Geiste vor sich hin spricht.

Nun ruft der Therapeut laut: »Stopp!« Dieser Einwurf sollte für den Patienten unerwartet kommen und zu einer gewissen Schreckreaktion führen. Dann wird der Klient gefragt, was sich ereignet hat. Üblicherweise gibt er dann an, dass er den Gedanken nicht mehr weiterdenken konnte, als der Therapeut Stopp rief.

Der Klient und der Therapeut vereinbaren, ob und in welcher Form die Methode weiter eingesetzt werden kann, auch vom Klienten selbst.

Neue Ressourcen nutzen. Kognitive oder emotionale Überbeanspruchungen können auch auf einen gewissen »Abnützungseffekt« von Ressourcen zurückzuführen sein. Mit dem gezielten Einsatz vorhandener oder der Entwicklung neuer Ressourcen kann eine Entspannung erreicht werden. Der Therapeut achtet dabei darauf, dass sich die Art und die Qualität neuer Ressourcen möglichst von den überbeanspruchten Ressourcen unterscheiden. Er sucht zusammen mit dem Klienten gewissermaßen die »Gegenressource«:

- geistige Aktivität – körperliche Aktivität
- Dauerleistung – Spitzenleistung
- Routineprozess – kreativer Prozess
- Außenwahrnehmung – Innenwahrnehmung

Autogenes Training/Yoga/Meditation. Das autogene Training ist eine stufenweise erlernbare Methode, durch die sich Menschen in einen Zustand einer veränderten, vertieften Wahrnehmung des eigenen Körpers versetzen können. Die eigene Vorstellungskraft kann eine intensive Entspannung des gesamten Körpers hervorrufen und zu einer Stabilisierung der unwillkürlichen Körperfunktionen und zum Abbau von Stress beitragen.

Die regelmäßige Anwendung dieses Umschaltens auf ein anderes Körperverständnis kann zum Beispiel helfen, Probleme des Alltags oder der eigenen Persönlichkeit besser zu verarbeiten. Das autogene Training zeigt Ähnlichkeiten zu Selbsthypnose, Meditation und bestimmten Übungen des Yoga. Übersetzt heißt Autogenes Training so viel wie »Selbst entstehendes Üben«.

Das Erlernen und Einüben von autogenem Training, Yoga oder Meditation ist ein langer Lernprozess und setzt beim jeweiligen Lehrer – in diesem Fall beim Therapeuten – fachliche Kompetenz voraus. In diesem Manual wird auf eine entsprechend vertiefende Darstellung verzichtet. Im Literaturverzeichnis finden sich einige weiterführende Hinweise.

7.10 Eine Aufgabe nach der anderen angehen

 Der Klient meidet stressproduzierende »Multitasking«-Versuche. Er konzentriert sich bei seiner Arbeit auf die Erledigung einer Aufgabe und beginnt erst nach (vorläufiger) Beendigung eine neue.

Die enorme Aufgaben- und Informationsflut verleitet manchen Klienten dazu, mehrere Aufgaben gleichzeitig zu erledigen, »Multitasking« zu betreiben.

Beispiel

Herr B. war stolz auf seine Fähigkeit, mehrere Dinge gleichzeitig zu erledigen. Er konnte ein Gespräch führen, gleichzeitig einen Bericht lesen und sich Notizen dazu machen. Seine Chefin empfahl ihm allerdings ein Coaching, da er zwar sehr schnell, aber auch unkonzentriert sei, wichtige Dinge vergesse und Mühe habe, Prioritäten zu setzen. Zudem erwecke er so den Eindruck, andere Personen nicht ernst zu nehmen, was die Effizienz der Zusammenarbeit deutlich beeinträchtige.

Multitasking widerspricht der Arbeitsweise des Gehirns:

▶ Energie und Konzentration werden auf einzelne Aufgaben aufgeteilt. Je anforderungsreicher die Aufgabe ist, desto schlechter wird sie bearbeitet. Ein Autofahrer, der sich auf den Gegenverkehr und sein Telefongespräch zu konzentrieren versucht, hat keine Kapazitäten mehr frei, um auf den Fußgänger am Fahrbahnrand zu reagieren.

▶ Multitasking hat aber auch einen ökonomischen Aspekt. Die Fehlerhäufigkeit steigt an, im Gegensatz zum subjektiven Empfinden des »Zeitsparens« tritt eine Verschwendung von Zeit ein.

▶ Das Gehirn kann nicht zeitgleich Wahrnehmung und Reaktion eines Menschen gewährleisten.

Th: Ich habe gehört, dass Ihnen Leute vorwerfen, Sie seien ein schlechter Zuhörer. Auch würden Sie die Aussagen anderer Personen häufig nicht interessieren. Wie stehen Sie dazu?

K: Das ist Unsinn. Ich verstehe die Leute sehr schnell und gut. Aber ich weiß rasch, was jemand sagen will, und kann das Gespräch so vorwärtstreiben.

Th: Heißt das, dass Sie während des Zuhörens Ihre Antwort schon bereithalten?

K: Das schon. Aber ich warte dann einfach ab, bis die andere Person ausgeredet hat.

Th: Könnte es sein, dass Sie in dieser Zeit wichtige Informationen verpassen und dass andere Menschen sich durch Ihre wahrgenommene Abwendung brüskiert fühlen?

K: Wie soll ich das herausfinden?

Th: Sich auf das Zuhören konzentrieren, das Verständnis kontrollieren und dann antworten?

K: Ziemlich mühsam.

Th: Aber wahrscheinlich effizient.

Das Fokussieren auf eine Aufgabe fällt manchem Klienten schwer (vgl. Abschn. 2.3).

Zu viele Aufgaben, die in zu kurzer Zeit auf das Gehirn einstürmen, verursachen einen Entscheidungsstau. Aber die neuronalen Beschränkungen ändern nichts daran, dass sich der Mensch ständig im Multitasking versucht und dabei meistens erfolgreich wähnt. Wie kommt es zu dieser Selbsttäuschung? Was wir als Multitasking erleben, ist nur ein schneller Wechsel zwischen verschiedenen Aufgaben. Dabei verwechseln wir Schnelligkeit mit Intelligenz und Effizienz. Wer schnell ist, gilt immer auch als schlau. Aufgrund dieser Illusion verschwenden Menschen täglich Ressourcen: Intellekt, wertvolle Arbeitszeit und eine Menge Geld.

Jonathan Spira, Geschäftsführer der New Yorker Beratungsfirma Basex, befragte amerikanische Manager nach ihren Arbeitsgewohnheiten. 28 Milliarden Arbeitsstunden, so rechnete Spira aus, nehmen pro Jahr allein Unterbrechun-

▶

gen in Anspruch, die durch das ständige Wechseln der Tätigkeit entstehen. Spira errechnete bei einem angenommenen Stundenlohn von 21 Dollar einen gigantischen Verlust: Der sinnlose Versuch, im Job mittels Multitasking produktiver zu werden, kostet die amerikanische Wirtschaft jedes Jahr 588 Milliarden Dollar (nach Blawat, 2007).

Die Darstellung der Multitasking-Problematik hatte Herrn B. eingeleuchtet. Er berichtete in den nächsten Sitzungen von seinen Bemühungen und Teilerfolgen, sich auf eine Aufgabe zu konzentrieren. Allerdings erlebt er auch immer wieder Rückfälle in die alten Gewohnheiten, zu denen ihn auch der innere Antreiber »Mach schnell!« verführte.

7.11 Ausgleich erreichen durch Life-Domain-Balance

! Der Klient erkennt, dass es wichtig ist, für eine quantitative und qualitative Ausgewogenheit zwischen den einzelnen Lebensbereichen zu sorgen. Die Konzentration auf einen einzigen Bereich, etwa auf den beruflichen Alltag, führt langfristig zu Unzufriedenheit und Abhängigkeit vom Erfolg in diesem Feld.

Beispiel

Herr F. war mit seiner beruflichen Entwicklung eigentlich sehr zufrieden. Vor 8 Monaten war er zum Leiter eines Verkaufsteams befördert worden. Der Erfolg in der neuen Funktion wurde von allen Seiten bestätigt. Seine Arbeit war interessanter geworden, sein Einkommen stimmte und er konnte sich seine Arbeit besser und freier einteilen. Das ermöglichte ihm, sich häufiger auch seiner Familie zu widmen, vor allem mehr Zeit mit seinen beiden schulpflichtigen Söhnen zu verbringen. Umso mehr erstaunte ihn, dass in den letzten Wochen seine Glücksgefühle, seine Motivation und Lebenslust entgegen seinen Erwartungen abnahmen. Er konnte sich nur noch schwer konzentrieren, wirkte frustriert und niedergeschlagen, seine Leistung und die des Teams gingen deutlich zurück. Auf Wunsch der Personalabteilung kam er in die Beratung.

K: Ich verstehe das nicht. Beruflich läuft alles super, ich habe viel mehr Zeit für meine Familie und trotzdem fühle ich mich von Tag zu Tag schlechter.
Th: Sie scheinen frustriert und niedergeschlagen, obwohl Sie eigentlich eine gute Balance gefunden haben. Wie reagiert denn Ihre Familie, besonders Ihre Frau, auf die neue Situation?

K: Seltsam. Sie scheint sich gar nicht so sehr zu freuen, obschon sie sich früher häufig beklagt hat, dass ich kaum Zeit für sie hätte.

Th: Haben Sie denn eine Erklärung dafür?

K: Nein.

Th: Haben Sie sie denn danach gefragt?

K: Ja, aber sie hat ausweichend reagiert. Es sei schon okay und sie würde sich ja freuen. Aber ich glaube ihr das nicht.

Offensichtlich ist in diesem Beispiel die Balance zwischen dem Privatleben und dem Beruf zwar quantitativ, nicht aber qualitativ in Ordnung. Wie sich herausstellte, kümmerte sich Herr F. in seiner Freizeit hauptsächlich um seine beiden Kinder, was bei seiner Frau weiterhin das Gefühl der Vernachlässigung erzeugte.

Gestört ist bei Herrn F. nicht die »Work-Life-Balance«, d. h. das Gleichgewicht zwischen beruflicher und privater Belastung, sondern das Gleichgewicht zwischen verschiedenen Feldern innerhalb seines privaten Lebens. Insofern erlaubt der Begriff der »Life-Domain-Balance« deutlich mehr Differenzierung. Er vermeidet auch eine implizite Wertung nach dem Muster »Arbeit schafft Stress« – »Privatleben bedeutet Erholung und Entspannung«. Beide Lebensbereiche enthalten sowohl Stressoren wie auch Ressourcen zum Stressabbau.

Weisen Informationen auf Probleme mit der Life-Domain-Balance hin, sollte der Therapeut die Prioritäten des Klienten innerhalb der verschiedenen Bereiche weiter klären. Die Fragen zur »Life-Domain-Balance« im Anhang (Arbeitsblatt 14) erleichtern das Vorgehen.

AB
14

Th: Sie haben jetzt festgestellt, dass Ihr Soll mindestens kurzfristig so nicht realisierbar ist. Auf welche Neugewichtung wollen Sie sich in erster Linie konzentrieren?

K: Ich will die Meetings abbauen und dafür mehr Zeit und Energie gewinnen für Entwicklungsarbeit.

Th: Und wie soll das passieren?

K: Ich kann meinen Stellvertreter in bestimmte Meetings schicken und nicht immer annehmen, ich müsste selbst dabei sein. Dafür will ich eine aktive Rolle im Projekt X übernehmen.

Th: Und privat?

K: Weniger vor der Glotze sitzen und dafür mit meiner Familie wenigstens ein- bis zweimal pro Woche etwas unternehmen.

Th: Klingt gut. Wollen wir das als Transferaufgabe bis zur nächsten Sitzung festhalten?

Herr F. berichtete in den nächsten Sitzungen durchaus von Erfolgen, sowohl beruflich als auch privat. Er erkannte aber auch, dass Konzentration und Ausdauer nötig sind, um einen stressärmeren Zustand zu erreichen.

7.12 Kommunikation zur Stressbewältigung einsetzen

 Der Klient nutzt seine kommunikativen Fähigkeiten als Ressource zur Stressbewältigung und zur Stressvermeidung. Er vermeidet einseitige oder machtorientierte Kommunikation als Stressor.

Kommunikation kann je nach Gestaltung sowohl stressverursachend als auch stressbewältigend wirken. So kann ein vertrauensvolles Gespräch mit einem anderen Menschen helfen, Stressoren bewusst zu machen, Einsichten zuzulassen und nach konstruktiven Lösungen zu suchen. Auf der anderen Seite kann negative Kommunikation das Suchen nach echter Balance verhindern und Stress weiter fördern.

Im folgenden Beispiel erläutert der Klient die Faktoren, die zu seinem Stress führen. Dahinter erkennt der Therapeut eine Fülle von Informationen über die Qualität der Kommunikation im Umfeld des Klienten und ihren Einfluss auf Stressentstehung und Stressverlauf.

K: Meine Partnerin macht mir immer mehr Vorwürfe, weil ich mich wegen meiner gestiegenen beruflichen Belastung nicht mehr genügend um sie kümmere.

Th: Wie reagieren Sie auf diese Vorwürfe?

K: Sauer. Ich tue ja das nicht bewusst gegen sie, aber ich habe schließlich auch meine Ziele.

Th: Und warum reagiert Ihre Partnerin mit Vorwürfen?

K: Vielleicht fühlt sie sich vernachlässigt, aber das ist unfair.

Th: Wie wird sich die Sache weiter entwickeln, wenn Sie nichts dagegen unternehmen?

K: Ich befürchte, die Beziehung wird in die Brüche gehen.

Th: Was würde das für Sie bedeuten?

K: Das wäre eine Katastrophe. Ich glaube, ich würde dann völlig abstürzen.

Th: Und für Ihre Partnerin?

K: Das kann ich schwer beurteilen.

Hier wird ersichtlich, dass es in der Beziehung des Klienten zu seiner Freundin viele Unklarheiten gibt, über die nicht gesprochen wird. Wie wichtig dem Klienten etwa die Beziehung trotz der starken Einbindung im Beruf ist, wird nicht kommuniziert. Auch die emotionalen Gründe, die hinter den Vorwürfen der Freundin stecken könnten, werden nicht angesprochen. Der Therapeut kann in diesem Fall eine Optimierung der Kommunikation anstreben. Im komplexen Stressgeschehen sind allerdings möglicherweise weitere Faktoren wie quantitative/qualitative Überlastung wirksam.

Der Klient vermischt in seinen Wahrnehmungen, Interpretationen und Reaktionen verschiedene Ebenen, auf denen er kommuniziert. Therapeutische Aufgabe ist es, die Ebenen möglichst aufzuzeigen und bearbeitbar zu machen.

Die Kommunikation kann durch Gesprächstechniken verbessert werden. Es wäre jedoch ein großes Missverständnis zu glauben, dass einzelne Techniken allein eine erfolgreiche Gesprächsführung sicherstellen könnten. Entscheidend für den Erfolg eines Gespräches ist die Summe aller Faktoren einer Kommunikation.

Nach dem Modell von Schulz von Thun (1981) können vier Ebenen des Gesprächsprozesses unterschieden werden (s. Abb. 7.7).

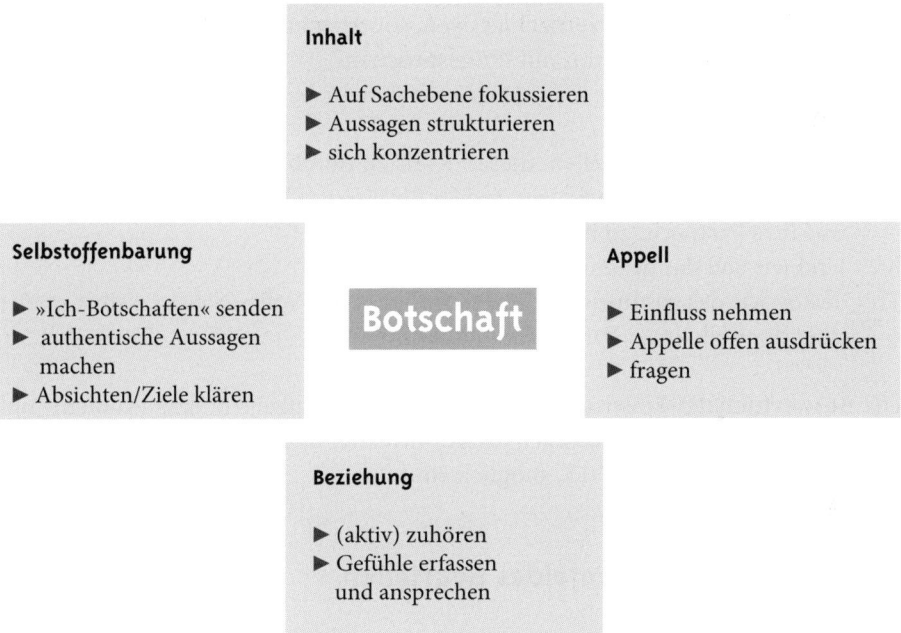

Inhalt

▶ Auf Sachebene fokussieren
▶ Aussagen strukturieren
▶ sich konzentrieren

Selbstoffenbarung

▶ »Ich-Botschaften« senden
▶ authentische Aussagen machen
▶ Absichten/Ziele klären

Botschaft

Appell

▶ Einfluss nehmen
▶ Appelle offen ausdrücken
▶ fragen

Beziehung

▶ (aktiv) zuhören
▶ Gefühle erfassen und ansprechen

Abbildung 7.7 Die 4 Seiten einer Botschaft (nach Schulz v. Thun)

Der Therapeut beurteilt im Gespräch mit dem Klienten und gegebenenfalls im Rollenspiel dessen kommunikative Stärken und Schwächen in der Gestaltung einer Beziehung. Stress entsteht dabei dadurch, dass der Klient einzelne Kommunikationsebenen mangelhaft ausgestaltet. Er klärt möglicherweise seine Ziele und die einer Bezugsperson nicht genügend oder ersetzt offene Appelle durch verdeckte Manipulationen. Dadurch kann die gesamte Beziehung in »Schieflage« geraten. Einzelne Ebenen werden überbetont, andere ausgeblendet. Der Klient verlagert beispielsweise die ganze Beziehung auf eine rationale Sachebene und schiebt die Bedeutung von Gefühlen, Authentizität und Empathie beiseite.

AB
12

Die Checkliste »Kommunikation« (Arbeitsblatt 12) hilft dem Therapeuten, das Verhalten des Klienten zu beobachten und zu bewerten.

Im obigen Beispiel vermutet der Therapeut, dass sein Klient die »Ich-Ebene« in den Vordergrund stellt und dadurch das Eingehen auf die Situation seiner Partnerin vernachlässigt. Er versucht, diese Hypothese auf ihre Richtigkeit hin zu überprüfen und darauf aufbauend Lösungsideen für das weitere Vorgehen zu entwickeln.

Th: Sie haben die Vorwürfe erwähnt, die Ihnen Ihre Partnerin macht. Woran erkennen Sie den Charakter eines Vorwurfs?
K: Sie reagiert beleidigt.
Th: Und das empfinden Sie als Vorwurf?
K: Ja. Ich will sie ja nicht vernachlässigen, sondern nur meinen Job gut machen.
Th: Haben Sie darüber schon mit ihr gesprochen?
K: Ja … nicht direkt. Sie reagiert dann halt sehr barsch, und dann werde ich sauer …
Th: Können Sie sich vorstellen, diesen Kreis zu durchbrechen, indem Sie ihr sagen, was Sie eigentlich wollen, indem Sie aber auch bereit sind, zu verstehen, was Ihre Partnerin zu ihrem Verhalten bringt?
K: Und wie soll das gehen?
Th: Testen wir das aus in einem kurzen Rollenspiel. Wollen Sie sich selbst spielen oder die Rolle Ihrer Partnerin übernehmen?

Die Auswertung des Rollenspiels soll dem Klienten aufzeigen, dass Problem- und Konfliktlösungen nur durch gegenseitiges Erfassen und Akzeptieren von Bedürfnissen (vgl. dazu Abschn. 7.15) möglich sind.

7.13 Die Kultur des Umfeldes beurteilen

 Der Klient beurteilt seine Möglichkeiten, auch jene Stressursachen zu bearbeiten, die in seinem Umfeld zu finden sind, und leitet davon Handlungsalternativen ab.

Stressbetroffene bewegen sich oft in einem beruflichen, privaten oder gesellschaftlichen Umfeld, in dem Werte und Haltungen wie
▶ Achtung und Respekt,
▶ offene Kommunikation,
▶ konstruktive Kritik,
▶ Kooperation und
▶ Lernen
vielleicht oberflächlich gültig sind, deren Einhaltung aber nicht befolgt oder gar sabotiert wird.

Herr P. berichtet, dass in seinem Unternehmen ein neues Leitbild erarbeitet wurde, in dem die zentralen Werte beschrieben sind. Unter anderem sind das Werte wie »Fairness« und »Gleichbehandlung«. Parallel dazu erlebt er, wie ein nach Meinung aller Beteiligten hoch qualifizierter Kollege seinen Posten zugunsten eines völlig unqualifizierten Freundes des Bereichsleiters räumen muss. Eine gezielte Missachtung der definierten Werte löst Ohnmachtsgefühle und damit Stress aus, da der Einzelne keine Möglichkeit sieht, Einfluss zu nehmen.

Die Lösung vieler Stressprobleme besteht oft darin, Rahmenbedingungen zu schaffen resp. so zu verändern, dass die Ressourcen des Klienten langfristig geschont werden. Realistischerweise muss aber festgestellt werden, dass solche Kulturveränderungen auch mit externer Hilfe nur sehr schwer und im besten Falle nur mit einem langen Vorlauf zu schaffen sind.

Falls möglich, kann ein mittel- bis langfristiger Entwicklungsprozess in der betroffenen Gruppierung eingeleitet und durchgeführt werden. Im Unternehmen würde man hier von einer Team- oder Organisationsentwicklung sprechen. Ein solcher Prozess ist außerordentlich aufwändig, das resultierende Ergebnis schwer abzusehen.

Wie auch am obigen Beispiel deutlich wird, muss der Klient gut abwägen, welche Entscheidung für sein Wohlergehen besser ist: ob er den Stress weiterhin ertragen kann oder ihm durch einen Wechsel der Situation ausweicht (»Take it or leave it«). Auch wenn er dabei leider oft nur zwischen zwei Übeln wählen kann, sollte ihm klar gemacht werden, dass immerhin eine Entscheidungsfreiheit bleibt.

7.14 Stress im Gruppendschungel bewältigen

 Stress entsteht auch im Kontext von Gruppen und Teams. Der Klient entdeckt seine Möglichkeiten zur Stressbewältigung durch die Optimierung von Teamentwicklungen.

Bis hierher wurde vornehmlich der therapeutische Prozess aus Sicht der Zweierbeziehung zwischen dem Therapeuten und dem Klienten betrachtet. Der Therapeut greift nicht direkt in das soziale Netz ein, in das der Klient eingebettet ist. Allerdings lässt sich diese Isolierung nicht immer durchhalten. Es gibt Prozesse, die nur innerhalb von Gemeinschaften, Gruppen, Teams oder Organisationen verstanden und angegangen werden können.

»Aus systemisch-konstruktivistischer Sicht ist eine Krise ein von vielen Beteiligten gemeinsam entwickeltes Konstrukt: Verschiedene Ereignisse erhalten eine wachsende Bedeutung, indem sie in Beziehung zueinander gesetzt und Kausalitäten geltend gemacht werden. In der Folge kommt es zu Schuldzuschreibungen oder Abwertungen, was starke Emotionen und oft irrationale Aktionen hervorruft, welche eine nächste Eskalationsstufe einleiten: Die Bedeutung der nun bereits allgemein als Krise bekannten Situation nimmt für alle Beteiligten zu. Sie verfolgen mit großer Aufmerksamkeit die Aktionen der verschiedenen Parteien und der Druck auf einige Personen erhöht sich. Mit jeder weiteren Eskalation verringert sich der Handlungsspielraum der involvierten Personen und die Angst vor Gesichtsverlust, Verletzung oder ›Aussonderung‹ nimmt zu. Zu viel steht nun auf dem Spiel und die Krise nimmt für mindestens einen Teil der involvierten Personen ein existenzielles Ausmaß an.« (Minder, 2010, S. 5)

In Anlehnung an diese Beschreibung von Minder könnte man ableiten, dass Stress oft ein systemisch gemeinsam erzeugtes Produkt ist; die Krise wäre dann, wenn man diesen viel strapazierten Begriff wörtlich nehmen würde, bereits ein Wendepunkt im Geschehen, ob zum Guten oder Schlechten, bleibt offen.

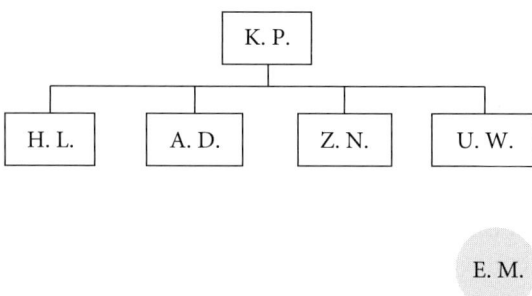

Abbildung 7.8 Organigramm der Gruppe X

Beispiel

In Abbildung 7.8 ist zu sehen, dass sich die Gruppe X eines bedeutenden Verbandes durch eine ungünstige Grundkonstellation auszeichnet: E. M., als hoch qualifizierter Fachmann, hat einst die Gruppe geleitet, gehört jetzt aber offiziell (»juristisch«) nicht mehr dazu. Aufgrund seiner unentbehrlichen Kompetenzen wird er jedoch – inoffiziell – wieder aufgenommen. Werden von ihm Gruppenentscheidungen nach außen kommuniziert, stößt er auf großen Widerstand, weil er prinzipiell »nichts mehr zu sagen« habe. Er kommt sich zusehends »degradiert« und unnütz vor.

Sein Nachfolger als Chef des Teams ist K. P. Während E. M. ein Perfektionist ist, ist K. P. – im guten Sinne – ein »Macher«, was dem Verband zwar zu Gute kommt, die anderen Gruppenmitglieder aber mit zusätzlichen Arbeiten eindeckt und die Spannungen in der Gruppe verstärkt.

In seiner neuen Position als Chef sucht K. P. oft mit dem Berater das Gespräch, um mit ihm diverse Fragen seiner Führung zu diskutieren. Ihm wird der Vorschlag unterbreitet, sich mit der ganzen Gruppe offen über die gegenseitigen Wahrnehmungen und über ungelöste Fragen zu unterhalten, was K. P. aber nicht tut.

In der Folgezeit finden die ersten Eskalationen zwischen E. M. und K. P. statt, teilweise vor Zeugen. K. P. versteht die Welt nicht mehr, spricht sich mit H. L. aus. E. M. geht es unterdessen immer schlechter. Schließlich macht er einen so gestressten, aber auch leidenden Eindruck, dass viele im Verband seinen Zustand und die geladene Atmosphäre im Team wahrnehmen, zugleich aber nicht wissen, wie sie damit umgehen sollen und eigentlich davon auch nicht behelligt sein wollen. Der Berater macht K. P. nochmals den Vorschlag, das Team einem Coaching zu unterziehen.

In einer solchen Situation ist es wichtig, alle Selbstläufer und das Hamsterrad des Stresses zu stoppen. Zu lange war die Gruppe einer wilden, unkontrollierten und unkontrollierbaren Dynamik ausgesetzt. Eine klare, strukturierte Führung für den ersten Bearbeitungstag und das weitere Vorgehen waren deshalb notwendig. Der Klärungs- und Neubildungsprozess im Team musste für alle transparent sein.

Heute dürfte das Gruppenbildungs-Modell von Tuckmann (nach Schmid, 2004) zum Allgemeinwissen gehören (vgl. Abb. 7.9). Wesentlich an diesem Modell ist, dass die ersten zwei Phasen auch in einer freien Dynamik, sozusagen in freier Wildbahn, ablaufen können. Vermutlich deshalb haben sich die Tiermetaphern lange Zeit einer großen Beliebtheit erfreut, und viele sprachen von Alpha- und Beta- bzw. Omegatierchen. Für eine Rudelbildung mag diese Hierarchie ja angehen. Auf menschliche Teams übertragen ist sie schlicht unbrauchbar.

Wirkliche Teambildung kann und muss bewusst, das heißt reflektiert und moderiert, erfolgen. Ob die formale Führungsperson oder eine externe Moderationsperson die Führung des Prozesses übernimmt, hängt dabei von den Umständen ab. Beginnen alle Personen miteinander den Teambildungsprozess, kann dieser von einer methodenkompetenten Führungsperson auch moderiert werden. Sind aber bereits problembeladene Vorfälle abgelaufen, sollte die Führungsperson den Moderationsteil einer außenstehenden Person überlassen und sich vollständig der eigenen Person und den damit verbundenen Dynamiken in der Gruppe widmen können.

Jedes Team durchläuft bis zu seiner vollen Funktionsfähigkeit gewisse Phasen. Tuckmann unterscheidet vier solcher Abschnitte:

(1) Formierung (»forming«): geprägt durch Vorsicht, Unsicherheit, Anpassung, Situationsanalyse, Ziel- und Wegsuche
(2) Konfliktphase (»storming«): geprägt durch gegensätzliche Meinungen, Cliquenbildung, Widerstand gegen Kontrolle und Leitung, Aufgabe in Frage stellen

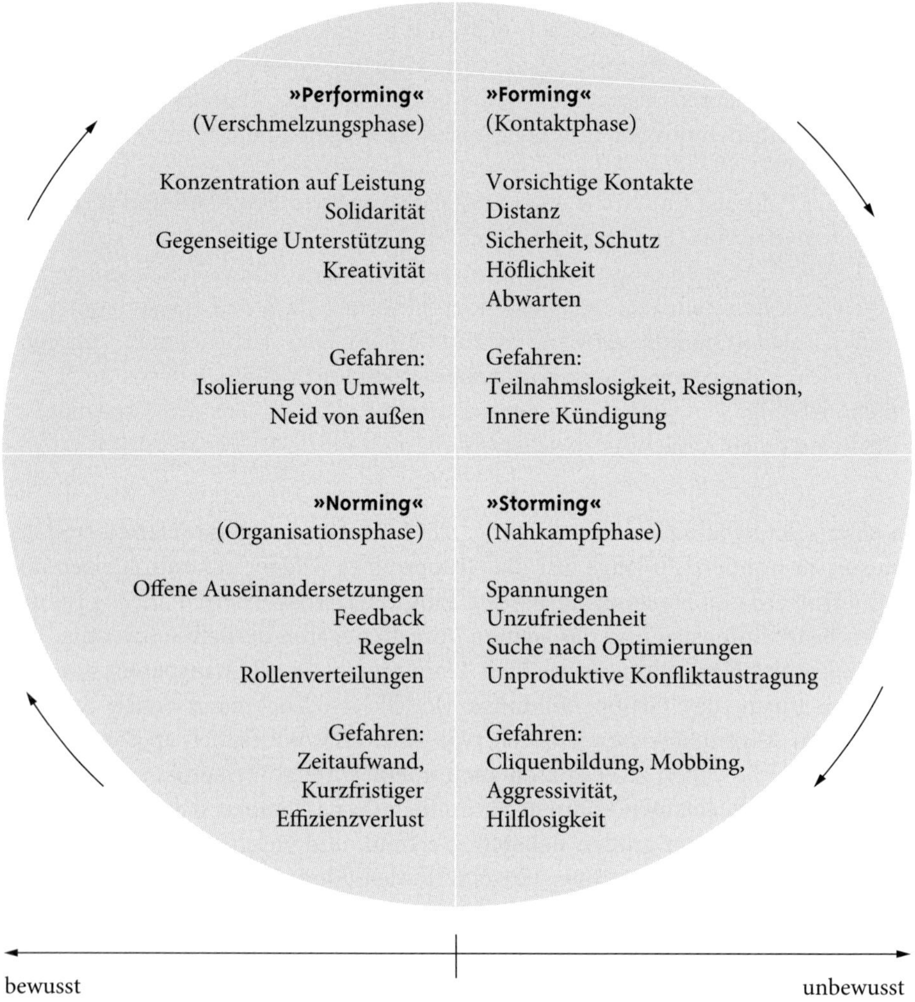
»Performing«
(Verschmelzungsphase)
Konzentration auf Leistung
Solidarität
Gegenseitige Unterstützung
Kreativität
Gefahren:
Isolierung von Umwelt,
Neid von außen
»Forming«
(Kontaktphase)
Vorsichtige Kontakte
Distanz
Sicherheit, Schutz
Höflichkeit
Abwarten
Gefahren:
Teilnahmslosigkeit, Resignation,
Innere Kündigung
»Norming«
(Organisationsphase)
Offene Auseinandersetzungen
Feedback
Regeln
Rollenverteilungen
Gefahren:
Zeitaufwand,
Kurzfristiger
Effizienzverlust
»Storming«
(Nahkampfphase)
Spannungen
Unzufriedenheit
Suche nach Optimierungen
Unproduktive Konfliktaustragung
Gefahren:
Cliquenbildung, Mobbing,
Aggressivität,
Hilflosigkeit
bewusst
unbewusst

Abbildung 7.9 Teambildungsmodell nach Tuckmann (ergänzt)

(3) Abstimmung, Normierung (»norming«): Gruppengefühl entsteht, optimale Distanz unter den Mitgliedern, gegenseitige Unterstützung, Einigung über Vorgehen und Aufgabenteilung, offene Kommunikation
(4) Produktives Arbeiten (»performing«): Energie im Dienste der Aufgabenlösung, harmonische Beziehungen, Sachprobleme werden bewältigt. Bei neuerlichem Auftauchen von Konflikten werden wieder die Phasen 2 und 3 durchlaufen, um wieder voll leistungsfähig zu werden.

An dieser Stelle müssen wir noch auf eine Begriffsverwirrung zu sprechen kommen, welche in der Praxis zusätzlich viel Stress auslösen kann, wenn sie nicht geklärt wird. Das Team als ideale Form eines Zusammenschlusses von Menschen wird heute viel beschworen. Von der Idee her zu Recht, aber von der Aufgabe her oft unnötig. Eine Gesellschaft, die den Wert des Individuums so hoch stilisiert hat wie unsere, trifft nicht unbedingt auf Menschen, die von sich aus bereit sind, sich in einem Team wirklich zu integrieren. Katzenbach und Smith (1993) schlagen deshalb eine hilfreiche Definitionsskala für Gruppenformen vor (s. a. Abb. 7.10). Sie unterscheiden zwischen

▶ Arbeitsgruppen,
▶ Teams,
▶ Pseudoteams,
▶ potenziellen Teams und
▶ Hochleistungsteams.

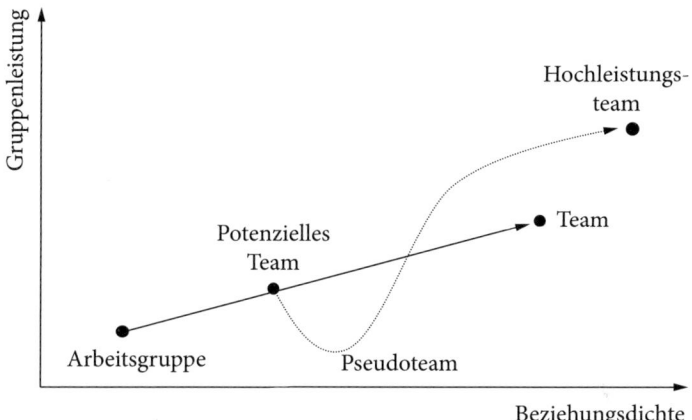

Abbildung 7.10 Gruppenformen

Die entscheidenden Parameter zur Zuordnung der Begriffe sind Gruppenleistung und Beziehungsdichte. Unter Gruppenleistung wird dabei ausschließlich das Resultat verstanden, welche als Mehrwert durch die Zusammenarbeit von Gruppenmitgliedern entsteht. Eine Unternehmensleitung, die sich als Vertretergremium für die Bereiche und Abteilungen versteht, welchen die einzelnen Unternehmensleitungsmitglieder zudem vorstehen, hat als Gruppe noch keinen Mehrwert erzeugt und findet sich deshalb oft eher als Pseudoteam denn als wirkliches Team. Ein Team würde erst gebildet, wenn die Teammitglieder identisch aussagen könnten, welche Wirkung für die Unternehmung oder Institution sie in ihren Zusammenkünften und Diskussionen generieren.

Teams. Ein Team benötigt eine schwierige Aufgabe, eine Herausforderung, welche nur erfolgreich geleistet werden kann, wenn die Teammitglieder zusammenarbeiten. Dazu haben sie gemeinsame Vorstellungen, Maßstäbe, eine effektive Kommunikations- und Entscheidungspraxis zu entwickeln. Alle fühlen sich für das Resultat im selben Maße verantwortlich, für Erfolg und für Misserfolg. Risiko und Verantwortung werden von allen gleich stark getragen. Deshalb geht hier der Teambildungsprozess länger und tiefer als in einer Arbeitsgruppe. Der Zusammenhalt des Teams muss die verschiedenen Persönlichkeiten in der Gruppe aushalten können, Stärken und Schwächen sollten bekannt sein, angenommen werden und letztlich auch sinnvoll eingesetzt werden können. Ein Team muss viel Zeit miteinander verbringen, weil es sonst die Aufgaben nicht erfüllen kann.

Arbeitsgruppen. In einer Arbeitsgruppe sind die Aufgaben gut auf die Mitglieder aufteilbar und können dann in Eigenregie erledigt werden. Die Gruppenleistung ergibt sich mehr oder weniger aus der Addition der Einzelleistungen. Arbeitsgruppenmitglieder werden angeleitet. Grundsätzliches wird zusammen besprochen, aber sonst möchten die Mitglieder von Teamevents und Teamentwicklungsanlässen eher verschont werden – sie lenken sie nur von ihrer Arbeit ab.

Potenzielle Teams. Eine Arbeitsgruppe, welche dank der Umstände auch noch ein gutes Beziehungsnetz unter den Mitgliedern aufweist, könnte unter Umständen zu einem Team mit entsprechenden Aufgaben entwickelt werden.

Pseudoteams. Das Pseudoteam pflegt gute Beziehungen, weil es die gemeinsame Leistung ausblendet. Viele »Teams«, vor allem in oberen Hierarchie-Stufen, funktionieren so. Man lässt sich in Ruhe, leistet aber auch keinen zusätzlichen Mehrwert.

Hochleistungsteams. Das Hochleistungsteam schließlich hat sich so zueinander und miteinander zu entwickeln, um seiner großen Herausforderung gerecht zu werden, dass die dabei entstehenden Freundschaften oft über das Arbeitsende hinaus gepflegt werden.

Jede Gruppe hat sich die Frage nach seiner Positionierung in der geschilderten Matrix zu stellen und zu beantworten. Die Gretchenfrage lautet: Wofür braucht es euch als Team?

Beispiel

Bevor der Berater der Gruppe X diese Frage stellen konnte, musste er den Tag strukturieren, sozusagen das Tagesprojekt lancieren. Die Punkte, die es dazu zu klären galt, lauteten:

▶ Dies wird ein sinnvoller Tag, wenn …
▶ Dies wird ein sinnloser Tag, wenn …
▶ Deshalb erwarte ich … von …
▶ Deshalb biete ich …
▶ Folgende Fragen und Themen sollten heute sicher bearbeitet werden: …
▶ Folgende Abmachungen könnten uns dabei unterstützen: …

Nachdem alle Mitglieder ihre Einzelkarten geschrieben, aufgehängt und erläutert hatten, wurde schnell klar, wie einig sich die Gruppe eigentlich in ihren Zielen, Erwartungen und teilweise schon in ihren Wertvorstellungen war. Diese Entdeckung führte bereits zu einer ersten, wichtigen Beruhigung. Man wollte diesen Tag nutzen, Geschehenes aufzuarbeiten und zu verstehen, sich auf die eigentliche Aufgabe des Teams besinnen und überlegen, wie diese am besten erfolgreich erfüllt werden könnte.

▶

Als nächstes konfrontierte der Berater die Gruppe mit der Gretchenfrage nach der Berechtigung ihrer Existenz (»Weshalb braucht es euch? Was würde passieren, wenn ihr als Gruppe aufgelöst würdet?«). Auch dazu füllten die Teilnehmenden zuerst wieder einzeln Karten aus und hängten diese an die Wand. Die Definitionen wurden diskutiert. Wiederum war sich die Gruppe schnell einig. Nach kurzer Zeit formulierte der Berater einen Vorschlag, den sie als die Definition ihres Existenzzweckes als Gruppe annahmen. Und die Gruppenmitglieder bejahten, dass sie die definierte Aufgabe nur als Team erfüllen konnten.

Damit war es möglich, dem Team das nächste Instrument, die Teamverfassung, vorzustellen. In ihr werden formuliert:
▶ Unsere Herausforderung
▶ Unsere Wege
▶ Unsere Zusammenarbeitsregeln
▶ Unsere Organisation

Die Teamverfassung ist das wesentliche Instrument, um ein Team bewusst in der Teambildung aus der Phase 1 so schnell wie möglich in die Phase 3 (»norming«) zu bringen. Mit der Teamverfassung werden die Leistung und deren Parameter und die Gestaltung der Beziehungen, vor allem auch in Konfliktsituationen, geregelt.

Wie die Inhalte der Verfassung genau aussehen, wird durch den Kontext bestimmt.

Beispiel

Bevor die Gruppe X sich an die Gestaltung ihrer Zukunft machen konnte, musste zuerst noch jener Teil aus der Vergangenheit bearbeitet werden, der das Team oder einzelne Mitglieder am Weitergehen hinderte. Bewusst waren bis dahin diese Störungen noch nicht angesprochen worden. Nun aber sollte klar werden, wozu die Gruppe den ganzen Aufwand und die mögliche Auseinandersetzung wagen wollte. Während der Diskussion der Team-Herausforderung wurde immer deutlicher, wie E. M. unter der zu Beginn geschilderten Vakuum-Position litt.

Zwei Interventionen boten sich an:
▶ Rollenklärung (s. Arbeitsblatt 16) – Die Empfangsblätter werden in einer Gruppenvernissage ausgestellt. Zuerst können alle Verständnisfragen stellen, dann werden in der Gruppe einzelne Punkte verhandelt und Abmachungen getroffen. Wenn möglich, werden aus diesen Abmachungen auch Zusammenarbeitsregeln für das ganze Team abgeleitet.
▶ PNF-Analyse (Positiv-Negativ-Fragen, s. Abschn. 7.6) – Sie kann schneller durchgeführt werden und möglicherweise genügend wichtiges Material zutage fördern, um als gesamtes Team neue, positive Erkenntnisse zu gewinnen.

AB
16

In der Gruppe X wandte der Berater eine modifizierte PNF-Methode an. Das Positive wurde für später aufgespart. Es war jetzt höchste Zeit, sich über die Missverständnisse und Verletzungen in den letzten Jahren zu unterhalten. Die Fragestellung lautete deshalb:

Was in der Vergangenheit

▶ fand ich negativ (weil es mich verletzte, enttäuschte, traf …)?

▶ verstehe ich nicht und möchte ich erfragen?

Dieser Abschnitt des Prozesses wurde einerseits sehr intensiv erlebt, löste aber zusehens die Verkrampfung. Das Team verstand, dass man über Negatives reden konnte, dass sich Dinge klären und erklären ließen, dass man sich entschuldigen, dass man verzeihen konnte.

A. D., eines der Gruppenmitglieder, hatte eine Frage notiert, die der Berater später für alle aufnahm: Habe ich in der Vergangenheit auch etwas recht gemacht?

Jedes Teammitglied überlegte sich, was es an dem jeweils anderen Mitglied schätzt, vielleicht sogar mag. Die Ergebnisse wurden in einer Feedback-Sonderrunde ausgesprochen.

Während des ganzen Tages hatte sich der Berater zudem notiert, in welchen Punkten die Gruppe Abmachungen benötigt bzw. Ansätze für Abmachungen vorschlug. Im zweitletzten Schritt teilte er die Gruppe deshalb auf und bat sie, Regeln zu formulieren, welche den dritten Abschnitt der Verfassung bilden sollten. Diese Regeln wurden anschließend vorgestellt, diskutiert und verabschiedet.

In einem letzten Schritt stellte das Team die Teamverfassung zusammen. Sie wurde unterschrieben und als Basis für einen Neustart gesehen. Das Besondere an den Regeln war zudem, dass die Sätze sowohl auf Französisch als auch auf Deutsch formuliert waren, so wie es der sprachlichen Zusammenstellung des Teams entsprach.

Die Verfassung wurde Charta genannt. Ein Auszug daraus veranschaulicht die gemeinsam erarbeiteten Punkte.

Unsere Herausforderung:

▶ Wir leisten einen wesentlichen Beitrag zur Entwicklung der Qualität und des Images.

▶ Wir planen, führen, coachen und organisieren die fachliche und persönliche Entwicklung.

▶ Wir nehmen Brückenfunktionen zwischen dem Verband und den Mitgliedern wahr und geben Rückendeckung.

▶ Wir planen und organisieren den Einsatz der Kader.

▶

Unser Weg:

▶ Um diese Herausforderung zu bestehen, sind wir ein Team, welches sich und seine Zusammenarbeit laufend weiter entwickelt.

▶ Wir pflegen eine Kultur der Offenheit, Ehrlichkeit, Fairness und des Respekts in einem fördernden, kommunikativen Klima.

Unsere Teamregeln:

▶ Nous respectons l'individualité de chacun et écoutons sans porter de jugement.

▶ Nous exprimons nos ressentis personnels sans garder de rancoeur.

▶ Nous faisons savoir lorsque nous sommes contrariés (tout de suite) et cherchons des solutions.

▶ Wir gehen respektvoll miteinander um.

▶ Feedback ist uns wichtig, deshalb leben wir eine offene Feedbackkultur.

▶ Wir sind selbstkritisch. Dennoch sind für uns das Vermitteln von Lob und Wertschätzung unabdingbare Kriterien.

▶ Wir geben Wissen laufend weiter.

▶ Um unsere Arbeit optimal auszuführen, fordern wir die notwendigen Informationen ein.

▶ Unser Auftritt nach außen ist einheitlich und überzeugend.

Innerhalb eines Tages hatten sich viele Spannungen gelöst, auch wenn später die Wogen noch hie und da für kurze Zeit wieder hochgingen. Der Therapeut war aber mit dem Team intensiv genug in Kontakt, um diese Phasen supervisorisch begleiten zu können, ohne die Verantwortung für das Gelingen zu übernehmen.

Rollenprobleme im sozialen Kontext

Stress kann dadurch entstehen, dass Erwartungen nicht kompatibel sind mit den Möglichkeiten des Klienten, diesen Erwartungen tatsächlich zu entsprechen. Der Hauptgrund hierfür ist, dass Menschen immer verschiedene Rollen in ihrem Leben einnehmen (z. B. die Rolle des Ehemannes, des Vaters, des Arbeiters etc.), die oftmals unterschiedliche Ziele und Interessen beinhalten. Es sind vor allem drei solcher Rollenprobleme zu unterscheiden:

▶ Intrarollenkonflikt (Rollenambiguität) – Die jeweiligen Erwartungen, die von außen an die Handlungen des Klienten herangetragen werden, können voneinander abweichen. Beispiel: Ein Verkäufer kann zwischen dem ökonomischen Druck des Verkaufens und dem eigentlichen Bedürfnis des Kunden zu wählen gezwungen sein. Dieser Konflikt bezieht sich also auf eine *einzelne* Rolle.

▶ Interrollenkonflikt – Der Klient wird in *unterschiedlichen* Rollen unterschiedlichen Ansinnen ausgesetzt. Beispiel: Soll eine Angestellte Überstunden machen oder die Freizeit mit ihrem Kind verbringen?

▶ Rollenunsicherheit – Der Klient weiß nicht, was eigentlich von ihm erwartet wird. Er kann deshalb auch Feedback nicht einordnen. Dazu kann auch gehören, dass zu viele Rollenerwartungen vorhanden sind. So soll eine Führungskraft ihre Mitarbeiter verständnisvoll und einfühlsam begegnen, aber gleichzeitig auch ungerechte Maßnahmen durchsetzen.

In einer Beziehung entwickelt jede Person ihre Präferenzen bezüglich der Rollen, die sie am liebsten und am besten übernimmt. Die Präferenzen werden dabei sowohl von den Aufgaben als auch von der Persönlichkeit beeinflusst. Wird sie in eine andere Rolle gedrängt, verliert sie mit der Zeit ihre Balance und kann mit Stress reagieren.

Als Verständnishilfe kann das in Abbildung 7.11 dargestellte Modell von Margerison-McCann (nach Tscheuschner & Wagner, 2008) dienen.

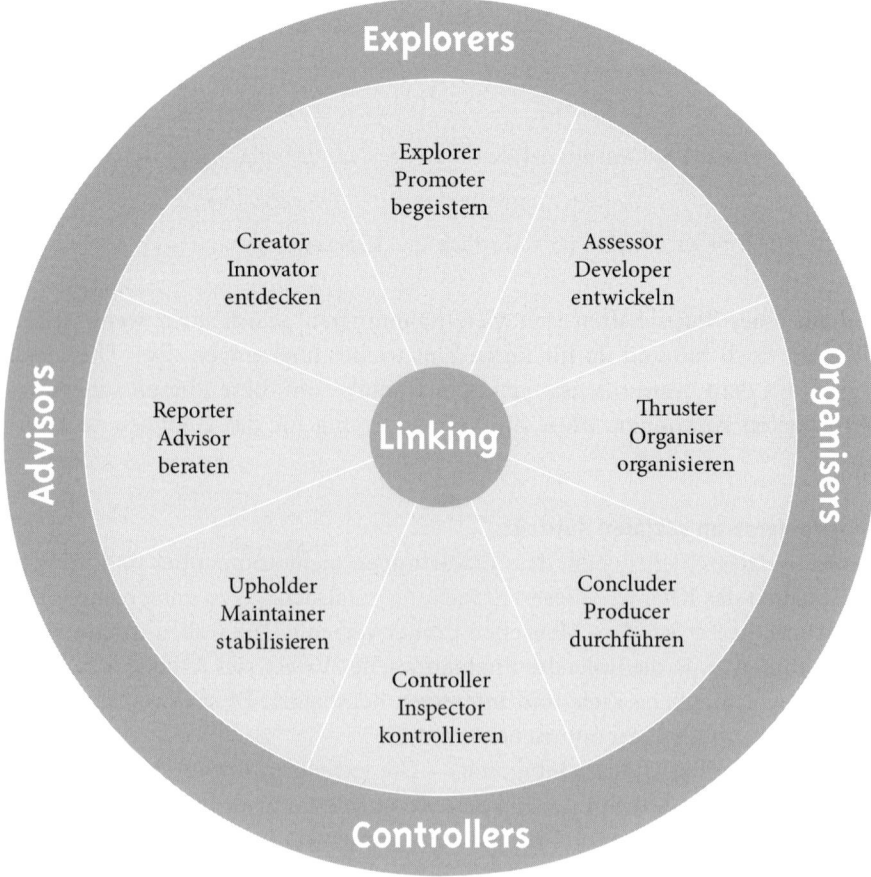

Abbildung 7.11 Rollenmodell nach Margerison-McCann

Tabelle 7.3 Rollenbeschreibungen nach Margerison-McCann

Rollen	Wesentliche Funktionen	Typische Verhaltensweisen
Reporter-Adviser	Unterstützer. Helfer. Berater. Sammelt Informationen und informiert andere.	Meist nicht aggressiv. Nicht zeitbewusst. Liebt es, Dinge ausfindig zu machen. Mag sich nicht entscheiden.
Creator-Innovator	Erfindungsreich. Zukunftsorientiert. Löst komplexe Probleme. Mag Forschungsaufgaben.	Oft unregelmäßige Arbeitsweise, nicht immer terminbewusst. Sucht ständig neue Methoden. Unabhängig.
Explorer-Promoter	Erkennt gute Ideen. Überzeuger. Guter Verkäufer. Schafft nützliche Beziehungen. Guter Kommunikator.	Energiegeladen. Kontaktfreudig. Begeisterungsfähig. Liebt vielseitige Aufgaben. Schnell gelangweilt. Idealist.
Assessor-Developer	Prüft und verbessert Ideen. Entwickelt Projekte zur Reife. Analysen und Auswertungen.	Experimentiert. Wertet und beurteilt gerne. Analytisch und objektiv. Gesellig, aber unabhängig.
Thruster-Organiser	Organisiert und bestimmt Ziele, Maßnahmen und Termine. Trifft die notwendigen Entscheidungen.	Ungeduldig. Übt Druck aus. Hält sich an Termine. Ergebnisorientiert. Nicht immer rücksichtsvoll.
Concluder-Producer	Setzt Pläne in die Tat um. Sorgt für die Produktion und das Erreichen von Resultaten. Bringt Wirksamkeit und Leistungsfähigkeit.	Praktisch veranlagt. Bringt Aufgaben zu Ende. Mag keine Veränderungen. Bevorzugt klare Vorgaben. Produktionsorientiert. Zeitbewusst.
Controller-Inspector	Prüft und überwacht. Achtet auf Details. Sorgt für Einhaltung von vereinbarten Qualitätsnormen. Kontrolliert Endergebnisse.	Duldet keine Ungenauigkeiten. Gründlich. Nicht sehr kontaktfreudig. Ruhig und besonnen. Vorsichtig skeptisch. Konzentriert sich auf wenige Aufgaben.

Tabelle 7.3 (Fortsetzung)

Rollen	Wesentliche Funktionen	Typische Verhaltensweisen
Upholder-Maintainer	Unterstützt und berät. Fördert den Zusammenhalt. Erhält und pflegt materielle und immaterielle Werte. Schafft günstige Rahmenbedingungen.	Konservativ. Loyal. Bevorzugt beratende Rolle. Starker Gerechtigkeitssinn. Orientiert sich nach persönlichen Überzeugungen. Bedacht auf Harmonie.

Präferenzen des Klienten können durch die an ihn gerichteten Erwartungen gestützt oder beeinträchtigt werden. Ist der Klient beispielsweise ein starker »Creator-Innovator«, wird aber mit Umsetzungsaufgaben im Sinne einer »Concluder-Producer«-Rolle beauftragt, wird er auf die Dauer mit Stress reagieren.

Verhaltens- und verhältnisorientierte Maßnahmen zur Bewältigung von Rollenkonflikten und damit von Stress überschneiden sich stark:

► Klärung der Erwartungen der Person oder der Personen, von welchen für den Klienten ein schwer zu bewältigender Druck ausgeht

► Aufzeigen der Stärken und Schwächen, die aus der persönlichen Rolleninterpretation resultieren (z. B. im Sinne des Rollenmodells von Margerison-McCann)

► Planung und Realisierung von verhältnisorientierten Maßnahmen wie beispielsweise Beschreibung der Ziele, Aufgaben und Kompetenzen

Die Klientin im folgenden Beispiel hat den Therapeuten wegen ihrer privaten Beziehungsprobleme aufgesucht. Auch hier sind unterschiedlich präferierte Rollen der Grund für die Konflikte.

Th: Ist das richtig so: Sie haben oft den Eindruck, dass nichts richtig ist, was Sie tun?

K: So ist es.

Th: Woran erkennen Sie das?

K: An den Reaktionen meines Partners.

Th: Können Sie mir Beispiele geben?

K: Wenn ich mit ihm abends über meine Tageserlebnisse sprechen möchte, reagiert er abweisend, desinteressiert. Rede ich nicht, so wirft er mir vor, ich würde ihn ausschließen.

Th: Gibt es noch weitere Beispiele?

K: Schlage ich am Wochenende vor, ins Konzert zu gehen, ist er zu müde. Unternehmen wir nichts, kritisiert er, dass ich früher viel unternehmungslustiger gewesen sei.

Th: Wie reagieren Sie in solchen Situationen?

K: Ich resigniere. Aber das bringt ja auch nichts.

Th: Sehen Sie selbst einen Weg, um aus diesem Kreis auszubrechen?

K: Ich habe mehrmals versucht, ihm anschließend mein Problem zu erklären. Aber dann wirft er mir einfach vor, ich wolle ihn verantwortlich machen für etwas, was nicht seine Sache sei.

Th: Könnte es sein, dass Sie gerne spontan, aus der Situation heraus handeln und entscheiden, während ihr Partner das als Druck empfindet, gegen den er sich wehrt?

K: Das könnte schon sein. Er wirkt häufig verschlossen, wenn ich auf ihn zugehe.

Th: Könnte es dann sinnvoll sein, über diese persönlichen Profile miteinander zu sprechen und Regeln zu vereinbaren, wie Sie in Zukunft mit diesen unterschiedlichen Erwartungen umgehen?

K: Okay.

Th: Dann lassen Sie uns doch dieses Gespräch vorbereiten. Sie führen es bitte bis zu unserer nächsten Sitzung und wir unterhalten uns dann über die Resultate.

Der Partner der Klientin scheint in diesem Beispiel eine eher kontrollierende Rolle zu bevorzugen. Die relativ spontanen Vorschläge seiner Partnerin erwecken in ihm die Befürchtung, dass er die Steuerung in der Beziehung verlieren könnte. Das gemeinsame Erarbeiten von Regeln zur Gestaltung ihres Zusammenlebens (Informationen, gemeinsame Aktivitäten, Rückzugsmöglichkeiten) ermöglicht ein reibungsloseres Zusammenleben und vor allem eine gute Basis, neue Rollenkonflikte konstruktiv anzugehen.

7.15 Konflikte lösen: Von der Störung zur Problemlösung

 Der Klient löst Konflikte durch die Erfassung der konfliktverursachenden Bedürfnisse der Konfliktparteien.

Für Stressklienten sind zwischenmenschliche Situationen oft mit Störungen auf der Gefühls- oder Beziehungsebene verbunden. Ein gezielt strukturierter und kommunikativer Problemlösungsprozess wird dann aufgrund der Emotionalität erschwert oder gar unmöglich.

K: P. macht mich jeweils mit seiner Sturheit so wütend, dass ich die Beherrschung verliere und ihn anschreie. Manchmal könnte ich ihn wirklich umbringen.

Th: Können Sie mir das Verhalten von P. beschreiben, das diese Reaktion bei Ihnen auslöst?

K: Wenn wir in der Zusammenarbeit den nächsten Schritt so angehen wollen, wie wir das besprochen haben, kommt er wieder auf den letzten Schritt zurück und will die Sache nochmals aufrollen. Und wenn ich dann darauf verweise, dass wir das letztes Mal abgehakt haben, beharrt er.

Th: Und darauf reagieren sie mit einem Wutausbruch.

K: Ja. Ich kann mich dann nicht mehr zurückhalten.

Th: Möchten Sie sich denn zurückhalten?

K: Ja. Wenn meine Wut verraucht ist, fühle ich mich schlecht und auch irgendwie schuld daran, dass wir nicht weitergekommen sind.

Beide Konfliktpartner hemmen also durch ihre »Störungsmanöver« einen konstruktiven, rationalen Problemlösungsprozess. Wie so oft ist dabei die Grenze vom kontrollierten Bereich zur Störung subjektiv. Was der eine als sinnvollen und konstruktiven Widerspruch einschätzt, wirkt auf den anderen wie ein Kampfangebot. Es entstehen »Win-Lose-Situationen«. Verlierer tendieren dazu, die Situation zu ihren Gunsten manipulieren zu wollen und selbst zum Gewinner zu werden. So entsteht eine Konfliktspirale, die kaum ein Ende findet.

Der Therapeut kann in einer solchen Situation mit dem Klienten das Verfahren einüben, das Thomas Gordon (1989) »Methode III« genannt hat. In einem ersten Schritt konfrontiert der Klient den Störungsverursacher mit einer Ich-Botschaft, welche 3 Elemente enthält:

(1) Eine möglichst vorwurfsfreie Beschreibung des störenden Verhaltens der anderen Person (Was habe ich wahrgenommen?)

(2) Eine Beschreibung der konkreten negativen Folgen, welche dieses Verhalten für den Betroffenen in der Erfüllung seiner Bedürfnisse hat

(3) Eine Beschreibung der negativen Gefühle, welche beim Betroffenen ausgelöst werden

In einem zweiten Schritt geht es darum, durch Fragen und aktives Zuhören die Bedürfnisse der störungsverursachenden Person zu erfassen.

Danach können die Bedürfnisse beider Konfliktpartner zusammengefasst werde. Anschließend erfolgt ein Problemlösungsprozess, der in Abb. 7.12 dargestellt ist.

Im Rollenspiel übernimmt der Therapeut die Rolle des konfrontierenden Klienten (Rolle K), der Klient die Rolle des »Problemverursachers« (Rolle P). Das Rollenspiel entwickelt sich bis zur Einleitung einer Problemlösung. Das folgende Gespräch zeigt, wie ein Rollenspiel ablaufen kann.

K: Sie kommen im Rahmen unserer Zusammenarbeit häufig auf Beschlüsse zurück, die wir eigentlich längst gefällt haben, mit dem Wunsch, diese nochmals zu diskutieren. Unser Projekt wird dadurch deutlich gebremst, was mich dann ungeduldig und manchmal auch wütend macht.

P: Mir sind in der Zwischenzeit neue Fragen und Aspekte aufgefallen, welche ein Aufnehmen des Themas rechtfertigen.

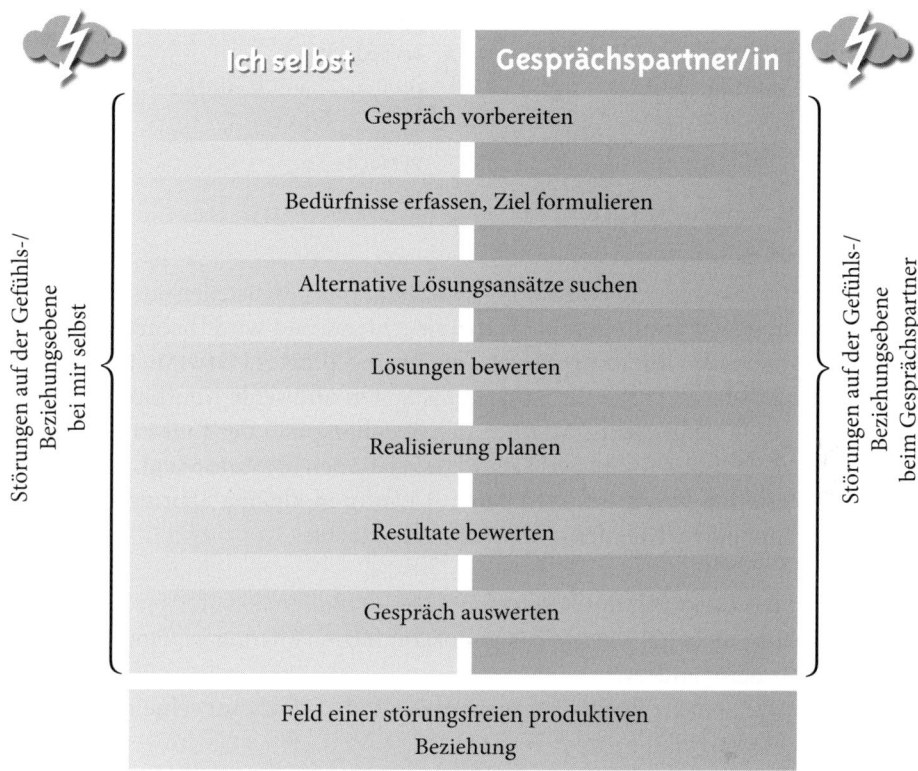

Die folgenden Begriffe sind im Bild enthalten:

Ich selbst — Gesprächspartner/in

Gespräch vorbereiten

Bedürfnisse erfassen, Ziel formulieren

Alternative Lösungsansätze suchen

Lösungen bewerten

Realisierung planen

Resultate bewerten

Gespräch auswerten

Störungen auf der Gefühls-/ Beziehungsebene bei mir selbst

Störungen auf der Gefühls-/ Beziehungsebene beim Gesprächspartner

Feld einer störungsfreien produktiven Beziehung

Abbildung 7.12 Problemlösungsprozess nach Gordon

K: Natürlich verstehe ich das, das geht mir oft auch so. Aber wir sollten meiner Meinung nach auf einen Entscheid nur zurückkommen, wenn er das Projekt klar gefährdet.

P: Das ist ja mein Anliegen: Ich möchte, dass wir die beste Lösung finden.

K: Okay. Dieses Bedürfnis kann ich voll mit Ihnen teilen. Sehen Sie aber auf der anderen Seite auch mein Anliegen, innerhalb der vorgegebenen Termine weiterzukommen?

P: Klar.

K: Wie können wir dann vorgehen, dass sowohl Ihr Bedürfnis als auch meines berücksichtigt wird?

P: Ich könnte Ihnen als Sitzungsvorbereitung jeweils meine offenen Fragen mailen. Dann könnten wir entscheiden, welche wir behandeln und welche nicht.

K: Okay, machen wir das so. Wir können ja nach der nächsten Sitzung prüfen, ob sich das bewährt hat.

Die Kunst auf Seiten des Klienten besteht darin, auf Lösungsversuche zu verzichten, bevor nicht die Bedürfnisse auf beiden Seiten erkannt und akzeptiert sind (s. Abb. 7.13).

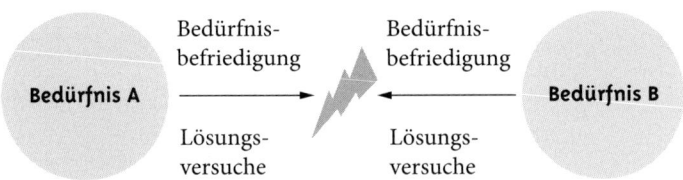

Abbildung 7.13 Bedürfnisse und Konfliktlösung

Bedürfnisse zu erfassen und eine »Win-Win-Situation« herzustellen anstatt Lösungen zu erzwingen ist zwar oberflächlich einleuchtend und wird theoretisch kaum Widerstand erzeugen. Allerdings verletzt es ein eingeprägtes »Gewinner-Verlierer-Schema« und bedeutet somit für manchen Klienten und seine Konfliktpartner einen Kampf gegen tiefgreifende Normen der Erziehung und der Kultur. Therapeutisch aufzuarbeiten sind nach Glasl Konflikteskalationen bis Stufe 6 (vgl. Abb. 7.14).

Die Deeskalation von Konflikten verläuft häufig in kleinen Schritten, wie das folgende Therapeuten-Klienten-Gespräch verdeutlicht:

Th: Wie ist das Gespräch mit P. gelaufen?
K: Überhaupt nicht so, wie wir das in unserer letzten Sitzung geplant hatten.
Th: Was war denn anders?
K: P. hat zwar sein Bedürfnis zugegeben, dann aber doch auf seinem Lösungsversuch beharrt.
Th: Und wie haben Sie darauf reagiert?
K: Schon noch aggressiv, aber weniger heftig als früher.
Th: Also ein erster Erfolg?
K: Möglich.
Th: Können Sie sich vorstellen, das gleiche Vorgehen noch weitere Male einzusetzen, in der Erwartung, dass die Bedürfnisse immer leitender werden?
K: Okay.

Neben den beschriebenen interpersonalen Konflikten können auch intrapersonale stressverursachend sein. Der Klient muss eine Entscheidung treffen zwischen unterschiedlich bewerteten Zielen oder Verhaltensalternativen.

Th: Sie betrachten es also als mögliche Lösung, dass Sie mit P. ein Gespräch suchen und dabei eine Erklärung liefern, warum Sie sich so verhalten haben?
K: Schon, aber dadurch schaffe ich ein neues Problem.
Th: Und das wäre?
K: P. würde das als Schuldeingeständnis verstehen. Und schließlich bin ich nicht schuld am Resultat.
Th: Dann ist das also keine realistische Lösung?
K: Nein.
Th: Gut. Dann suchen wir nach anderen Lösungsansätzen.

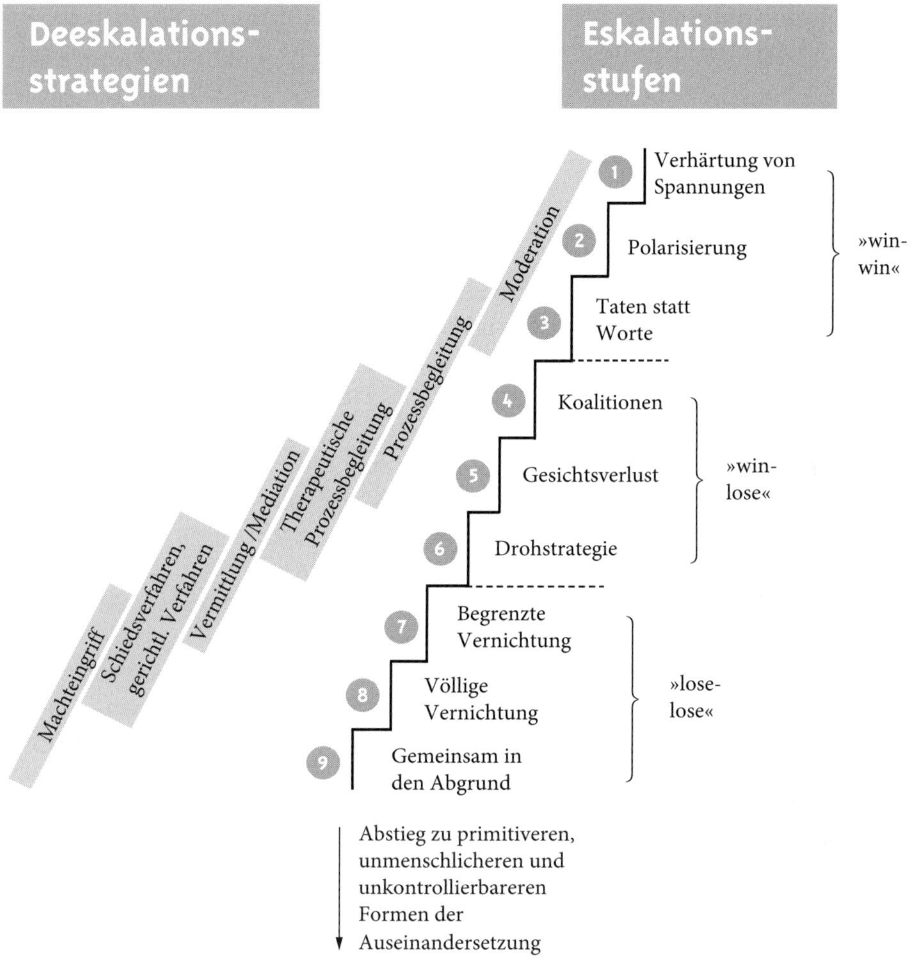

Deeskalations-strategien

Eskalations-stufen

1. Verhärtung von Spannungen

2. Polarisierung

3. Taten statt Worte

} »win-win«

4. Koalitionen

5. Gesichtsverlust

6. Drohstrategie

} »win-lose«

7. Begrenzte Vernichtung

8. Völlige Vernichtung

9. Gemeinsam in den Abgrund

} »lose-lose«

Machteingriff

Schiedsverfahren, gerichtl. Verfahren

Vermittlung /Mediation

Therapeutische Prozessbegleitung

Prozessbegleitung

Moderation

Abstieg zu primitiveren, unmenschlicheren und unkontrollierbareren Formen der Auseinandersetzung

Abbildung 7.14 Stufen der Konflikteskalation nach Glasl

Der Konflikt des Klienten besteht darin, dass der Lösungsansatz bei ihm gleichzeitig Zustimmung und Ablehnung provoziert. In diesem Falle macht es Sinn, nach einer alternativen Lösung ohne intrapersonalen Konflikt zu suchen.

7.16 Probleme lösen statt Stress zu erleben

Der Klient erlebt seine Stresssituation nicht mehr als Bedrohung, sondern als Herausforderung, um konstruktiv eine Lösung herbeizuführen, frei nach dem Motto: Es gibt keine Probleme, es gibt nur Lösungen.

Nicht nur die Klärung der momentanen (Problem-)Situation, sondern auch eine klar umrissene Zieldefinition ist oftmals unbedingt notwendige Voraussetzung, um beim Klienten eine optimistische Einstellung den Widrigkeiten des Lebens gegenüber zu fördern. Überblick gewinnen ist in diesem Fall der erste Schritt in die richtige Richtung.

> **Beispiel**
>
> Herr K. war seit drei Jahren Direktor eines halbstaatlichen wissenschaftlichen Instituts. Für diese Führungsposition hatte er seine berufliche Selbstständigkeit aufgegeben. Neben dem Anreiz dieser neuen Herausforderung hatte er sich von diesem Schritt auch mehr Freizeit für sich und seine Partnerschaft sowie ein geregelteres Leben erhofft.
>
> Als er sich an den Therapeuten wandte, war er äußerlich stark gezeichnet von den Folgen seiner Schlaflosigkeit. Er fühlte sich mental total überlastet, energielos, überfordert, die »einfachsten« Dinge zu regeln. Manchmal überschwemmten ihn »Untergangsgefühle«, die Freude war ihm gänzlich abhandengekommen und er identifizierte sich zunehmend mit dem Bild des »einsamen Führers«.
>
> Herr K. machte den Eindruck, sich in seiner Lebenssituation total verlaufen und jegliche Übersicht verloren zu haben. Es ging also zunächst darum, mental den »Kopf aus dem Wasser« zu bringen. Dies wurde angestrebt mit einer motivierenden Zielformulierung, welche der Komplexität seines Problems entsprach.

In Anlehnung an Bay (1999) sprechen wir von motivationalen und von rationalen Zielkriterien.

Die motivationalen Zielkriterien lauten:
▶ Ich habe mir ein klares Zielbild gemacht.
▶ Ich habe mein Ziel positiv formuliert.
▶ Ich weiß, dass ich das Ziel erreichen werde, es ist zu meinem persönlichen Ziel geworden.

Die rationalen Zielkriterien sind:
▶ Ich habe das Ziel konkret und schriftlich formuliert.
▶ Ich habe das Ziel anhand beobachtbarer Größen und/oder Verhaltensweisen beschrieben.
▶ Ich habe das Ziel terminiert, entweder auf einen konkreten Zeitpunkt hin oder in einem Zeitrahmen.
▶ Ich habe für das Ziel Ober- und Untergrenzen definiert und kenne damit das Leistungsniveau.
▶ Ich habe das Ziel realistisch gesetzt. Es ist herausfordernd, aber nicht überfordernd.

- Ich kann selbst beurteilen und kontrollieren, ob ich am Ziel angekommen bin.
- Ich habe das Ziel widerspruchsfrei zu anderen Zielen formuliert, sodass kein Zielkonflikt entsteht.
- Ich habe das Ziel in eine Rangreihe zu anderen Zielen gebracht und damit die Zielpriorität bestimmt.

Die motivationalen Kriterien sind für die Übernahme eines Vorhabens in Eigenverantwortung Muss-Kriterien. Je mehr von den rationalen Kriterien erfüllt sind, desto präziser kann sich der Klient die Zukunft mental vorstellen. Der strenge Formalismus in den Zielformulierungen soll dem Klienten helfen, möglichst schnell wieder eine Struktur und damit eine innere Sicherheit in seine Gedanken und Gefühle zu bekommen.

Mit Herrn K. wurden demnach folgende Ziele vereinbart:

An Weihnachten
- macht mir meine Führungsaufgabe wieder Spaß,
- habe ich die dringenden Probleme bearbeitet und gelöst und, wo nötig, deren Entstehung und Hintergründe reflektiert,
- habe ich mein Führungsinstrumentarium besser systematisiert und ergänzt,
- weiß ich, wie ich die restlichen offenen Fragen angehen werde.

Die Erfahrung hat gezeigt, dass Ziele, welche in einer »zukünftigen Gegenwart« formuliert sind, sehr schnell positiv wirksam werden. Der Klient hat sich in Gedanken quasi auf einen bestimmten Zeitpunkt in die Zukunft gebeamt, hat sich dort umgesehen, gespürt und erlebt, wie es dann sein wird, und sich nachher wieder in die Gegenwart zurückbegeben. Das Erleben dieser Gegenwart hat sich dadurch bereits verändert.

Th: Wie fühlen Sie sich jetzt?
K: Erleichtert. Ich sehe zum ersten Mal seit langer Zeit eine Möglichkeit am Horizont, die Besserung verspricht.
Th: Besserung inwiefern?
K: Wenn ich mir vorstelle, wie es Weihnachten sein wird, fühle ich mich stolz, es geschafft zu haben, aus diesem Dschungel herausgekommen zu sein.
Th: Dann schlage ich Ihnen vor, dass wir uns jetzt diesen Dschungel näher ansehen.

Zwei Punkte sind bei diesem Vorgehen besonders hervorzuheben:
- Der Klient formuliert das Ziel nur aus seiner Perspektive. Er macht sich (wieder) zum Agierenden.
- Da wir heute das Futurum II kaum mehr verwenden (»An Weihnachten *werde ich erreicht haben*«), helfen wir uns mit der sehr bewusst gesetzten Definition des zukünftigen Zeitpunktes, indem wir den Klienten anleiten, in Gedanken

bereits dorthin zu gehen und von dort aus zu kommentieren. Damit erlebt er das Ziel nicht als etwas vor sich, das unter Umständen erst nach einem mühsamen Weg erreicht wird (»Ich will bis Weihnachten … « oder »Bis Weihnachten werde ich …«), sondern als etwas, das er bereits mental als erreichbar erlebt hat. Er schaut praktisch bereits auf den Weg zurück, den er gegangen ist (»An Weihnachten habe ich … getan«).

Der zweite Schritt in Richtung Problembewältigung gelingt, indem Übersicht gewonnen wird. Wer sich wie in einem Dschungel fühlt, benötigt die Vogelperspektive, um einzelne Elemente im Problemsystem, aber auch die Grenzen des Systems selbst zu erkennen. Eine zeichnerische Darstellung der Problemlandschaft kann dabei sehr hilfreich sein. Herr K. sprach von verschiedenen Baustellen in seinem Leben. Eine Möglichkeit wäre also, die augenblickliche Baustellen-Landschaft erstellen zu lassen.

Herr K. verfertigte dazu eine Mind-Map, die in Abbildung 7.15 dargestellt ist.

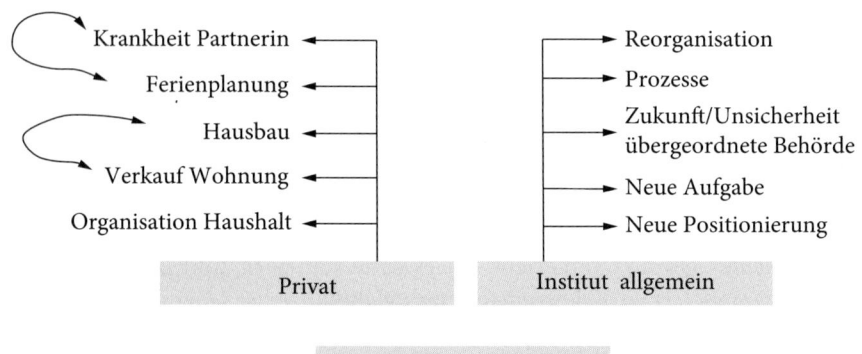

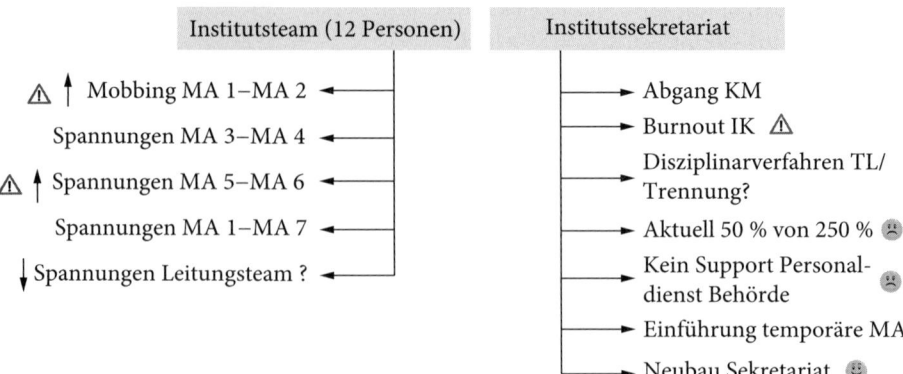

Abbildung 7.15 Baustellen-Landschaft von Herrn K. (Mind Map)

Diese Mind Map ermöglicht es, die Dynamiken und die Prioritäten im weiteren Vorgehen zu visualisieren und somit einfacher zu bestimmen.

Die folgenden Sitzungen dienten zur Unterstützung der diversen Lösungs- und Bearbeitungsprozesse. Dabei wurde nach genauen Plänen vorgegangen. Bei der Erhellung des Hintergrundes der institutsinternen Spannungen machte Herr K. eine wesentliche Entdeckung.

Th: Denken Sie an ihre Bewerbung für den Direktorenposten zurück. Welches war die geheime Mission, die Sie mitbekommen haben?

K: Ich verstehe Sie nicht.

Th: Meist gibt es nebst offiziellen Stellenausschreibungen mit offiziell formulierten Anforderungen an Profile von gesuchten Führungskräften mündlich mitgelieferte »eigentliche« Aufträge, die eher inoffiziell und verdeckt, aber sehr genau platziert werden. Gab es im Vorfeld Ihrer Anstellung solche Missionen?

K: Ja, eine gab es tatsächlich, sogar eine ziemlich massive. Ich sollte nämlich Ordnung schaffen in diesem Sauladen!

Th: Und diese Aufgabe steht selbstverständlich in Ihrem Pflichtenheft, und alle Ihre Mitarbeitenden wissen darum. Vermutlich stand im Inserat: Wir suchen einen Herkules, der diesen Saustall ausmistet und das Institut wieder auf Vordermann bringt!

K: *(lacht)* Selbstverständlich!

Diese Erkenntnis war ein Durchbruch für Herrn K.s Problembewältigung. Der Klient erkannte, wie er seine Strategien zur »Ausmistung« heimlich anzuwenden versuchte, was ihn von seinen Instituts-Mitarbeitern so weit entfernte, dass er sie nicht in seine wirklichen Überlegungen miteinbezog. Mit der Zeit musste er alles alleine machen. Dazu kam der Druck seines Auftraggebers, der Ergebnisse in seinem Sinne erwartete.

Die Klärungen dieser Rollen und die Herstellung offener Kommunikationen im Team, aber auch zu seinen Auftraggebern, wurden schließlich zur Haupttätigkeit der nächsten Wochen.

Nach drei Monaten zog Herr K. eine erste Bilanz. Generell fühlte er bereits eine große Erleichterung. Von seinem Führungsteam bekam er das Feedback, dass seine Führung als klarer und sicherer erlebt werde. Die Erschöpfung wirke noch nach, aber diese führe nicht zum Ausstieg, wohl aber dazu, sich künftig mehr Regenerations- und Reflektionszeiten auch während der Arbeitszeit zu verschaffen. Er nahm sich vor, seine Funktion als »Chef« und »Kulturmanager« im Institut klarer wahrzunehmen, Probleme frühzeitig und offen anzusprechen und keine geheimen Aufträge mehr auszuführen.

Die Checkliste »Stressbearbeitung nach dem Problemlösungs-Regelkreis« (Arbeitsblatt 15) unterstützt den Klienten dabei, Klarheit zu gewinnen.

AB
15

7.17 Die inneren Freunde finden

 Der Klient entdeckt seine »inneren Freunde«, die ihm helfen, seine Probleme in den Griff zu bekommen.

Beispiel

Wer sich mit Herrn B. unterhielt, musste sich unwillkürlich fragen, weshalb dieser immer so laut redete. Als er zum Therapeuten kam, wusste er eigentlich nicht genau, weshalb, und dennoch öffnete er sich sofort. Er sei oft hyperaktiv, was ihm schlechte Kritiken seines Vorgesetzten und seiner Bürokollegen eintrage. Wahrscheinlich würde der Therapeut von ihm ein paar Dinge wissen wollen, deshalb habe er sich entsprechend vorbereitet. Er erzählt,
- ▶ dass er Präsident und Reiseveranstalter für die Fans eines großen Sportvereins sei,
- ▶ als Junggeselle lebe,
- ▶ Nachzügler in einer fünfköpfigen Familie gewesen sei,
- ▶ mit einer 14 und einer 16 Jahre älteren Schwester aufgewachsen sei,
- ▶ dass er einen tyrannischen Alkoholiker als Vater gehabt habe, der sich in der Garage an Neujahr umgebracht habe, als er selbst 14 Jahre alt war,
- ▶ dass er seine Mutter vor 5 Jahren durch Krebstod verloren und sie bis zuletzt gepflegt habe.

All dies erfuhr der Therapeut ohne großes Nachfragen. Es entstand der Eindruck, dass Herr B. schnell Nähe herstellen wollte, wozu seine laute Stimme in seltsamem Gegensatz stand, weil sie sofort große Distanz provozierte.

Th: Sie haben mir sofort großes Vertrauen entgegengebracht. Wie fühlen Sie sich dabei?

K: Ich bin sehr nervös.

Th: Was wühlt Sie so auf?

K: Ich frage mich, ob Sie mir helfen können.

Th: Wobei?

K: Aus meinem Minderwertigkeitsgefühl herauszukommen.

Th: Wann fühlen Sie sich minderwertig?

K: Eigentlich immer.

Th: Immer, auch wenn Sie alleine sind?

K: Das ist eine gute Frage. Nein, in meiner Wohnung fühle ich mich wohl.

Th: Aber im Kontakt mit anderen Menschen wird es schwierig.

K: Außer wenn ich helfen kann, dann fühle ich mich gut.

Th: Für andere etwas tun zu können gibt Ihnen Sicherheit.

K: Ja, das regt mich im Beruf oft auf. Die anderen Informatikbetreuer sind oft so abweisend zu ihren Kunden. Ich finde es toll, anderen helfen zu können oder ihnen ihre Probleme abnehmen zu können.

Innerhalb weniger Minuten stand der Klient offen vor dem Therapeuten und bot quasi alles zur Deutung an, nur um verstanden zu werden. Da war aber noch etwas zu klären.

Th: Wie stellen Sie sich unsere Zusammenarbeit vor?
K: Ich denke, dass der Therapeut eine Art Freund sein müsste.
Th: Eine Art oder ein Freund?
K: Ich weiß schon, dass sie nicht wirklich ein Freund sein können, sonst würden wir uns nicht nur hier treffen, sondern miteinander auch sonst Zeit verbringen. Ich meine halt jemand, der ohne eine Erwartung zuhört und mich versteht.
Th: So jemand fehlt Ihnen im Leben?
K: Vielleicht. Ich habe schon Freunde, aber für die tu ich immer etwas.
Th: Und Sie möchten erleben, dass jemand Sie mag, ohne dass sie für ihn etwas tun müssen.
K: Ja, ich denke schon. Obwohl ich mir dann wahrscheinlich auch etwas komisch vorkäme, so …
Th: So mit leeren Händen dazustehen?
K: So mit leeren Händen dazustehen, genau.
Th: Aber ich werde nicht Ihr Freund sein.
K: *(ist lange still)* Nein, Sie werden nicht mein Freund sein. Aber Sie werden mir helfen?
Th: Wobei möchten Sie denn Hilfe?
K: Zu mir zu kommen.
Th: Dabei werde ich Ihnen helfen. Wobei ich glaube, dass Sie sich bald selbst gut helfen werden.
K: Das glauben Sie?
Th: Ja. Und ist Ihnen aufgefallen, dass Sie jetzt viel ruhiger und leiser sprechen als vorher?
K: Jetzt, wo Sie es sagen. Aber Sie hören mir ja auch zu.
Th: Das heißt, Sie reden normalerweise so laut, weil sie nicht sicher sind, gehört zu werden?
K: Das habe ich mir so noch gar nie überlegt. Aber ja, so könnte es sein.
Th: Und dann könnte es doch auch wichtig sein zu überlegen, was Sie sonst noch tun könnten, um gehört und verstanden zu werden?
K: Das wäre gut.

Es ist immer wieder erstaunlich, wie gut Menschen häufig selbst schon wissen, was sie eigentlich brauchen. Der Therapeut ist oftmals nur der »Geburtshelfer«

einer neuen Erkenntnis, die sich bereits im Inneren des Klienten entwickelt hat. Diese Hebammenfunktion wird von Sokrates beschrieben, aber auch von Schulz von Thun in seinem Konzept des inneren Teams und dem damit verbundenen Hebammengespräch.

Bereits im ersten Gespräch hat Herr B. alle wichtigen, teilweise aber noch unökonomischen und deshalb stressenden Wahrnehmungs- und Verhaltensmuster angeboten. Verstehen bedeutet manchmal einfach, das »Kind« willkommen zu heißen.

Beispiel

Herr B. war ein Nachzügler, der seinen Vater mit seiner Existenz stark belastete. Der Vater wollte kein Kind mehr, fühlte sich überfordert und machte seine Frau für diesen »Fehler« verantwortlich. In der Wahrnehmung von Herrn B. war er zu einem großen Teil mitschuldig für die Trinkerei des Vaters und dessen Unterdrückung der übrigen Familie, vor allem seiner Mutter, die oft unter den Ausbrüchen ihres Mannes auch körperlich zu leiden hatte. Der Selbstmord des Vaters war einerseits für die Familie eine Erlösung, zugleich schämte sich Herr B. für diese Empfindung. Zudem war er damals, im Alter von vierzehn Jahren, der einzige »Mann« in der Familie. Und er bemühte sich, ein anderer Mann zu sein als sein Vater: verständnisvoll, hilfsbereit, freundlich. Ein großer Teil dieser Eigenschaften machte sein wirkliches Wesen aus, aber er bewegte sich noch nicht frei. Sein Arrangement mit der Welt hatte er noch unbewusst getroffen. Einerseits war er überall und jederzeit hilfsbereit, andererseits lebte er für sich ganz allein und beinahe abgeschottet. In beiden Mustern fühlte er sich nicht wirklich glücklich. Das wurde ihm jeweils bewusst, wenn er plötzlich ausrastete und sehr jähzornig reagierte. Dieses Verhalten wiederum belastete ihn besonders stark, weil er befürchtete, es von seinem Vater geerbt zu haben. Er schämte sich dafür und fürchtete seine Aggressionen, weil sie sich gegen ihn selbst richten könnten, wie dies bei seinem Vater geschehen war.

Der Therapeut war bald überzeugt, dass Herr B. sich helfen konnte, wenn er seine innere Differenziertheit einerseits wahrnehmen und andererseits als seinen inneren, vielfältigen Reichtum entdecken konnte.

Zunächst ging es darum, seinen Jähzorn (und damit teilweise auch den des Vaters) zu verstehen.

Th: Geben Sie ihrem Jähzorn eine Gestalt und eine Stimme.
K: Das ist wie ein Zwerg.
Th: Ein wütender Zwerg?
K: Ja, wie im Märchen.
Th: Wie das Rumpelstilzchen.

K: Ja.

Th: Und lassen Sie Ihr Rumpelstilzchen mal reden.

K: *(Als Rumpelstilzchen)* Ich bin dein Rumpelstilzchen und ich schreie wild.

Th: Und was soll dieses blöde Schreien und Gestampfe?

K: Was heißt da blödes Schreien? Ich könnte noch viel lauter, wenn es sein müsste!

Th: Und was lässt dich so schreien und stampfen?

K: Ich bin verzweifelt.

Th: Schreie das!

K: Hilfe! – Hilfe!

Th: Hört dich jemand?

K: Nein, niemand.

Th: Du bist ganz allein.

K: *(leise)* Ja.

Th: Und das macht dich traurig.

K: Ja. *(beginnt zu weinen)*

Diese Sequenz bedeutet für Herrn B. eine Rückkehr zu sich selbst. Für ihn stellte es eine Art »Damaskus-Erlebnis« dar. Der Kompass liegt in ihm selbst und nicht in den Händen der anderen Menschen. Er erkannte, dass er zu lernen hatte, mit seinen eigenen Bedürfnissen zu leben, sie überhaupt wahrzunehmen, und zwar vor dem Handeln. Sie ruhiger, proaktiver, wachsamer und erwachsener zu behandeln.

Ein wichtiges Tool für die Beratung von Herrn B. war die Bildung des inneren Teams. Er stellte sich seine eigene Beratercrew zusammen. Im inneren Team dabei waren immer das Rumpelstilzchen, ein Sportfan, ein Zeitmesser, ein Manager und Organisator, ein Zappelphilipp und später ein Flüsterer und ein Philosoph. Geleitet wurden die Sitzungen von Herrn B., dem Oberhaupt dieses inneren Teams.

Die Sitzungen mit dem inneren Team verliefen oft turbulent, manchmal witzig, aber sie brachten immer Ergebnisse. Das Team half ihm, sich auf die Auseinandersetzungen in seinem realen Arbeitsteam vorzubereiten. Er begann dort, Rollenklärungen vorzunehmen. Er begann, mit seinem Chef konstruktiv zu streiten, ihn dazu zu bringen, seine Fortschritte anzuerkennen und ihn neu wahrzunehmen. Er verabschiedete sich von seiner Fangruppe, weil er entdeckte, dafür zu alt geworden zu sein. Er prüfte berufliche Weiterbildungen, um seine eigenen Berufsvorstellungen besser realisieren zu können. Er begann, mit einem Kollegen zu joggen und mit diesem eine wirkliche Freundschaft aufzubauen. Und als die Partnerin eines Kollegen wegen eines depressiven Schubes in eine psychiatrische Klinik eingewiesen wurde, gelang es ihm, sie zu besuchen und ihr einfach zuzuhören, ohne weiter aktiv sein zu müssen.

Wurde er nervös oder verspürte Jähzorn, begann er mit seinem Zappelphilipp oder mit seinem Rumpelstilzchen zu diskutieren, ihnen innerlich zuzuhören und seine nächsten Aktionen mit ihnen abzusprechen.

Herr B. hatte seine inneren Freunde gefunden, auf die er sich verlassen konnte.

7.18 Seelische Blockaden lösen

 Der Klient lernt, nach vorne zu schauen und anstelle von Selbstsabotage seine Ziele ins Zentrum der Problemlösung zu stellen.

Stress kann sich auch in seelischen Blockaden manifestieren. Menschen sabotieren sich selbst, reagieren unverhältnismäßig heftig, laden sich Schuldgefühle auf, gefährden Beziehungen, obschon sie das alles eigentlich nicht wollen. Die Ursachen für diese Verhaltensweisen sind oft negative Erfahrungen in der Vergangenheit, die eine konstruktive Bewältigung der gegenwärtigen und zukünftigen Erlebnisse in Frage stellen.

Hier kann die »Time-Line-Technik« (s. Abschn. 2.11) zum Einsatz kommen. Die bloße Vorstellung der Zeitachse genügt, um eine therapeutische Wirkung zu erzielen. Durch die Einnahme einer bestimmten Position über der Zeitachse verschwinden die zu einem Ereignis gehörenden negativen Emotionen völlig.

Th: *(Der Klient hatte ausgesagt, dass er sich immer wieder die Schuld für etwas gibt, für das er gar nicht verantwortlich ist.)*
Denken Sie intensiv an eine Situation, in der Sie sich ungerechtfertigt schuldig gefühlt haben, und berichten Sie darüber.

K: Letzte Woche waren wir im Team kurz davor, eine Lösung für ein seit langer Zeit anstehendes Problem zu finden. Aber kurz bevor wir endgültig entschieden haben, hat eines der Teammitglieder Einwände vorgebracht, die schon lange widerlegt waren. Das Team hat sich dann missmutig vertagt und ich musste meinem Vorgesetzten die Verschiebung der Lösung kommunizieren. Ich habe mich schuldig gefühlt und mir massive Vorwürfe gemacht.

Th: Wie haben Sie sich anschließend gefühlt?

K: Ziemlich mies.

Th: Können Sie das präzisieren?

K: Ich habe mich verkrampft, mein Rücken hat wehgetan, ich habe gezittert und mein Puls ist hochgegangen.

Th: Erinnern Sie diese Symptome an einen Vorfall aus Ihrer Kindheit oder Jugend?

K: Meine Mutter hat mir permanent die Schuld dafür gegeben, wenn mein jüngerer Bruder etwas angestellt hatte. Auch wenn ich überhaupt nichts dafür konnte.

Th: Schließen Sie bitte die Augen. Sehen Sie aus der Höhe Ihre »Zeitlinie« und gehen Sie auf ihr in die genannte Situation zurück. Erleben Sie sie nochmals … Spüren Sie die Symptome Verkrampfung, Rückenschmerzen, Zittern, erhöhten Puls nochmals … Und nun atmen Sie tief, und mit jedem der zehn nächsten Atemzüge werden die Symptome schwächer … bis sie ganz verschwunden sind. … Wie fühlen Sie sich jetzt?

K: Gut, ruhig, entspannt.

Th: Können Sie jetzt mit Ihrer Mutter reden, ohne Schuldgefühle, ohne Verteidigung? Wie klingt das?

K: Ich erkläre ihr ruhig und sachlich, dass mein Bruder den Unsinn gemacht hat und dass ich dafür keine Verantwortung trage.

Th: Gut. Können Sie nun aus der Gegenwart nach vorne schauen und sich vorstellen, wie Sie in einer Situation, wie Sie sie geschildert haben, Ihre Schuldgefühle vermeiden?

K: Ich gehe ruhiger auf die Einwände ein. Wenn es eine Verzögerung gibt, erkläre ich meinem Vorgesetzten die Gründe dafür und zeige ihm auf, wie wir das Problem lösen werden.

Die Wahrnehmung von Ereignissen in der eigenen Zeit, im Hier und Jetzt, kann die Vorwegnahme positiver zukünftiger Handlungen erleichtern. Ziele sind einfacher zu formulieren. Zudem erhält der Klient durch dieses Vorgehen eine Stabilisierung für die Gegenwart. Er erlebt sein Leben nicht mehr einfach als Problem, sondern als persönliche Geschichte, auf die er jetzt aus einer besseren Perspektive schauen kann.

7.19 Selbstvertrauen fördern

 Der Klient lernt, sich selbst zu vertrauen und vom »Überwältigten« zum wirklich Lernenden zu werden.

Beispiel

Herr M. traut seiner eigenen Sachkompetenz nicht. In der Projektzusammenarbeit lässt er sich seine Ideen von anderen Teammitgliedern stehlen, die sich dann damit profilieren, ihn aber gleichzeitig auch als inkompetent darstellen. Je länger dieser Zustand andauert, desto mehr verliert er den Mut, sich durchzusetzen, und resigniert am Schluss völlig. Er zieht sich zurück und wird immer mehr zum »Überwältigten«.

Nach dem salutogenetischen Modell (s. Abschn. 2.2) geht es darum, dass Herr M. sein »Kohärenzgefühl« entwickelt, insbesondere das Gefühl von Handhabbarkeit bzw. Bewältigbarkeit (sense of manageability) der Situation. Dazu erarbeitet der Therapeut zusammen mit dem Klienten zuerst ein entsprechendes Ziel.

Th: Sie berichten, dass Ihre Kollegen sich mit Ihren Ideen profilieren, Sie selbst als inkompetent oder ideenlos darstellen. Wie fühlen Sie sich da?

K: Eigentlich bin ich wütend.

Th: Und uneigentlich?

K: Frustriert.

Th: Wie reagieren Sie darauf?

K: Ich versuche mich zu wehren.

Th: Wie?

K: Ich erkläre, dass das eigentlich meine Idee ist. Aber ich komme nicht durch damit.

Th: Und dann resignieren Sie?

K: Ja.

Th: Können Sie mal formulieren, wie sich das Resultat Ihres Sich-Wehrens idealerweise zeigen sollte?

K: Die anderen bestätigen mir, dass diese Idee von mir stammt.

Th: Und Sie selbst?

K: Ich erhalte Anerkennung und bin stolz darauf.

Th: Und ab wann passiert das?

K: Ab nächster Woche.

Nun wird das Ziel mit einer leitenden Vision verknüpft:

Th: Von wem wollen Sie die Anerkennung in erster Linie bekommen?

K: Vom Kollegen A. Der ist immer der Negativste.

Th: Okay. Schließen Sie die Augen … Stellen Sie sich A. vor … Sehen Sie sein Gesicht … er ist von Ihrem Vorschlag überzeugt … Hören sie, wie er Ihnen sagt, dass er Ihre Idee sehr gut findet … Welche Gefühle kommen jetzt in Ihnen hoch?

K: Ich fühle mich gut, erfolgreich, aber auch skeptisch.

Th: Skeptisch?

K: Bleibt A. auch dabei, weiterhin die Idee als meine Idee zu behandeln?

Th: Wie könnten Sie das überprüfen?

K: A. deklariert die Idee auch gegenüber unserem gemeinsamen Vorgesetzten als meine Idee.

Th: Sehen und hören Sie, wie er zum Vorgesetzten geht und ihm das sagt.

K: Okay.

Die Überzeugung von Herrn M., sich durchsetzen zu können (sense of manageability), ist nach diesem einen Gespräch noch nicht erreicht. Er wird

► sein Ziel überprüfen,
► bei Bedarf neu formulieren,
► neu visualisieren,
► neue Strategien definieren,
► neue Maßnahmen ergreifen und
► Erfolg und Misserfolg neu beurteilen.

Resultate werden in der nächsten Sitzung besprochen. Ein allgemeines Vorgehen bei Problemlöseprozessen wird in Abbildung 7.16 dargestellt.

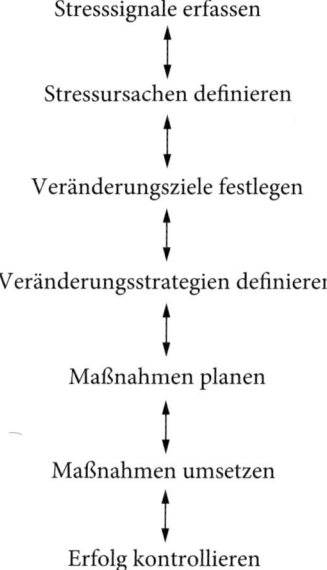

Stresssignale erfassen

⇅

Stressursachen definieren

⇅

Veränderungsziele festlegen

⇅

Veränderungsstrategien definieren

⇅

Maßnahmen planen

⇅

Maßnahmen umsetzen

⇅

Erfolg kontrollieren

Abbildung 7.16 Der Problemlöseprozess

7.20 Gute Beziehungen aufbauen

 Der Klient pflegt gute Beziehungen zu Menschen in seinem Umfeld und erhält so Unterstützung zur Bewältigung seiner Stressprobleme.

Personen, die eng in soziale Netze eingebunden sind, vermeiden und bewältigen Stressprobleme besser als sozial isolierte Personen. Ihre Stresssymptome werden von der Umwelt früher erkannt und ernst genommen. Dadurch erhalten sie raschere und direktere Feedbacks und Kommunikationsmöglichkeiten und somit auch mehr potenzielle Lösungsansätze für ihre Probleme als Personen mit weniger starken Bindungen.

Wesentliche Elemente einer stressresistenten Beziehung sind
▶ Selbstbewusstsein,
▶ Engagement,
▶ Akzeptanz,
▶ Vertrauen,
▶ Kommunikation,
▶ konstruktive Auseinandersetzung,
▶ Verzicht,

► Verantwortungsübernahme und

► gegenseitige Unterstützung.

AB 13

Der Therapeut geht mit dem Klienten die Checkliste »Beziehungsqualität« (Arbeitsblatt 13) durch und identifiziert mögliche Beziehungsdefizite. Wenn mehrere Punkte negativ bewertet werden oder wenn der Klient Projektionen macht (»Ich würde das schon wollen, aber der andere macht nicht mit«), dann geht es darum, einen wichtigen Ansatzpunkt für Verbesserungen herauszuarbeiten und mit dem Klienten als Ziel zu vereinbaren.

Th: Sie sagen, dass Ihr Misstrauen gegenüber F. Ihnen nicht mehr ermöglicht, konstruktiv mit ihm zusammen zu arbeiten und dass Sie stark darunter leiden. Wie ist das denn entstanden?

K: F. hat mich mehrmals angelogen. Auch hat er sich um Aufgaben gedrückt, die eigentlich in seinem Pflichtenheft standen.

Th: Es ist aber richtig, dass die Zusammenarbeit mit F. für Sie in Zukunft wichtig ist?

K: Ohne sein Fachwissen komme ich nicht weiter.

Th: Es wäre also einiges gewonnen, wenn Sie in einem ersten Schritt wieder Vertrauen in die Aufrichtigkeit von F. herstellen könnten. Gab es denn eine Zeit, in der dieses Vertrauen da war?

K: Ja. Das war, als wir noch nicht so eng zusammengearbeitet haben.

Th: Könnte es sein, dass durch die enge Zusammenarbeit mit F. die Beziehung belastet wurde, dass die Grenzen der eigenen Kompetenzen und Verantwortungen für beide nicht mehr ganz klar waren, dass Unsicherheiten entstanden?

K: Das könnte schon sein.

Th: Wenn das wirklich so ist, müssten in Ihrer Beziehung mit F. die Kompetenzen und Verantwortungen unter den neuen Voraussetzungen neu geregelt werden, damit auch in der Zusammenarbeit jeder seinen definierten Spielraum hat.

K: Und wie soll das gehen?

Th: Was denken Sie?

K: Wir müssten offen darüber sprechen.

Th: Trauen Sie sich das zu?

K: Schon. Wir hatten ja früher auch keine Probleme.

Th: Okay. Wollen wir eine Skizze für dieses Gespräch erstellen? Sie führen es dann bis zur nächsten Sitzung, und wir besprechen die Resultate.

Es ist das Ziel, die Beziehung, die im Moment eine Stressursache darstellt, für die Zukunft zu einer Ressource für stressärmeres Arbeiten zu machen.

Exkurs und Ausblick

Die Kondratieff-Zyklen

Um die gesamtgesellschaftliche Bedeutung physischer und psychischer Gesundheit und somit auch die Wichtigkeit eines ressourcenorientierten Umgangs mit Stress zu verdeutlichen, lohnt es sich, einen Exkurs in die Wirtschaftswissenschaften zu machen:

In Anlehnung an das Modell des russischen Ökonomen Nikolai Kondratieff verläuft unsere gesellschaftliche und wirtschaftliche Entwicklung wellenförmig, wobei jede Welle einige Jahrzehnte lang ist (vgl. Abb. S. 166). Am Anfang jeder Welle steht eine Basisinnovation, deren breite Nutzung zu einem Aufschwung und schließlich zu einem Niedergang in Form einer Rezession führt. Es kommt also zu relativ gleich verlaufenden Zyklen, die nach ihrem »Entdecker« auch Kondratieff-Zyklen genannt werden. Nach den Analysen des deutschen Forschers Leo Nefiodow (2009) stehen wir in der Übergangsphase zu einem neuen Zyklus.

Innovationen, gleich auf welchem Gebiet, haben für die Menschen nicht immer die gleiche Bedeutung. Sie treten auch nicht gleichmäßig über die Jahrzehnte verteilt, sondern schubweise auf. Einige Innovationen lösen nur sehr begrenzte Wirkungen aus, andere hingegen durchdringen die Gesellschaft und werden zum Motor umfassender Veränderungen. Innovationen, die umfassend technisches Neuland erschließen und viele Nachfolgeinvestitionen mit weitreichenden wirtschaftlichen Konsequenzen als Folge nach sich ziehen, werden Basisinnovationen genannt.

Kondratieff publizierte 1926 seine Entdeckung, dass die Konjunkturzyklen eine Dauer von 40 bis 60 Jahren aufweisen. Seine Hypothese hat sich bisher als zutreffend erwiesen. Fünf lange Konjunkturzyklen konnten in den vergangenen 250 Jahren nachgewiesen werden. Aus ihrem Verlauf lässt sich die gegenseitige Abhängigkeit technischer, wirtschaftlicher und politischer Prozesse gut erkennen.

Die erste Welle vom Ausgang des 18. Jahrhunderts bis zur Mitte des 19. Jahrhunderts beruhte auf dem Wissen über den Nutzen der stationären Dampfkraft. Durch die damit möglich gewordene Mechanisierung der Produktion wurde die sogenannte »Industrielle Revolution« ausgelöst. Sie führte zur Ablösung der handwerklichen Produktion durch die industrielle. Im Zuge der Industrialisierung entstand mit dem Unternehmertum eine neue Dynamik im gesellschaftlichen Kräftespiel.

Die zweite Welle von der Mitte bis zum Ende des 19. Jahrhunderts nutzte das Wissen über die Dampfkraft und den Stahl für den Bau von Eisenbahnen und die Schifffahrt. Die eigentliche Basisinnovation des zweiten Kondratieff-Zyklus war die Eisenbahn. Sie wurde zum größten Investitionsprojekt des 19. Jahrhunderts und veränderte (zunächst) die gesamte Infrastruktur Europas und Nordamerikas.

Mit dem technisch-wirtschaftlichen Aufschwung entstanden u. a. eine bedeutsame Mittelschicht, einflussreiche Gewerkschaften und die ersten Ansätze eines neuen Arbeits- und Sozialrechts.

Die dritte Welle setzte zu Beginn des 20. Jahrhunderts ein und zog sich bis zum Ausbruch des 2. Weltkrieges hin. Es war die Phase, in der das Wissen über die Chemie und die Elektrizität (Elektromotor, Radio, Telefon, elektrische Beleuchtung) wirtschaftlich zum Tragen kam. Sie war aber auch durch das Vordringen der Basisinnovation »Auto« und durch den weiteren Ausbau der Grundstoff- und Stahlindustrie gekennzeichnet. Im industriellen Bereich entstanden die ersten Großkonzerne, Monopole und Kartelle moderner Prägung. Die Technologie der Massenproduktion setzte sich durch.

Die vierte Welle, die nach 1945 begann und Anfang der 70er Jahre kumulierte, brachte das Fernsehen und den Massenverkehr auf der Straße und in der Luft. Sie beruhte maßgeblich auf der Petrochemie und ihrer Nutzung in bereits bekannten Innovationen: Auto, Flugzeug, Schiffen, Kunststoffen. Neu war eigentlich nur das Fernsehen. Der vierte Kondratieff-Zyklus zog seine Kraft also weitgehend aus Verbesserungen bereits vorhandener Technologien. Die bedeutendsten Innovationen dieser Zeit, der Computer und die integrierte Schaltung, kamen während des Zyklus noch nicht zur vollen Entfaltung. Mit dem vierten Kondratieff begann der breite Einstieg in die Weltwirtschaft. Die USA avancierten zur Weltmacht. Amerika brachte die Entwicklung und Förderung bedeutsamer Innovationen dieser Zeit weiter voran: die weltweite Erschließung des Erdöls, die Massenproduktionstechnik, die Elektronik, das Fernsehen, die Luftfahrt- und Militärtechnik.

Kein europäisches Land besaß noch genug Ressourcen, um dabei die Führungsrolle zu übernehmen. Der vierte Kondratieff-Zyklus machte Westeuropa zum Wohlfahrtsstaat und festigte die Rolle der USA als Führungsmacht des Westens in Wissenschaft, Technologie und Sicherheit.

Die entscheidende Basisinnovation des vierten Kondratieff-Zyklus war – neben dem Automobil – die Petrochemie. Sie lieferte das Erdöl zu einem derart niedrigen Preis, dass nicht nur bereits bekannte Innovationen wie Auto, Flugzeug und Schiff expandieren konnten, sondern auch ein ganzer Schwarm von Folgeinvestitionen (Kunststoffe, Textilfaser, Kosmetika, Düngemittel, Farben) möglich wurden. Daher war es auch nicht verwunderlich, dass die Ölschocks von 1973 und 1979, die den Ölpreis um das 15-fache hochtrieben, nicht nur die »mobile« Gesellschaft zur Notbremsung zwangen, sondern auch das abrupte Ende des vierten Zyklus und den Sturz der Weltwirtschaft in eine tiefe Krise bewirkten.

Es ist unbestritten, dass die Informationstechnik als Basisinnovation einer fünften langen Konjunkturwelle zur maßgeblichen Antriebskraft des technisch-ökonomischen Strukturwandels avancierte. Die Wirkung, die von der Basisinnovation der fünften Kondratieff-Welle ausgeht, ist bis heute unübersehbar. Mit zunehmender Geschwindigkeit und Breitenwirkung duchdringt die Informationstechnik alle Bereiche der Gesellschaft. Ganz erheblich mehr als jede andere Technik beherrscht sie die industrielle Innovation, prägt sie den wirtschaftlichen, sozialen und kulturellen Wandel. Mehr als jede andere Technik löst sie innovative Impulse aus und hat tiefgreifende Auswirkungen auf die weltweite politische Ordnung.

Keine andere Technologie kann eine annähernd vergleichbare konjunkturelle Breitenwirkung vorweisen wie die Informationstechnologie. Weder die im Ansehen der Bevölkerung umstrittene Kerntechnik noch die Weltraumtechnologie eignen sich als neue Konjunkturlokomotiven. Die Biotechnologie und die optischen Technologien, die das Potenzial von Basisinnovationen in sich bergen, sind von ihrer Entwicklung her noch nicht so weit. Die Umwelttechnik ist viel zu sehr von staatlichen Anreizen abhängig. Allein die Informationstechnik besaß am Ende des 20. Jahrhunderts noch das Potenzial, einen langen Konjunkturaufschwung zu tragen.

Die durch Informationstechnologie getragene fünfte Welle der Konjunktur, der fünfte Kondratieff-Zyklus, hat ihren Höhepunkt mittlerweile deutlich überschritten. Viele Indikatoren weisen in diese Richtung. Das bedeutet, dass die wirtschaftliche Lage in Europa sich nicht so schnell verbessern wird, wie es die professionellen Optimisten erhoffen. Im Gegenteil: Wenn die ökonomisch entwickelten europäischen Nationen sich nicht kurzfristig entschließen, die Weichen konsequent in Richtung des sechsten Kondratieff-Zyklus zu stellen, dann werden die nächsten 10 Jahre keine nachhaltige Konjunkturbelebung mit sich bringen.

Und worauf wird dieser sechste Kondratieff-Zyklus fußen? Nefiodows Antwort lautet kurz und bündig: »Psychosoziale Gesundheit«.

Werden die Kosten, die weltweit durch Kriminalität, Drogen, Streiks, Angst, militärische Aufwendungen, Umweltzerstörungen usw. entstehen, addiert, dann ergibt sich nach Nefiodoff (2009) ein Volumen von 10.000 Milliarden Dollar pro Jahr. Das entspricht einem Drittel des Weltsozialprodukts. Dieser entropische Sektor (Entropie gilt in der Physik als ein Maß für die Unordnung eines Systems) ist nicht lediglich eine unerwünschte Begleiterscheinung, sozusagen ein Schönheitsfehler des Fortschritts, er verschlingt inzwischen auch den größten Teil jener Ressourcen, die zur Lösung der übergreifenden Probleme der Zeit dringend benötigt werden. Das bedeutet, dass wir Abstand von der Vorstellung nehmen müssen, dass eine substantielle Steigerung der volkswirtschaftlichen Produktivität hauptsächlich durch schlankere Betriebe, durch noch mehr Fachinformationen oder durch die Privatisierung öffentlicher Dienste erreicht werden könnte. Auch mehr Technologie und eine bessere Infrastruktur werden uns in diesem Punkt nicht wirklich weiterbringen.

Sollte es gelingen, nur 10 bis 15 Prozent des entropischen Sektors in den produktiven Bereich zu überführen und die technischen und organisatorischen Verbesserungen durchzusetzen, die in Medizin, Pharmaindustrie, Biotechnologie, Krankendiensten etc. möglich sind, dann stünden genügend Ressourcen für den nächsten großen Investitionsschub zur Verfügung.

Der sechste Kondratieff-Zyklus wird kommen. Und er wird ein Gesundheits-Kondratieff sein. Der Motor dieses Langzeitzyklus kann schon heute ziemlich genau angegeben werden: Psychosoziale Gesundheit. Die Frage ist nicht, ob er realisiert werden kann, sondern welche Firmen, Länder und Regionen ihn zuerst erfassen, entwickeln und am meisten von seinen Anwendungen profitieren werden.

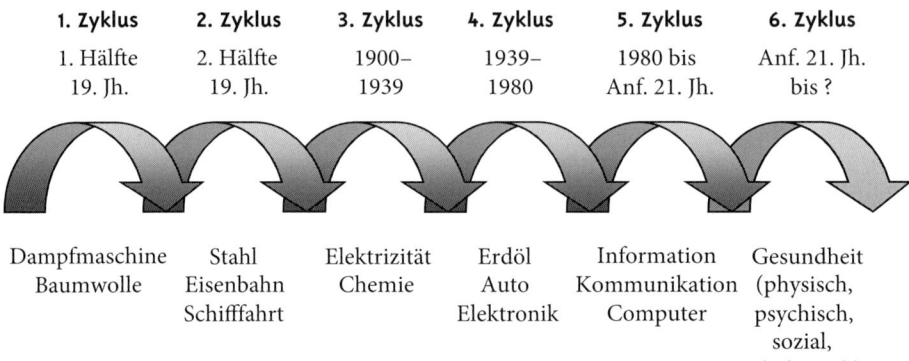

1. Zyklus	2. Zyklus	3. Zyklus	4. Zyklus	5. Zyklus	6. Zyklus
1. Hälfte 19. Jh.	2. Hälfte 19. Jh.	1900– 1939	1939– 1980	1980 bis Anf. 21. Jh.	Anf. 21. Jh. bis ?

Dampfmaschine Baumwolle	Stahl Eisenbahn Schifffahrt	Elektrizität Chemie	Erdöl Auto Elektronik	Information Kommunikation Computer	Gesundheit (physisch, psychisch, sozial, ökologisch)

Die Wellen der wirtschaftlichen und sozialen Entwicklung

Integration

Ob Stress und Burn-out Modebegriffe sind oder nicht, ist für die Arbeit in der Praxis letztlich irrelevant. Tatsache ist, dass sich viele Menschen, als Individuen oder als Mitglieder von Gruppen oder Organisationen, gestresst und ausgebrannt fühlen. Was geschieht hier mit uns?

Die Vielfalt der Informationen, die uns über verschiedenste Medien permanent erreichen, ständige Flexibilität und die Geschwindigkeit der Veränderungen bilden die Komplexität einer Dynamik, welche zusehends die Verarbeitungskapazität der Menschen überfordert. Viele erkennen und verstehen nicht mehr, was mit ihnen geschieht. Nach einer euphorischen gesellschaftlichen Entwicklungsphase der (grenzenlosen) Individualisierung fällt das Erwachen für viele und in vielem ernüchternd aus: Wir sind vernetzter und damit mehr wechselnden Einflüssen ausgesetzt als jemals zuvor. Alles ist möglich, jederzeit und immer schneller. Heute müssen wir niemandem mehr beibringen, dass wir in offenen Systemen leben, wir erleben es ständig.

Wir haben heute nicht zu wenig, wir haben zu viele Wahlmöglichkeiten! Diese Behauptung ist keineswegs pessimistisch gemeint. Evolutionären Gesetzmäßigkeiten nach nimmt vor einem Evolutionssprung das Chaos zu – hervorgerufen durch die immer größer werdende Anzahl der beteiligten Elemente, deren immer dichter werdende Vernetzung und der Beschleunigung der Prozesse. Irgendwann kann sich das System nicht mehr aus eigener Kraft regenerieren; entweder es organisiert sich neu oder es bricht zusammen. Ken Wilber (1984) hat dargestellt, wie aus der Perspektive verschiedener Kulturen und Philosophien viele zu diesem Schluss kommen. So gesehen braucht unsere Zeit das Phänomen des Stresses und des Burnouts – genauso, wie Facebook den logischen nächsten Schritt der Vernetzung einleitet. Das Private wird nach außen getragen, das Individuelle jedem zugänglich gemacht und damit auch entwertet. Wo und welche ist die reale Welt? Warum sollte man sich heute schon auf etwas festlegen, wenn es doch in ein paar Minuten neue, mir vielleicht besser entsprechende Alternativen gibt? Im Büro kann ich über das Internet mein Ferienhotel von allen Seiten »vor-erleben« und begutachten; auf dem Weg vom Flugzeug zum Ferien-Hotel meine Geschäftsmails bearbeiten. Will ich Karriere machen, habe ich am Sonntagabend erreichbar zu sein für meinen Chef. Es lebe die Individualität und die Selbstbestimmung! Wir sind überall und nirgends. Wir sind der »Allmöglichkeit« und der »Allmacht« nicht gewachsen, auch wenn wir uns der Gleichheit mit dem Göttlichen noch nie so nahe wähnten …

Es ist verständlich, dass viele Menschen in solchen Situationen wieder einfache, klare Lösungen suchen, Eindeutigkeiten, zweifelsfreie Wahrheiten in Strukturen und Abläufen.

Die Frage ist nur, auf welcher Ebene dies geschehen soll. Soll sich das Bewusstsein zurück- oder weiterentwickeln? Das Modell der Lernpyramide, dargestellt in der folgenden Abbildung, versucht, die Entwicklung auf einfache Art darzustellen.

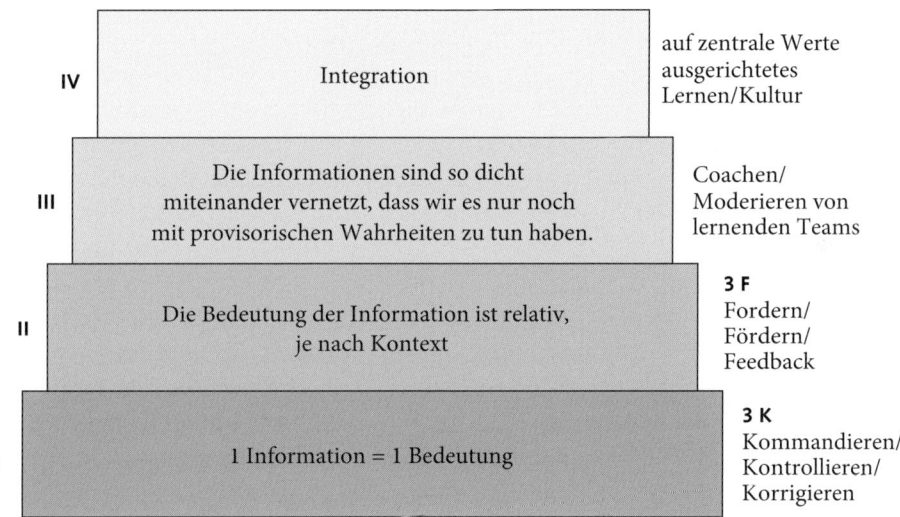

Die Lernpyramide

Auf der untersten Stufe erfolgt das Lernen nach klaren Wahrheiten. Wer etwas neu lernt, möchte eindeutige Informationen haben und nicht schon mit allen Ausnahmen konfrontiert werden. Ein Kind lernt, dass ein Ofen heiß ist. Und wenn es das nächste Mal einen Ofen sieht, meidet es ihn. Das Lernen hat genützt. Weigert sich zwanzig Jahre später dieser Mensch, einen Raum zu betreten, der Öfen aufweist, hat sich das einmal Gelernte in eine Behinderung umgewandelt.

Wer in Kontexten denkt, bekommt Wahlmöglichkeiten. Stresskranke haben keine Wahlmöglichkeiten mehr; sie müssen sie wieder entdecken. Vieles haben wir heute auf der Stufe III der Pyramide zu verstehen. Die Unverbindlichkeit der Möglichkeit ist, wie schon beschrieben, Ausdruck unserer Mobilität, Vielfalt und Vernetzung. Wer heute Eindeutigkeit sucht – und unsere Gesellschaft wird Eindeutigkeiten benötigen – muss diese aber auf einer neuen Stufe finden müssen. Die neue Stabilisierung hat über integrierende Werte zu erfolgen, die Verankerung bieten für das Individuum, die Gruppe, die Unternehmung, die Gesellschaft. Integration wird so nicht nur zum Ziel der Stresstherapie, sondern zur Vision menschlicher Entwicklung.

Teil III
Materialien und Fragebogen

Verzeichnis der Arbeitsblätter

Der Fragebogen dient der Erfassung der Befindlichkeit des Klienten und der Resultate nach einer Sitzung.

Anwendung

Der Klient füllt den Fragebogen aus und bespricht ihn anschließend mit dem Therapeuten.

		(0 = trifft völlig zu; 4 = trifft überhaupt nicht zu)
1.	Die heutige Sitzung lief gut, ich bin zufrieden.	0 1 2 3 4
2.	Ich bin durch das heutige Gespräch irgendwie ruhiger geworden.	0 1 2 3 4
3.	Die Art des Therapeuten hat mir geholfen.	0 1 2 3 4
4.	Ich habe das Gefühl, mich vorwärtsbewegt zu haben.	0 1 2 3 4
5.	Das Gespräch hat mir neue Sichtweisen eröffnet.	0 1 2 3 4
6.	Die Sitzung war für mich generell nützlich.	0 1 2 3 4
7.	Ich fühle mich im Moment offen.	0 1 2 3 4
8.	Der Therapeut hat berücksichtigt, was ich wirklich brauche.	0 1 2 3 4
9.	Ich habe den Eindruck, dass ich mich frei ausdrücken konnte.	0 1 2 3 4
10.	Nach der Sitzung fühle ich mich erholt und entspannt.	0 1 2 3 4
11.	Ich sehe im Moment gute Chancen, meine Probleme bewältigen zu können.	0 1 2 3 4
12.	Ich habe heute einen guten Schritt in Richtung des vereinbarten Ziels gemacht.	0 1 2 3 4
13.	Mein Selbstvertrauen ist besser geworden.	0 1 2 3 4
14.	Ich habe den Eindruck, dass der Therapeut mich richtig versteht.	0 1 2 3 4
15.	Ich gehe mit Zuversicht daran, die vereinbarten Aufgaben anzupacken.	0 1 2 3 4

Auswertung

Aussagen mit Werten von 2, 3 oder 4 sollten für den Therapeuten Anlass sein, um nachzufragen und den Sitzungsverlauf zu überdenken.

Stresszustände äußern sich beim Menschen auf verschiedenen Ebenen (physische, psychische, behaviorale). Vor allem bei gehäuftem und dauerhaftem Auftreten sollten die Symptome als ernst zu nehmende Signale für eine krankmachende Lebensweise Beachtung finden.

Einzelne Signale können, müssen aber nicht zwingend auf belastenden Stress hinweisen.

Anwendung

Der Klient füllt den Fragebogen aus (während der Sitzung oder zwischen zwei Sitzungen) und bespricht seine Selbstbeobachtungen mit dem Therapeuten.

Welche der aufgelisteten Stresssignale haben Sie bei sich selbst **in den letzten drei Monaten** im Arbeits- und/oder im Privatleben in welchem Ausmaß wahrgenommen?

Körperliche Ebene In den letzten drei Monaten habe ich bei mir die folgenden Signale wahrgenommen:	(0 = praktisch nie; 1 = etwa einmal pro Monat; 2 = etwa einmal pro Woche; 3 = mehrmals pro Woche; 4 = praktisch dauernd)				
1. Ich schwitze ohne ersichtlichen Grund.	0	1	2	3	4
2. Ich habe Nacken-, Schulter- oder Rückenschmerzen.	0	1	2	3	4
3. Ich habe Magen- oder Verdauungsprobleme.	0	1	2	3	4
4. Ich habe Kopfschmerzen.	0	1	2	3	4
5. Ich habe Kreislaufprobleme (Blutdruck, Puls).	0	1	2	3	4
6. Ich bin rasch erschöpft.	0	1	2	3	4
7. Ich bin generell müde.	0	1	2	3	4
8. Ich schlafe schlecht ein oder durch.	0	1	2	3	4
Total Stresspunkte körperliche Signale:					

Psychische/emotionale Ebene In den letzten drei Monaten habe ich bei mir die folgenden Signale wahrgenommen:	(0 = praktisch nie; 1 = etwa einmal pro Monat; 2 = etwa einmal pro Woche; 3 = mehrmals pro Woche; 4 = praktisch dauernd)				
9. Ich fühle mich niedergeschlagen, deprimiert.	0	1	2	3	4
10. Ich zweifle an mir selbst.	0	1	2	3	4
11. Ich bin nervös, gereizt.	0	1	2	3	4
12. Ich reagiere überempfindlich.	0	1	2	3	4
13. Ich fühle mich nutzlos.	0	1	2	3	4
14. Ich erlebe die Dinge pessimistisch.	0	1	2	3	4
15. Ich kann nach der Arbeit schwer abschalten.	0	1	2	3	4
16. Ich fühle mich lustlos.	0	1	2	3	4
Total Stresspunkte psychische Signale:					

Geistige Ebene In den letzten drei Monaten habe ich bei mir die folgenden Signale wahrgenommen:	(0 = praktisch nie; 1 = etwa einmal pro Monat; 2 = etwa einmal pro Woche; 3 = mehrmals pro Woche; 4 = praktisch dauernd)				
17. Ich bin unkonzentriert.	0	1	2	3	4
18. Ich vergesse Dinge, mein Gedächtnis versagt.	0	1	2	3	4
19. Ich habe Mühe mit Neuem.	0	1	2	3	4
20. Ich entscheide mich nur schwer.	0	1	2	3	4
21. Ich empfinde Gleichgültigkeit.	0	1	2	3	4
22. Meine Wahrnehmung ist eingeschränkt.	0	1	2	3	4
23. Ich habe negative Zukunftsgedanken.	0	1	2	3	4
24. Ich habe Mühe, mich zu kontrollieren.	0	1	2	3	4
Total Stresspunkte geistige Signale:					

Verhaltensebene In den letzten drei Monaten habe ich bei mir die folgenden Signale wahrgenommen:	(0 = praktisch nie; 1 = etwa einmal pro Monat; 2 = etwa einmal pro Woche; 3 = mehrmals pro Woche; 4 = praktisch dauernd)				
25.	Ich vernachlässige meine sozialen Beziehungen.	0	1	2	3	4
26.	Ich mache keine Pausen während der Arbeit.	0	1	2	3	4
27.	Ich mache unnötige Fehler.	0	1	2	3	4
28.	Ich esse ungesund/unregelmäßig.	0	1	2	3	4
29.	Ich bin in Unfälle oder Beinaheunfälle verwickelt.	0	1	2	3	4
30.	Ich muss mehr Energie für meine Leistung aufwenden.	0	1	2	3	4
31.	Ich betätige mich nicht regelmäßig körperlich.	0	1	2	3	4
32.	Ich möchte andere Aufgaben haben.	0	1	2	3	4
Total Stresspunkte psychische Signale:					

Auswertung

Gehen Sie nun Ihre bisherige Einschätzung bezüglich möglicher Stresssignale in den vier Bereichen nochmals durch. Einschätzungen in den Kolonnen 2, 3 oder 4 können Hinweise auf persönlichen Stress sein. Je höher Ihre Stresspunkte sind und je intensiver Sie die Signale erleben, desto höher ist auch Ihr Stressrisiko. Unternehmen Sie Folgendes:

► Beobachten Sie sich in der nächsten Zeit speziell bezüglich der möglichen Stresssignale. Wie erleben Sie diese im Moment des Auftretens?
► Bearbeiten Sie die Checkliste »Stressursachen« (Arbeitsblatt 3).
► Bearbeiten Sie die entsprechenden Strategie- und Maßnahmen-Vorschläge.
► Suchen Sie das Gespräch mit Freunden/Freundinnen, Kollegen/Kolleginnen, Vorgesetzten und internen oder externen Fachpersonen.
► Wenn Sie Signale als stark und bedrohlich erleben, zögern Sie nicht, ärztlichen Rat einzuholen. Es geht um Ihre Gesundheit!

Alternativ stehen zur Erfassung von Stresssignalen und Stressursachen die Checklisten im Internetprogramm www.stressnostress.ch zur Verfügung.

Stress ist ein subjektives Phänomen. Was für eine Person in hohem Maße stress-auslösend ist, bedeutet für eine andere kaum eine Belastung. Deshalb muss das konkrete Ausmaß des erlebten Stresses speziell durch Befragung, Beobachtung und in Gesprächen abgeklärt werden. Nur so kann eine sichere Grundlage für ein wirkungsvolles Vorgehen gegen Stress gesichert werden.

Anwendung

Der Klient füllt den Fragebogen aus (während der Sitzung oder zwischen zwei Sitzungen) und bespricht seine Selbstbeobachtungen mit dem Therapeuten.

	(0 = stimmt überhaupt nicht; 4 = stimmt völlig)
1. Die Arbeitsmenge ist permanent erdrückend.	0 1 2 3 4
2. Die Arbeit überfordert mich qualitativ.	0 1 2 3 4
3. Die Arbeit unterfordert mich.	0 1 2 3 4
4. Meine Selbständigkeit/Autonomie bei der Gestaltung der Arbeit ist zu gering.	0 1 2 3 4
5. Ich werde nicht genügend in die Zielsetzung, Planung/Vorbereitung und Kontrolle einbezogen.	0 1 2 3 4
6. Mein Potenzial wird nicht genutzt.	0 1 2 3 4
7. Meine Arbeit ist durch äußere Einflüsse wie Lärm, Gestank, Durchzug etc. belastet.	0 1 2 3 4
8. Die Sicherheit in meiner Arbeit ist nicht gewährleistet.	0 1 2 3 4
9. Ich werde in meiner Arbeit dauernd gestört.	0 1 2 3 4
10. Ich leiste keine sinnvolle ganze Arbeit, sondern nur isolierte einzelne Arbeitsschritte.	0 1 2 3 4
11. Es fehlen brauchbare Arbeitsbeschreibungen und Regelungen.	0 1 2 3 4
12. Die Arbeitsmittel sind ungenügend.	0 1 2 3 4
13. Die Verantwortungen und Kompetenzen sind unklar oder unangepasst.	0 1 2 3 4
14. Menschliche Beziehungen, Partnerschaft, Teams werden nicht gepflegt.	0 1 2 3 4
15. Ich muss zu viele und/oder widersprüchliche Rollen erfüllen.	0 1 2 3 4

16.	Isolierung und Egoismus werden belohnt und nehmen zu.	0	1	2	3	4
17.	Es gibt keine Rücksichtnahme und Unterstützung.	0	1	2	3	4
18.	Streitereien und Konflikte werden nicht gelöst.	0	1	2	3	4
19.	Es herrschen Intrigen und Mobbing.	0	1	2	3	4
20.	Ich erlebe destruktive Kritik meiner Leistungen.	0	1	2	3	4
21.	Ich erhalte keine Unterstützung/Rückendeckung »von oben«.	0	1	2	3	4
22.	Vorschläge und Kritik »von unten« werden abgeblockt.	0	1	2	3	4
23.	Probleme werden durch Einsatz von Macht gelöst.	0	1	2	3	4
24.	Es gibt keine gerechte Anerkennung für gute Leistungen.	0	1	2	3	4
25.	Das Beurteilungssystem und -verfahren sind nicht transparent genug oder ungerecht.	0	1	2	3	4
26.	Kommunikation ist ein »Einwegprozess« mit Sperren und Blockaden.	0	1	2	3	4
27.	Ich werde nicht oder mangelhaft über wesentliche Dinge informiert.	0	1	2	3	4
28.	Veränderungen werden ohne Einbezug der kompetenten Fachpersonen entschieden und realisiert.	0	1	2	3	4
29.	Es gibt keine oder ungenügende Förderung und Entwicklung.	0	1	2	3	4
30.	Zentrale Werte wie Respekt, Fairness, Offenheit, Transparenz werden grob missachtet.	0	1	2	3	4
31.	Bestimmte Personen oder Gruppen werden ungerecht behandelt.	0	1	2	3	4
32.	Negative Lebensereignisse werden nicht aufgearbeitet, sondern verdrängt.	0	1	2	3	4
33.	Die »Life-Domain-Balance« ist gestört.	0	1	2	3	4
34.	Ich will alles perfekt, schnell, zur Zufriedenheit von allen erledigen.	0	1	2	3	4

Auswertung

Aussagen mit Werten von 2, 3 oder 4 sollten dem Therapeuten Anlass geben, nachzufragen, um konkrete Beispiele zu bitten und entsprechende Hypothesen für die Bewältigungsstrategien aufzubauen.

Anwendung

Der Klient füllt den Fragebogen aus (während der Sitzung oder zwischen zwei Sitzungen) und bespricht seine Selbstbeobachtungen mit dem Therapeuten.

		(0 = trifft völlig zu; 4 = trifft überhaupt nicht zu)
1.	Ich weiß, was ich tun muss, um Erfolg zu haben.	0 1 2 3 4
2.	Ich habe Freunde/Freundinnen, die ich in schwierigen Situationen um Rat fragen kann.	0 1 2 3 4
3.	Ich wage etwas, auch wenn ich nicht weiß, was herauskommt.	0 1 2 3 4
4.	Ich kann auch in schwierigen Erfahrungen einen Sinn entdecken.	0 1 2 3 4
5.	Probleme stellen für mich positive Herausforderungen dar.	0 1 2 3 4
6.	Mit meinen Freunden/Freundinnen kann ich auch in der Freizeit etwas unternehmen.	0 1 2 3 4
7.	Ich schaue mit Hoffnung und Zuversicht in die Zukunft.	0 1 2 3 4
8.	Mein zukünftiges Leben wird voller Sinn sein.	0 1 2 3 4
9.	Ich finde, dass Anstrengungen sich auch dann lohnen, wenn der Erfolg nicht sofort eintritt.	0 1 2 3 4
10.	Ich habe Freunde/Freundinnen, welche mir ihre ehrliche Meinung sagen, auch wenn sie unangenehm ist für mich.	0 1 2 3 4
11.	Was ich bis jetzt erreicht habe, hat mich sicher gemacht für eine gute Zukunft.	0 1 2 3 4
12.	Ich erlebe jeden Tag etwas für mich Wesentliches.	0 1 2 3 4
13.	Ich habe gelernt: Jeder ist seines eigenen Glückes Schmied.	0 1 2 3 4
14.	Meine Freunde/Freundinnen werden mir helfen, wenn ich sie brauche.	0 1 2 3 4
15.	Mein Handeln ist von Optimismus geprägt, und das wird so bleiben.	0 1 2 3 4

16.	Das Leben um mich herum ist äußerst interessant.	0	1	2	3	4
17.	Ich fühle mich stark und bereit, wenn ich unerwartet mit einem Problem konfrontiert werde.	0	1	2	3	4
18.	Freunde/Freundinnen besuchen mich auch spontan, ohne Planung.	0	1	2	3	4
19.	Ich erwarte in der Zukunft noch viel Interessantes von mir und vom Leben.	0	1	2	3	4
20.	Ich bin sehr an dem interessiert, was um mich herum passiert.	0	1	2	3	4
21.	Durch persönlichen Einsatz sind berufliche und private Ziele erreichbar.	0	1	2	3	4
22.	Ich habe Freunde/Freundinnen, die an mir und meinem Leben Interesse haben und Anteil nehmen.	0	1	2	3	4
23.	Ich glaube daran, dass ich in den Dingen Erfolg haben werde, die mir besonders wichtig sind.	0	1	2	3	4
24.	Meine Zukunft wird sich sinnvoll entwickeln.	0	1	2	3	4
25.	Es gelingt mir, für die meisten Probleme eine gute Lösung zu finden.	0	1	2	3	4
26.	Meine Freunde/Freundinnen geben mir das Gefühl, wichtig zu sein und gebraucht zu werden.	0	1	2	3	4
27.	Ich bin davon überzeugt, dass mir das Glück auch in Zukunft treu sein wird.	0	1	2	3	4
28.	Ich erlebe immer wieder die schönen Seiten des Lebens.	0	1	2	3	4
29.	Wenn ich ein Problem habe, fallen mir auch gute Lösungsideen ein.	0	1	2	3	4
30.	Meine Freunde/Freundinnen sind Menschen, mit denen ich auch lachen und vergnügt sein kann.	0	1	2	3	4
31.	Ich verspüre Zuversicht, wenn ich an meine beruflichen oder privaten Pläne denke.	0	1	2	3	4
32.	Meine tägliche Arbeit ist für mich Quelle der Zufriedenheit.	0	1	2	3	4

33.	Wenn ich will, habe ich auch Erfolg.	0 1 2 3 4
34.	Meine Freunde/Freundinnen kommen zu mir, wenn sie selbst Hilfe brauchen.	0 1 2 3 4
35.	Wenn etwas nicht gut läuft, betrachte ich das als vorübergehende Störung.	0 1 2 3 4
36.	Ich kann Sinn auch da entdecken, wo er nicht offensichtlich ist.	0 1 2 3 4
37.	Ich selbst entscheide weitgehend über meinen Erfolg und Misserfolg.	0 1 2 3 4
38.	Mit meinen Freunden/Freundinnen kann ich auch über sehr persönliche Dinge sprechen.	0 1 2 3 4
39.	Mein positives Denken wird mir auch in Zukunft Erfolg bringen.	0 1 2 3 4
40.	Ich erlebe viel Bedeutsames.	0 1 2 3 4

Auswertung

Rahmenbedingung	Aussagen Nr.										Total
Problemlösungs-kompetenz	1	5	9	13	17	21	25	29	33	37	
Punkte											
Soziales Netzwerk	2	6	10	14	18	22	26	30	34	38	
Punkte											
Optimismus	3	7	11	15	19	23	27	31	35	39	
Punkte											
Sinn	4	8	12	16	20	24	28	32	36	40	
Punkte											

Aussagengruppen (Grundbedingungen) mit einem Wertetotal über 20 Punkten sind Anlass für den Therapeuten nachzufragen, um Beispiele für die jeweiligen Aussagen zu bitten und entsprechende Hypothesen für Bewältigungsstrategien aufzubauen.

Anwendung

Die Liste der Fragen dient dem Therapeuten als Interviewhilfe.

1. Welche Vorteile hatte Ihr bisheriges Verhalten für Sie (auch wenn es Ihr Problem nicht gelöst hat)? Finden Sie mindestens drei Vorteile.

2. Welche Nachteile hatte Ihr bisheriges Verhalten für Sie (auch wenn es Ihr Problem nicht gelöst hat)? Finden Sie mindestens drei Nachteile.

3. In welchen Situationen möchten Sie eigentlich Ihr bisheriges Verhalten beibehalten, um die Vorteile in der bisherigen Form weiter zu nutzen?

4. Welches neue Verhalten möchten Sie ausprobieren, das die Vorteile mindestens genauso gut oder vielleicht noch besser zur Geltung bringen kann wie das alte Verhalten?

5. In welchen Situationen möchten Sie welches neue Verhalten ausprobieren, um statt der Nachteile Vorteile zu haben? Suchen sie mindestens drei Situationen und wählen Sie dann die wichtigste aus.

6. Haben Sie mit diesem Verhalten schon Erfahrungen gemacht, oder kennen Sie jemanden, der dieses Verhalten einsetzt?

7. Können Sie sich visuell und akustisch vorstellen, wie Sie selbst oder eine andere Person dieses Verhalten anwenden (wie in einem Film)?

8. Wiederholen Sie diesen »Film«, bis er leicht und ohne innere Widerstände abläuft.

9. Definieren Sie die Situation, in der Sie demnächst dieses Verhalten anwenden werden.

Anwendung

Die Liste der Fragen dient dem Therapeuten als Interviewhilfe.

Unter »Glaubenssätzen« verstehen wir Grundhaltungen, nach denen Menschen ihr Verhalten ausrichten, ohne deren Berechtigung oder Sinnhaftigkeit in Frage zu stellen. Sie bleiben auch dabei, wenn sie feststellen, dass das resultierende Verhalten ineffektiv und ineffizient ist.

Beispiele für Glaubenssätze sind:

▶ »X hat etwas gegen mich und will mir schaden.«
▶ »Dieses Problem muss ich alleine lösen.«
▶ »Ihre Freundlichkeit ist nur vorgespielt.«

1. Welcher persönliche Glaubenssatz schränkt Sie in dem Problem ein, das Sie schildern?

2. Gibt es eventuell noch weitere einschränkende Glaubenssätze?

3. Welchen Glaubenssatz vollen Sie nun verändern?

4. Welche positiven Aspekte gewinnen Sie aus diesem Glaubenssatz für Ihr Leben? Wollen Sie ihn überhaupt ändern? (Wenn seine Einhaltung Ihnen zu viel Nutzen bringt, dann hören Sie hier auf und lassen die Dinge so, wie sie sind.)

5. Wenn Sie an Ihren einengenden Glaubenssatz denken: Was sehen, hören, spüren Sie innerlich?

6. Mit welchem Glaubenssatz könnten Sie den einengenden Glaubenssatz aufheben? (Der neue Satz muss keine Ableitung aus dem alten sein.)

7. Wie können Sie Ihren neuen Glaubenssatz stärken? Was sehen, hören, spüren Sie innerlich?

8. Wiederholen Sie Ihren neuen Glaubenssatz immer wieder, bis Sie vom alten Satz nichts mehr sehen, hören, spüren.

Anwendung

Der Klient füllt den Fragebogen aus (vorzugsweise während der Sitzung) und bespricht seine Selbsteinschätzungen mit dem Therapeuten.

Inwieweit »kennen« Sie die folgenden sieben Aussagen bei sich selbst? Wie weit treffen sie auf Sie selbst zu?	(0 = trifft überhaupt nicht zu; 4 = trifft völlig zu)
1. Auf die Frage »Wie geht es Dir/Ihnen?« antworte ich »Gut« oder »Bestens«, auch wenn ich dabei jedes Mal einen kleinen Stich in der Brust oder im Magen verspüre. Aber schließlich sind die ungelösten Probleme in meinem (Berufs-)Leben wahrscheinlich bald ausgestanden. Es gibt berechtigte Hoffnungen, dass sich die Dinge bessern.	0 1 2 3 4
2. Gesundheitlich ging es mir auch schon besser. Ich habe schon besser geschlafen und/oder weniger Gewicht auf die Waage gebracht. Auch etwas mehr Sport und Bewegung könnten mir nicht schaden. Im Moment ist die Zeit nicht gerade günstig, aber ich werde mich in Zukunft mehr um meine Gesundheit kümmern.	0 1 2 3 4
3. Manchmal glaube ich, dass ich nicht mehr so gut »funktioniere« wie früher. Aber zum Glück haben die Menschen in meinem beruflichen und/oder privaten Umfeld das noch nicht bemerkt. Wahrscheinlich wird das auch so bleiben, da die Probleme bald verschwunden sein werden.	0 1 2 3 4
4. In der letzten Zeit habe ich mich selbst immer mehr vernachlässigt. Ich habe für mich selbst kaum noch Zeit. Aber es sieht gut aus für nächstes Jahr, da wird es besser werden.	0 1 2 3 4
5. Meine Sexualleben ist nicht das, was ich mir eigentlich vorstelle. Aber ich weiß, dass es im Leben andere wichtige Werte gibt. Und möglicherweise kommt die sexuelle Erfüllung doch noch unerwartet und unverhofft.	0 1 2 3 4

6.	Die starke zeitliche Einbindung in Verpflichtungen und das laufende Umstoßen von Plänen gehören nun mal zu unserem modernen hektischen Lebensstil. Zudem arbeite ich unter Druck oft am effizientesten. Ich habe mir aber auch schon überlegt, ob ich nicht da und dort meine Planungen überprüfen sollte.	0 1 2 3 4	
7.	Meine finanziellen Engpässe sind schon unangenehm und quälend. Aber ich weiß, dass es anderen Menschen auch nicht besser geht. Mit etwas Geduld wird die Wende schon noch kommen.	0 1 2 3 4	

Auswertung

Verankerungspunkte: ……… (von max. 28 möglichen Punkten)

Aussagen mit mehr als 2 Punkten sollten bezüglich möglicher Verankerungshinweise mit dem Klienten analysiert werden.

So komisch es auch klingen mag: Menschen wollen manchmal nicht auf »ihren« Stress verzichten. Man hat sich an ihn gewöhnt, er gehört zum Leben, ist beinahe zur »zweiten Haut« geworden. Innere Mahnstimmen argumentieren, dass das Leben halt so sei. So bleiben Menschen in der Vergangenheit verankert, stressige Gewohnheiten werden zu »Naturgesetzen« erklärt.

Manchmal glauben Menschen sogar, Stress mache sie bedeutend, und sind stolz darauf. Wer viel zu tun und zu bewältigen hat, der ist wichtig und wird gebraucht. Wer viel leidet, erhält Zuwendung und Respekt.

Außerdem kann Stress auch als Ausrede und als Entschuldigung für bestimmte Verhaltensweisen verwendet werden.

Der Therapeut nutzt die Fragen als Grundlage für sein Interview, ohne Nennung der Titel »Verstehbarkeit«, »Handhabbarkeit« oder »Sinnhaftigkeit«.

Gefühl von Verstehbarkeit (sense of comprehensibility)

▶ Können Sie Dinge leicht verstehen, auch wenn Sie überhaupt nicht damit einverstanden sind?

▶ Sind Sie vom Verhalten bekannter Menschen oft überrascht?

▶ Wissen Sie häufig nicht genau, was in Ihrem Leben als nächstes passiert?

▶ Erleben Sie häufig Gefühle, die Sie lieber nicht hätten?

Gefühl von Handhabbarkeit bzw. Bewältigbarkeit (sense of manageability)

▶ Stehen Sie oft vor Situationen, in denen Sie nicht wissen, was zu tun ist?

▶ Glauben Sie, dass es immer Menschen gibt, auf die Sie auch in schwierigen Situationen zählen können?

▶ Wie häufig fühlen Sie sich als Pechvogel oder Unglücksrabe?

▶ Wie gut werden Sie in Zukunft schwierige Lebenssituationen meistern?

Gefühl von Sinnhaftigkeit bzw. Bedeutsamkeit (sense of meaningfulness)

▶ Wie interessant, spannend ist für Sie Ihr Leben?

▶ Verfolgen Sie in Ihrem Leben klare Ziele?

▶ Als wie faszinierend schätzen Sie Ihre Zukunft ein?

▶ Wie sehr ist für Sie Ihr Leben eine Quelle tiefer Freude und Zufriedenheit?

▶ Wie sinnhaft sind für Sie die Dinge des täglichen Lebens?

Auswertung

Die Antworten des Klienten geben Hinweise auf die salutogenetischen Defizite des Klienten und die entsprechenden Maßnahmen, die mit Hilfe des Therapeuten angegangen werden können.

Anwendung

Der Klient füllt einen oder beide Fragebogen aus (während der Sitzung oder zwischen zwei Sitzungen) und bespricht seine Selbsteinschätzungen anhand von Beispielen mit dem Therapeuten.

		(0 = trifft völlig zu; 4 = trifft überhaupt nicht zu)
1.	Ich bin bereit, Zeit als eines meiner wichtigsten Güter zu behandeln.	0 1 2 3 4
2.	Ich verfüge über meine Zeit, lasse sie mir nicht stehlen.	0 1 2 3 4
3.	Ich will mir Zeit nehmen, auch wenn ich mich dadurch Unangenehmem stellen muss.	0 1 2 3 4
4.	Ich schenke Vertrauen ohne zeitaufwändige Kontrolle.	0 1 2 3 4
5.	Ich bin effizient und effektiv: Ich erledige meine Aufgaben nicht nur richtig, sondern bearbeite auch das Richtige zur passenden Zeit.	0 1 2 3 4
6.	Ich beschränke mich auf wirklich Wichtiges.	0 1 2 3 4
7.	Ich lasse andere Menschen ihre Dinge tun, ohne mich einzumischen.	0 1 2 3 4
8.	Ich sage »Nein«, wenn etwas zu viel wird.	0 1 2 3 4
9.	Ich organisiere mich gut, plane Unvorhergesehenes mit ein.	0 1 2 3 4
10.	Ich denke genügend nach, bevor ich handle.	0 1 2 3 4
11.	Ich nehme mir die Zeit, die ich brauche, ohne mich unnötig zu beeilen.	0 1 2 3 4
12.	Ich wehre mich gegen Unterbrechungen.	0 1 2 3 4
13.	Ich bearbeite eine mir gestellte Aufgabe strukturiert von Anfang bis Ende.	0 1 2 3 4
14.	Ich tue Dinge einfach, ohne sie aufzuschieben.	0 1 2 3 4
15.	Ich halte mir unwichtigen »Kleinkram« vom Hals.	0 1 2 3 4

16.	Ich habe Übersicht über meine Aufgaben und Probleme und mache »Auslegeordnungen«.	0 1 2 3 4
17.	Ich bearbeite eine Sache nach der anderen und erlebe Probleme kaum als »Krisen«.	0 1 2 3 4
18.	Ich liebe Ordnung im richtigen Maß.	0 1 2 3 4
19.	Ich handle nach dem Grundsatz »Gut genug reicht aus«.	0 1 2 3 4

Auswertung

Aussagen mit Werten von 2, 3 oder 4 sollten dem Therapeuten Anlass geben, um konkrete Beispiele zu bitten und Bewältigungsstrategien mit dem Klienten zu überlegen bzw. über eine sinnvollere Nutzung der Zeit zu diskutieren.

Anwendung

Zeitprobleme entstehen häufig durch falsche Prioritätensetzungen. Gehen Sie die folgenden Prüffragen durch. Sind die Prioritätensetzungen für Sie persönlich gut oder eher stresserzeugend?

Ich erledige	(0 = trifft überhaupt nicht zu; 4 = trifft völlig zu)
1. das, was ich gern tue, vor dem, was ich ungern tue.	0 1 2 3 4
2. Leichtes vor Schwierigem.	0 1 2 3 4
3. das, was ich schon kann, vor dem, was ich noch lernen muss.	0 1 2 3 4
4. Vertrautes, Gewohntes vor Neuem, Ungewohntem.	0 1 2 3 4
5. das, was schnell geht, vor dem, was lange braucht.	0 1 2 3 4
6. Dringendes vor Wichtigem.	0 1 2 3 4
7. Probleme in der Reihenfolge ihres Auftretens anstatt nach ihrer tatsächlichen Wichtigkeit.	0 1 2 3 4
8. Unerwartetes vor Geplantem.	0 1 2 3 4
9. zeitlich Festgelegtes vor Tätigkeiten ohne Termin.	0 1 2 3 4
10. das, was andere mir auferlegen, vor dem, was ich mir vorgenommen habe.	0 1 2 3 4

Anleitung für die Durchführung der Übung durch den Therapeuten

► Sitzen Sie locker und entspannt und atmen Sie ruhig und flach. Beim Einatmen wölbt sich die Bauchdecke nach außen, beim Ausatmen fällt sie nach innen ein. Lassen Sie das Gesicht ganz entspannt werden. Die Augen sind locker geschlossen oder halb geschlossen. Die Zähne nicht aufeinander beißen, die Lippen leicht geöffnet lassen.

► Für die Beurteilung Ihres Anspannungs- resp. Entspannungszustandes verwenden Sie eine Skala von 10 = starke Anspannung bis 0 = völlige Entspannung. Für den Abschluss der Übung bereiten Sie ein Bild vor, das für Sie Ruhe und Harmonie bedeutet, z. B. »auf einer Wiese liegen und in den Himmel schauen«, »von einem Berggipfel über die Landschaft blicken«, »im Sand liegen und die Sonne auf der Haut spüren«.

► Atmen Sie während der ganzen Übung ruhig und gleichmäßig (Bauchatmung), öffnen sie den Mund leicht und lockern Sie die Lippen. Wiederholen Sie jede Übung.

Übung

► Beugen Sie nun einen Arm, ballen Sie die Hand zur Faust und spannen Sie die Muskeln des ganzen Armes an, bis Sie den Skalapunkt 10 erreicht haben. Halten Sie die Spannung während der nächsten fünf Sekunden und achten Sie darauf, wo genau Sie Anspannung spüren.

► Lassen Sie die gesamte Anspannung los und legen Sie den Arm auf die Lehne. Achten Sie auf das Gefühl der Entspannung.

► Tun Sie nun dasselbe mit dem anderen Arm: Beugen – Faust ballen – Anspannen – Halten – Entspannen.

► Strecken Sie ein Bein aus und heben Sie es an. Ziehen Sie zusätzlich die Fußspitze auf sich zu. Halten Sie die Anspannungen in Ober- und Unterschenkel fünf Sekunden, lassen dann los und stellen den Fuß wieder flach auf den Boden.

► Wiederholen Sie das mit dem anderen Bein.

► Nun geht es um die Entspannung von Rücken und Hals. Setzen Sie sich aufrecht hin. Ziehen Sie beide Schultern hoch und spüren Sie die Anspannung auf den Schultern und am Hals. Lassen Sie nach fünf Sekunden die Schultern wieder fallen und spüren Sie die Entspannung.

▶ Drücken Sie nun Ihre Schulterblätter nach hinten. Spannen Sie Ihren Rücken zusätzlich an, indem Sie ein hohles Kreuz machen. Halten Sie die Spannung fünf Sekunden und lassen Sie dann los. Passen Sie aber auf, dass Sie vor lauter Entspannung nicht vom Stuhl rutschen.

▶ Spannen Sie nun Ihr Gesäß an. Spüren Sie, wie Sie einige Zentimeter in die Höhe gehoben werden. Halten Sie die Spannung fünf Sekunden und entspannen Sie wieder.

▶ Halten Sie Hals und Kopf gerade und achten Sie darauf, wie viel Spannung (10 bis 0) zu spüren ist. Experimentieren Sie, indem Sie den Kopf neigen und drehen, und immer die Spannung und eventuelle Veränderungen wahrnehmen. Lassen Sie nun den Kopf nach vorne fallen und suchen Sie eine möglichst spannungsarme Stellung. Möglicherweise brauchen Sie etwas Geduld, bis sich eine Entspannung bemerkbar macht.

▶ Schließen Sie die Augen, runzeln Sie die Stirn und ziehen Sie die Augenbrauen zusammen. Halten Sie die Anspannung fünf Sekunden und lassen Sie los. Achten Sie darauf, wie sich Ihre Stirn »glättet« und möglicherweise ein Lächeln in Ihrem Gesicht erscheint.

▶ Zum Schluss noch zu den Augen. Drücken sie die Augenlider fest zu und halten Sie die Anspannung. Lassen Sie die Augenlider locker, aber noch geschlossen und rollen Sie die Augäpfel, bis Sie auch hier die Anspannung spüren. Dann lassen Sie jede Anspannung los, öffnen die Augen und lassen Ihren Blick dahin wandern, wo er will.

Wiederholen Sie zuhause alle Übungen. Finden Sie Ihren eigenen Rhythmus, Ihre persönliche Reihenfolge.

Anwendung

Anleitung für die Durchführung der Übung durch den Therapeuten.

▶ Gönnen Sie sich einige Minuten, um zu entspannen. Tanken Sie Kraft und gewinnen Sie neue Energie für die Lösung anstehender Aufgaben.

▶ Setzen Sie sich hin, machen Sie es sich bequem und sorgen Sie dafür, dass Sie nicht gestört werden.

▶ Schalten Sie ab und lassen Sie Aufgaben oder Gedanken, die Sie beschäftigen, für einen Moment ruhen.

▶ Nach der Entspannung werden Sie sich gestärkt und mit neuer Kraft wieder ihrer Tätigkeit zuwenden, und mancher Gedanke wird dann in einem neuen, klareren und zuversichtlichen Licht erscheinen.

▶ Schließen Sie jetzt die Augen und kommen Sie zur Ruhe.

▶ Suchen Sie Kontakt zur Sitzfläche. Ihr Rücken, Ihre Arme, Ihre Beine und ihr Gesäß sind gestützt, ihre Füße ruhen auf dem Boden. Sie spüren eine sichere Grundlage.

▶ Entspannen Sie sich und kommen Sie zu sich selbst. Beobachten und spüren Sie, wie Sie atmen. Lassen Sie ihren Atem frei fließen, nach seinem eigenen Rhythmus.

▶ Richten Sie ihre Aufmerksamkeit nun immer stärker nach innen. Ihr Atem fließt ruhig und tief.

▶ Sprechen Sie nun beim Ausatmen jedes Mal das Wörtchen »aus«, … »aus«. Lassen Sie ihren Atem nach seinem eigenen Rhythmus weiter fließen. Sprechen Sie einfach beim Ausatmen »aus«. Fahren Sie in ihrem eigenen Rhythmus damit fort.

▶ Zählen Sie nun Ihre nächsten fünf Atemzüge rückwärts von 5 bis 1. Mit jedem Atemzug werden Sie ruhiger und entspannter.

▶ Bei »1« fühlen Sie sich völlig wohl und ganz bei sich selbst. Von allein vertieft sich die Entspannung. Sie lassen es ganz einfach zu.

▶ Genießen Sie diesen angenehmen Zustand. Spüren Sie, wie neue Kraft in Sie hineinfließt und wie sich Ihr Körper und Ihr Geist erholen. So können Sie alle Herausforderungen bewältigen.

▶ Stellen Sie sich vor, Sie befinden sich irgendwo an einem schönen bequemen Ort, vielleicht auf einer weichen Wiese an einem Waldrand, oder an einem Sandstrand am Meer oder sonst irgendwo, wo es ihnen gefällt. Sie genießen die Stimmung. Vielleicht hören Sie auch das Rauschen von Wasser, Vogelstimmen oder etwas anderes, das Sie gerne hören.

▶ Sie spüren Ruhe und Gelassenheit. Es steckt viel Kraft und Energie in Ihnen.

▶ Während Sie ganz erfüllt sind von diesem guten Gefühl, denken Sie an eine Aufgabe, eine Herausforderung, die im Moment für Sie wichtig ist und die auf Sie zukommen wird. Sie wissen, dass Sie diese Aufgabe mit neuer Kraft, positiven Gefühlen, Gelassenheit und Souveränität tatsächlich leichter bewältigen können. Sie haben Erfolg.

▶ Und während das Bild ihres Erfolges noch nachwirkt, sagen Sie zu sich selbst mehrmals folgende Sätze:
  – Ich bin ruhig und gelassen.
  – Ich erreiche mein Ziel ganz ruhig und sicher.
  – Rückschläge sind nur kurzfristige Abweichungen von meinem Ziel, aus denen ich lerne.
  – Ich kann alles aus einer gewissen Distanz sehen und darüber lächeln.

▶ Sie kehren nun allmählich zurück an jenen schönen Ort, an den Sie sich in Gedanken hinbegeben haben. Sie genießen noch einmal die wohlige Entspannung in ihrem ganzen Körper und Ihrem Geist.

▶ Sie denken allmählich daran, diesen angenehmen Zustand zu verlassen und sich wieder ihrem Alltag zuzuwenden.

▶ Sie haben sich gut erholt, und Sie können jederzeit innere Ruhe gewinnen, indem Sie ruhig atmen und beim Ausatmen das Wörtchen »aus« sprechen.

▶ Und Sie können jederzeit etwas von der Kraft zurückholen, indem Sie einen der Sätze wiederholen:
  – Ich bin ruhig und gelassen.
  – Ich erreiche mein Ziel ganz ruhig und sicher.
  – Rückschläge sind nur kurzfristige Abweichungen von meinem Ziel, aus denen ich lerne.
  – Ich kann alles aus einer gewissen Distanz sehen und darüber lächeln.

▶ Zählen Sie nun Ihre nächsten fünf Atemzüge von 1 bis 5. Jeder Atemzug bringt Sie einen Schritt zurück in die Realität.

▶ Bei »5« stellen Sie sich den realen Ort vor, an dem Sie sich befinden. Bewegen Sie nun ihre Finger, Ihre Arme und strecken Sie sich, wie morgens beim Aufwachen. Öffnen Sie die Augen und fixieren Sie einen bestimmten Punkt, bis Sie ihn ganz deutlich sehen.

▶ Und jetzt wenden Sie sich mit neuer Energie ihren Aufgaben zu. Viel Erfolg!

Anwendung

Checkliste für den Therapeuten zur Beobachtung und Beurteilung des Kommunikationsverhaltens des Klienten als mögliche Stressursache.

Der Klient		(0 = trifft völlig zu; 4 = trifft überhaupt nicht zu)				
1.	kann das Kernproblem in den Mittelpunkt stellen.	0	1	2	3	4
2.	erfährt die Partnerschaft als gemeinsame Aufgabe und Schwierigkeiten als gemeinsame Problemstellung.	0	1	2	3	4
3.	analysiert Probleme systematisch.	0	1	2	3	4
4.	ordnet Gedanken und argumentiert folgerichtig.	0	1	2	3	4
5.	verwendet einfache, kurze Sätze mit gängigen Begriffen.	0	1	2	3	4
6.	strukturiert den Sachverhalt (logischer Aufbau als »roter Faden«).	0	1	2	3	4
7.	beschränkt sich auf das Wesentliche.	0	1	2	3	4
8.	konzentriert sich.	0	1	2	3	4
9.	überprüft Inhalte, fragt nach.	0	1	2	3	4
10.	sendet authentische »Ich-Botschaften«.	0	1	2	3	4
11.	deklariert seine Meinung.	0	1	2	3	4
12.	klärt Ziele/Absichten (eigene und die der anderen).	0	1	2	3	4
13.	versucht, sich in andere einzudenken und einzufühlen.	0	1	2	3	4
14.	kann eigene Wertungen, Ratschläge und spontane Reaktionen zurückhalten.	0	1	2	3	4
15.	nimmt auf und entwickelt weiter (Feedback).	0	1	2	3	4
16.	fasst Aussagen zusammen.	0	1	2	3	4
17.	spricht Gefühle direkt an.	0	1	2	3	4
18.	sendet offene Appelle.	0	1	2	3	4
19.	stellt offene Fragen zur Konkretisierung.	0	1	2	3	4
20.	akzeptiert andere als Partner.	0	1	2	3	4
21.	bezieht alle Beziehungsebenen (»Ich«, »Wir«, »Es«) mit ein.	0	1	2	3	4

Anwendung

Der Klient füllt den Fragebogen aus (während der Sitzung oder zwischen zwei Sitzungen) und bespricht seine Selbsteinschätzungen anhand von Beispielen mit dem Therapeuten.

	0 = trifft völlig zu; 4 = trifft überhaupt nicht zu	Bemerkungen
1. Der Wert der Beziehung ist mir klar. Ich weiß, weshalb wir zusammen sind.	0 1 2 3 4	
2. Die Bedeutung der Beziehung und das Engagement dafür sind hoch.	0 1 2 3 4	
3. Ich entwickele Verständnis für den anderen und akzeptiere ihn, so wie er ist.	0 1 2 3 4	
4. Ich vertraue der anderen Person.	0 1 2 3 4	
5. Meine Kommunikation ist authentisch, direkt und wahr.	0 1 2 3 4	
6. Ich nehme Auseinandersetzungen an und suche nach Lösungen für Probleme.	0 1 2 3 4	
7. Ich kann in einer Beziehung zum Nutzen des Gemeinsamen auch Verzicht üben.	0 1 2 3 4	
8. Ich regle und übernehme meinen Teil der Verantwortung.	0 1 2 3 4	
9. Ich biete Hilfe an und bitte selbst um Unterstützung, wenn ich sie brauche.	0 1 2 3 4	

Anwendung

Der Therapeut verwendet die vorliegenden Fragen im Interview mit dem Klienten. Er stützt sich dabei auch auf bereits vorhandene Informationen vorhergehender Gespräche.

Gesundheit hängt auch ab von der Fähigkeit, immer wieder neu eine Balance zwischen verschiedenen Lebensbereichen zu schaffen wie

▶ Beruf,

▶ Familie,

▶ Freizeit,

▶ Freundschaften,

▶ Hobbies.

Aber auch innerhalb der einzelnen Bereiche muss ein Gleichgewicht gefunden werden, so beispielsweise

▶ im beruflichen Bereich zwischen Sachaufgaben, Führung, Kommunikation, Teamarbeit, etc.,

▶ in der Familie zwischen Partnerschaft und Erziehung,

▶ in der Freizeit zwischen individueller und gemeinsamer Gestaltung.

(1) Wie beurteilen Sie generell Ihre Life-Domain-Balance?

(2) Welche Bereiche/Teilbereiche sind gut im Gleichgewicht?

(3) Wie befriedigend ist die Zeitaufteilung?

(4) Wie befriedigend ist das Engagement, die Motivation?

(5) Wo sind sie weniger gut im Gleichgewicht?

(6) Wie sähe eine ideale Life-Domain-Balance für Sie aus?

(7) Was davon können/wollen Sie realisieren?

(8) Welche Maßnahmen ergreifen Sie?

(9) Wie überprüfen Sie eine neu gefundene Balance?

Schritt 1: Problem wahrnehmen und beschreiben

In einer Problem- respektive Stresssituation sollten Sie sich Zeit nehmen, über das Problem nachzudenken, es im Detail zu beschreiben. So können Sie vermeiden, dass Sie mit viel Aufwand ein falsches Problem angehen!

Beantworten Sie für sich folgende Fragen:

- ▶ Wie erlebe ich das Problem?
- ▶ Welche eigenen körperlichen und psychischen Symptome weisen für mich auf das Problem hin?
- ▶ Was ist der Unterschied zur »Nicht-Problem-Situation«?
- ▶ Wann habe ich das Problem zum ersten Mal wahrgenommen?
- ▶ Welche anderen Menschen »gehören« zum Problem?
- ▶ Wie reagieren die anderen Menschen?
- ▶ Welche Problemsignale/-symptome zeigen sie?
- ▶ Wie bedeutend ist für mich/für die anderen Menschen das Problem?
- ▶ Was würde passieren, wenn das Problem nicht gelöst wird?
- ▶ Was sind für mich identifizierbare Ursachen des Problems?

Schritt 2: Ziel definieren

Ein Ziel beschreibt den Zustand, wie er sich nach einer erfolgreichen Problemlösung gestalten wird. Folgende Kriterien sollten bei der Formulierung wirksamer Ziele beachtet werden:

- ▶ Wirksame Ziele sind positiv formuliert. Sie drücken aus, was ich will (sein will, erreicht haben will), nicht, was ich nicht will.
- ▶ Wirksame Ziele sind bildhaft ausgedrückt. Ich kann sie mit meinen Sinnen erfassen.
- ▶ Wirksame Ziele sind so formuliert, dass die Zielerreichung leicht zu beurteilen oder messbar ist. Kontrollfrage: Wie werde ich wahrnehmen (sehen, hören, fühlen), dass ich mein Ziel erreicht habe?
- ▶ Wirksame Ziele sind terminiert. Termine sollen dabei möglichst kurzfristig sein. Bei Bedarf formulieren sie Zwischenziele.
- ▶ Wirksame Ziele sind herausfordernd, aber erreichbar.
- ▶ Wirksame Ziele sind gewollt. Ich will dieses Resultat erreichen, und ich glaube daran, dass ich es schaffen werde.

Schritt 3: Lösungsmöglichkeiten finden

- ▶ Nehmen Sie sich Zeit. Lassen Sie das Ziel wirken.
- ▶ Lassen Sie intuitiv erste Lösungsmöglichkeiten entstehen.
- ▶ Geben Sie sich nicht mit der erstbesten Lösungsmöglichkeit zufrieden.

▶ Suchen Sie immer mehrere Lösungsansätze. (Wer eine Lösung hat, hat keine andere Wahl. Wer zwei Lösungen hat, steckt im Dilemma. Wer drei Lösungen sieht, kann wählen.)

▶ Entwickeln Sie Lösungsideen auch im Gespräch mit anderen Menschen, seien sie am Problem beteiligt oder nicht.

▶ Vermeiden Sie vorschnelle Beurteilungen.

▶ Vertrauen Sie auf ihre Kreativität. Es gibt immer Lösungen, die noch nicht bis jetzt gefunden worden sind.

Schritt 4: Bewerten und entscheiden

▶ Was sind die wichtigsten »Muss-Kriterien«, welche jede Lösung erfüllen sollte? (z. B.: »muss billiger sein als 200 €«; »ist innerhalb einer Woche realisierbar« etc.)

▶ Welche Lösungsideen fallen sofort weg, weil sie »Muss-Kriterien« nicht erfüllen oder sonst unrealistisch sind?

▶ Was kann jede Idee zur Zielerreichung beitragen? Was sind bei jeder Lösung die schwachen/negativen Seiten?

▶ Für welche Lösung(en) entscheide ich mich/entscheiden wir uns jetzt? Mit welcher Begründung?

▶ Keine Lösung: Überprüfung und Überarbeitung der Zielsetzung.

Schritt 5: Planen und realisieren

▶ Legen Sie nach Bedarf Teilziele fest.

▶ Definieren Sie, wer nun was mit wem, wann, wie tut.

▶ Halten Sie fest, wie Maßnahmen überprüft werden (Zwischenkontrollen, Besprechungen).

▶ Definieren Sie nach Möglichkeit Anreize (Belohnungen) für die Erreichung von (Teil-)Zielen.

▶ Definieren Sie »Sanktionen« für die Nichteinhaltung von Vereinbarungen.

Schritt 6: Abschließen und auswerten

▶ Wann überprüfe ich die Resultate anhand der Zielsetzung?

▶ Wie überprüfe ich die Resultate meiner Problemlösung? Woran erkenne ich Erfolg oder Misserfolg?

▶ Was habe ich/haben wir bisher erreicht? Was nicht?

▶ Kann die Problemlösung abgeschlossen werden?

▶ Welche Problemlösungsschritte waren erfolgreich? Welche weniger?

▶ Was lerne ich aus Misserfolg und Erfolg?

| Rollenklärung | Von: |
| | An: |

Damit ich meine Aufgaben optimal erledigen kann, solltest du

▶ weniger oder nicht mehr:

▶ mehr:

▶ weiterhin:

▶ außerdem:

tun.

✂- -

Jedes Mitglied schickt jedem Mitglied seine »Post«. Jeder Empfänger sammelt sie und fasst sie zusammen, ohne die einzelnen Aussagen abzuändern. Das Empfängerblatt ist so gestaltet:

| Rollenklärung Empfangsblatt | Name: |

Damit die anderen ihre Aufgaben optimal erledigen können, sollte ich

▶ weniger oder nicht mehr:

▶ mehr:

▶ weiterhin:

▶ außerdem:

tun.

✂- -

(1) Ziel

Beschreibung der Resultate, die bis zu einem bestimmten Zeitpunkt erreicht werden sollen. Welche Wirkung soll vom Team ausgehen? (Diese Fragen können der Gruppe zuerst als Moderationsfragen gestellt werden, dann zu den Fragen unter *Methodik/Einzelarbeit* übergehen.)

(2) Wege

Beschreibung von Prinzipien und Instrumentarien, welche die Zielerreichung unterstützen sollen.

(3) Spielregeln

Formulierung konkreter Abmachungen, welche der Gruppe und allen am Prozess Beteiligten helfen, diese Ziele auf dem vorgestellten Weg zu erreichen.

(4) Methodik

Einzelarbeit. Zu jedem Verfassungsabschnitt erstellen die Teilnehmer zuerst Karten mit Stichworten. Hilfreiche Punkte könnten sein:

▶ Wir haben Erfolg, wenn …

▶ Wir scheitern, wenn …

▶ Deshalb erwarte ich/erwarten wir … von …

▶ Deshalb biete ich/bieten wir …

▶ Folgende Fragen sollten wir (noch) klären: …

▶ Folgende Spielregeln könnten uns unterstützen: …

Gruppenarbeit. Die Einzelkarten werden visualisiert, verstanden, diskutiert, gruppiert.

Daraus werden ganze Sätze auf Titelstreifen geschrieben und nachher dem Plenum als Vorschläge präsentiert.

Aus diesem Rohentwurf wird ein Verfassungsvorschlag durch eine oder zwei Personen erstellt und dem ganzen Team vorgestellt. Das Team nimmt allenfalls wesentliche Änderungen oder Ergänzungen vor, unterschreibt die Verfassung und verabschiedet sie.

	8.00	9.00	10.00	11.00	12.00	13.00	14.00	15.00	16.00	17.00	18.00
10											
9											
8											
7											
6											
5											
4											
3											
2											
1											

Arbeitszeit →

Passivität – Komfortzone – Höchstleistung – Überforderung

Arbeitsintensität

Literatur

Allmer, H. (1996). Erholung und Gesundheit. Göttingen: Hogrefe.

Bamberg, E. et al. (2003). Stress- und Ressourcenmanagement. Bern: Huber.

Bay, R. H. (1999). Zielorientiert führen. Würzburg: Vogel.

Bents, R. (2001). Der M.B.T.I. - Die 16 Grundmuster unseres Verhaltens nach C. G. Jung. Eine dynamische Persönlichkeitspsychologie. München: Claudius.

Bents, R. & Blank, R. (1995). Typisch Mensch: Einführung in die Typentheorie (2. Aufl.). Göttingen: Beltz Testgesellschaft.

Berne, E. (2002). Spiele der Erwachsenen: Psychologie der menschlichen Beziehungen. Reinbek: Rowohlt Taschenbuchverlag.

Blawat, K. (2007). Schön der Reihe nach statt Multitasking. Spiegel online. (http://www.spiegel.de/wissenschaft/mensch/0,1518,491334,00.html, Zugriff am 10.07.2010).

Burisch, M. (2005). Das Burnout-Syndrom. Heidelberg: Springer Medizin.

Cohn, R. C. (2009). Von der Psychoanalyse zur Themenzentrierten Interaktion. Von der Behandlung einzelner zu einer Pädagogik für alle (15. Aufl.) Stuttgart: Klett-Cotta.

Covey, S. R. (2005). Die sieben Wege zur Effektivität. Erweiterte und überarbeitete Neuausgabe. Offenbach: Gabal.

Csikszentmihalyi, M. (2000). Lebe gut (3. Aufl.). Stuttgart: Klett-Cotta.

Csikszentmihalyi, M. (2010). Flow - Das Geheimnis des Glücks (15. Aufl.). Stuttgart: Klett-Cotta.

De Bono, E. (1996). Serious Creativity. Stuttgart: Schäffer-Poeschel.

Descartes R. (übers. u. hrsg. v. Lüder Gäbe) (1997). Discours de la méthode. Hamburg: Meiner.

Dilts, R. B. (2006). Identität, Glaubenssysteme und Gesundheit. Paderborn: Junfermann.

Ende, M. (2010): Momo oder die seltsame Geschichte von den Zeit-Dieben und von dem Kind, das den Menschen die gestohlene Zeit zurückbrachte (3. Aufl.). München: Piper.

Europäische Agentur für Sicherheit und Gesundheit am Arbeitsplatz (1998). Wirtschaftliche Aspekte von Sicherheit und Gesundheit am Arbeitsplatz in den Mitgliedstaaten der Europäischen Union. Bilbao.

Fisher, R. & Brown, S. (1989). Gute Beziehungen: Die Kunst der Konfliktvermeidung. Frankfurt a. M.: Campus.

Francis, D. & Young, D. (1998). Mehr Erfolg im Team. Hamburg: Windmühle.

Frank, G. (2001). Gesundheitscheck für Führungskräfte. Frankfurt a. M.: Campus.

Frankl, V. E. (1951). Logos und Existenz. Wien: Amandus Verlag.

Frankl, V. E. (1995). Der Mensch vor der Frage nach dem Sinn. München: Piper.

Friedmann, D. & Fritz, K. (2008). Denken. Fühlen. Handeln. Leonberg: Rosenberger Fachverlag.

Gesundheitsförderung Schweiz (2005). Wissenschaftliche Grundlagen für eine nationale Strategie zur Stressprävention in der Schweiz. (URL: http://www.gesundheitsfoerderung.ch/, Zugriff am 15.06.2010)

Glasl, F. (2010). Konfliktmanagement: Ein Handbuch für Führungskräfte, Beraterinnen und Berater. Bern: Haupt.

Gordon, T. (1989). Managerkonferenz. München: Heyne.

Greif, S., Bamberg, E. & Semmer, N. (1991). Psychischer Streß am Arbeitsplatz. Göttingen: Hogrefe.

Grossarth-Marticek, R. (2003). Selbstregulation, Autonomie und Gesundheit. Berlin/New York: de Gruyter.

Hersey, P., Blanchard, K. & Johnson, D. (2007): Management of Organizational Behavior: Leading Human Resources (9th Ed.). New Jersey:Prentice-Hall.

Hillert, A. & Marwitz, M. (2006). Die Burnout-Epidemie oder: Brennt die Leistungsgesellschaft aus? München: Verlag C. H. Beck.

Jacobson, E. (1990). Entspannung als Therapie. Progressive Relaxation in Theorie und Praxis. München: Pfeiffer.

James, T. & Woodsmall, W. (2002). Time Line. NLP-Konzepte zur Grundstruktur der Persönlichkeit. Paderborn: Junfermann.

Kabat-Zinn, J. (2009). 108 Momente der Achtsamkeit. Freiamt: Arbar.

Kahler, T. (2008). Process Therapy Model. Weilheim: Verlag Kahler Communication – KCG.

Karasek, R. (1979). Job demands, job decision latitude and mental strain: Implications for job redesign. Administrative Science Quarterly, 24, 285–306.

Katzenbach, J. R. & Smith, D. K. (1993). Teams. Wien: Ueberreuter.

Kernen, H. (2005). Arbeit als Ressource. Bern: Haupt.

Klein, S. (2006). Zeit. Der Stoff, aus dem das Leben ist. Frankfurt a. M.: Fischer.

Lazarus, A. & Fay, A. (1991). Ich kann, wenn ich will. Anleitung zur psychologischen Selbsthilfe (9. Aufl.). Stuttgart: Klett-Cotta.

Lazarus, A., Lazarus, C. & Fay, A. (1996). Fallstricke des Lebens. Stuttgart, Klett-Cotta.

Lindemann, H. (2004). Autogenes Training. Der bewährte Weg zur Entspannung. München: Goldmann.

Lovelock, J. (1982). Unsere Erde wird überleben. München: Piper Verlag.

Lumma, K. (1994). Die Team-Fibel. Hamburg: Windmühle.

Lynch, D. & Kordis, P. (1992). DelphinStrategien. ManagementStrategien in chaotischen Systemen (2. Aufl.). Fulda: Paidia Verlag.

Meichenbaum, D. (2003). Intervention bei Stress. Bern: Huber.

Minder, W. (2010). Einzeln sind sie ja anständig. Psychoscope, 3(31), 4–7.

Mohl, A. (2006). Der große Zauberlehrling. Teil 1 und 2. Paderborn: Junfermann.

Nefiodow, L. A. (2009). Der sechste Kondratieff. Sankt Augustin: Rhein-Sieg-Verlag.

Noer, D. M. (1998). Die vier Lerntypen. Stuttgart: Klett-Cotta.

Perls, F. (2007). Grundlagen der Gestalttherapie. Einführung und Sitzungsprotokolle (12. Aufl.). Stuttgart: Klett-Cotta.

Petermann, F. & Vaitl, D. (Hrsg.) (1994). Handbuch der Entspannungsverfahren. Bd 2: Anwendungen. Weinheim: Beltz.

Petzold, H. G. (2002). Zentrale Modelle und Kernkonzepte der »Integrativen Therapie«. Düsseldorf/Hückeswagen: Polyloge – Eine Internetzeitschrift. (URL: http://www.fpi-publikation.de/polyloge/alle-ausgaben/index.php, Zugriff am 01.03.2002)

Pöppel, E. (2006). Der Rahmen. Ein Blick des Gehirns auf unser Ich. München: Hanser.

Reheis, F. (1998). Die Kreativität der Langsamkeit. Darmstadt: Primus Verlag.

Rogers, C. R. (2007). Der neue Mensch (8. Aufl.). Stuttgart: Klett-Cotta.

Rosenberg, M. B. (2004). Gewaltfreie Kommunikation. Paderborn: Junfermann.

Rothlin, P. & Werder, P. R. (2007). Diagnose Boreout. Heidelberg: Redline GmbH.

Rudow, B. (2004). Das gesunde Unternehmen. München: Oldenbourg Wirtschaftsverlag.

Rütschi, G. (2008). Vielleicht – Die unverbindliche Verbindlichkeit. Hirslanden: Book on demand.

Schlegel, L. (2002). Handwörterbuch der Transaktionsanalyse. (URL: http://www.dsgta.ch/download/142dext3wG9Qt.pdf, Zugriff am 10.07.2010)

Schlieper–Damrich, R. & Kipfelsberger, P. (2008). Wertecoaching. Bonn: managerSeminare.

Schmid, B. & Fauser, P. (2004): Teamentwicklung aus systemischer Perspektive. Bergisch Gladbach: EHP.

Schultz, J. H. (2004). Das Original-Übungsheft für das autogene Training. Anleitung vom Begründer der Selbstentspannung. Stuttgart: TRIAS.

Schulz von Thun, F. (1981): Miteinander reden 1 – Störungen und Klärungen. Allgemeine Psychologie der Kommunikation. Reinbek b. Hamburg: Rowohlt.

Schulz von Thun, F. (2001). Miteinander Reden 3 – Das innere Team und situationsgerechte Kommunikation. Reinbek b. Hamburg: Rowohlt.

Schweizerische Eidgenossenschaft, Staatssekretariat für Wirtschaft Seco (2000). Die Kosten von Stress in der Schweiz. (URL: http://www.seco.admin.ch/dokumentation/publikation/00008/00022/01511/index.html?lang=de, Zugriff am 10.07.2010)

Stressnostress.ch (2009). Ein Programm zum Stressabbau und zur Stressprävention am Arbeitsplatz. (URL: www.stressnostress.ch, Zugriff am 10.07.2010)

Taylor, A. & Benziger, K. (1995). The Physiology of Type Falsification of Type and PASS (Prolonged Adaption Stress Syndrome). (URL: http://www.benziger.org/articlesIng/?p=32, Zugriff am 10.07.2010)

Tscheuschner, M. & Wagner, H. (2008). TMS. Der Weg zum Hochleistungsteam. Praxisleitfaden zum Team Mangement System nach Charles Margerison und Dick Mc Cann. Offenbach: Gabal.

Trageser, W. & von Münchhausen, M. (2005). Die NLP-Kartei, Practitioner-Set. Paderborn: Junfermann.

Van Dick, R. & West, M. A. (2005). Teamwork, Teamdiagnose, Teamentwicklung. Göttingen: Hogrefe.

Watzlawick, P. (1988). Anleitung zum Unglücklichsein. München: Piper.

Weiss, J. (1990). Selbst-Coaching. Paderborn: Junfermann.

Wilber, K. (1984). Halbzeit der Evolution. Bern: Scherz Verlag.

Wilber, K. (2002). Eros, Kosmos, Logos, eine Jahrtausend–Vision. Frankfurt a. M.: Fischer.

Zapf, D. & Semmer, N. K. (2004). Stress und Gesundheit in Organisationen. In H. Schuler (Hrsg.), Organisationspsychologie – Grundlagen und Personalpsychologie (Enzyklopädie der Psychologie). Göttingen: Hogrefe.

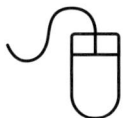# Hinweise zu den Online-Materialien

Sie können die im Buch erwähnten Arbeitsblätter von unserer Internetseite (http://www.beltz.de) ausdrucken. Sie kommen zu den Materialien, indem Sie auf die Seite des Titels gehen, den Link zu den Materialien anklicken und dann folgendes Passwort eingeben: **TYI9P7Cd** (Groß- und Kleinschreibung beachten). Dann können Sie die gewünschten Arbeitsmaterialien öffnen und die pdf-Dateien über die Druckfunktion des Browsers ausdrucken. Wenn Sie die Seite schließen, kommen Sie zurück zur Inhaltsübersicht.

Sachwortverzeichnis

Arbeit ohne Stress — unmöglich?

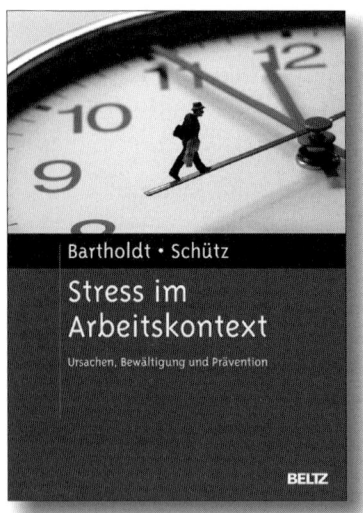

Luise Bartholdt • Astrid Schütz
Stress im Arbeitskontext
Ursachen, Bewältigung und
Prävention
2010. 200 Seiten. Gebunden.
ISBN 978-3-621-27660-3

Stress gilt als moderne Volkskrankheit und erregt besonders in der Arbeitswelt breites Interesse: Jeder vierte Arbeitnehmer steht bei der Arbeit ständig unter Stress. Sind Arbeit und Stress untrennbar miteinander verbunden? Muss das so sein?

Die Autorinnen zeigen den aktuellen Stand der arbeitsbezogenen Stressforschung. Zunächst wird gefragt: Was ist Stress überhaupt? Danach werden Auslöser von Stress im Arbeitsleben aufgezeigt – zu viel, zu wenig Arbeit, Langeweile, die (Un-)Vereinbarkeit von Familie und Beruf usw. – und die Folgen skizziert. Der Schwerpunkt des Buches widmet sich der Bewältigung von Stress. Dabei werden vor allem die persönlichen und betrieblichen Ressourcen berücksichtigt, die Stress reduzieren oder verhindern können. Das Buch richtet sich an Personalverantwortliche und Betroffene und erklärt, wo Prävention und Abhilfe möglich sind – nicht nur individuell, sondern auch auf organisationaler und struktureller Ebene.

Verlagsgruppe Beltz • Postfach 100154 • 69441 Weinheim • www.beltz.de

Effektiver führen — der neue Coachingansatz

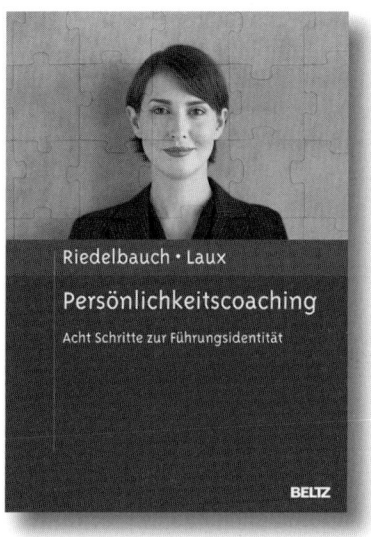

Kerstin Riedelbauch • Lothar Laux
Persönlichkeitscoaching
Acht Schritte zur Führungsidentität
2011. 395 Seiten. Gebunden.
ISBN 978-3-621-27632-0

Effektives Führungsverhalten passend zur eigenen Persönlichkeit — eine Selbstverständlichkeit? Die zentrale Frage des Buches lautet: Wie kann ich als Führungsperson meine Rolle persönlichkeits- und situationsgemäß ausfüllen? Die Autoren stellen einen eigenen Coachingansatz vor, der auf einer Auffassung von Persönlichkeit als dynamischen Prozess basiert und somit vor allem auf psychologische Grundlagen setzt. Einfach und humorvoll umzusetzende Maßnahmen stehen im Mittelpunkt des Trainings.

Aus dem Inhalt:
I.   Rahmenkonzeption des Persönlichkeitscoachings
II. Acht Schritte der Identitätskonstruktion im Persönlichkeitscoaching
III. Persönlichkeitscoaching in verschiedenen Kontexten

Verlagsgruppe Beltz • Postfach 100154 • 69441 Weinheim • www.beltz.de

Das Ziel vor Augen - Das erste Motivationstraining in der Rehabilitation

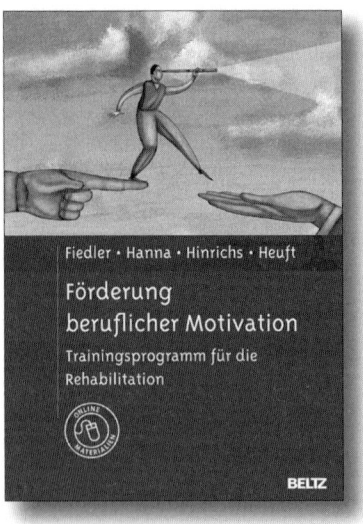

Rolf Fiedler • Rana Hanna •
Jens Hinrichs • Gereon Heuft
Förderung beruflicher Motivation
Trainingsprogramm für die Reha-
bilitation. Mit Online-Materialien
2011. 153 Seiten. Gebunden.
ISBN 978-3-621-27794-5

Berufsbezogene Probleme im Zusammenhang mit chronischen Erkrankungen finden
sich bei einem großen Teil der Patienten in
Rehabilitationskliniken. Dies geht oft mit
Orientierungslosigkeit hinsichtlich beruflicher Perspektiven bis hin zur Resignation
einher - und mangelnde Motivation spielt
eine wichtige Rolle. Das bereits erfolgreich
eingesetzte Motivationstraining ZAZO
setzt genau hier an: In vier Modulen werden berufliche Ziele genau unter die Lupe
genommen, um so bei den Rehabilitanden
Engagement und Leistungsmobilisierung zu
fördern.

Aus dem Inhalt:
Modul 1: Arbeit/Motive/Motivation
Modul 2: Bedeutung und Art von Zielen
Modul 3: Motivation, Volition,
          Commitment
Modul 4: Analyse von Zielkonflikten,
          Ressourcenaktivierung

Verlagsgruppe Beltz • Postfach 100154 • 69441 Weinheim • www.beltz.de